Sicca-Syndrom

Cordula Dahlmann

Sicca-Syndrom

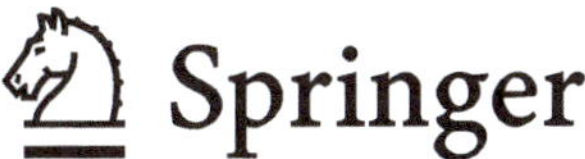
Springer

Cordula Dahlmann
Augenarztpraxis Dr. Dahlmann
Berlin, Deutschland

Ergänzendes Material zu diesem Buch finden Sie auf http://extras.springer.com.

ISBN 978-3-662-56408-0   ISBN 978-3-662-56409-7   (eBook)
https://doi.org/10.1007/978-3-662-56409-7

Die Deutsche Nationalbibliothek verzeichnet diese Publikation in der Deutschen Nationalbibliografie; detaillierte bibliografische Daten sind im Internet über ► http://dnb.d-nb.de abrufbar.

Umschlaggestaltung: deblik Berlin
Fotonachweis Umschlag: © apopium
Adobe Stock # 36845845; © below
Adobe Stock # 164159032

Lektorat/Planung: Antje Lenzen
Springer ist ein Imprint der eingetragenen Gesellschaft Springer-Verlag GmbH, DE und ist ein Teil von Springer Nature.
Die Anschrift der Gesellschaft ist: Heidelberger Platz 3, 14197 Berlin, Germany

Vorwort

Herbst 1509 in Rom. Michelangelo brennen die Augen fürchterlich, die Formen verschwimmen und der Rücken schmerzt. Seit über einem Jahr malt der Perfektionist in schwindelnder Höhe an den Fresken für die Deckengewölbe der Sixtinischen Kapelle, ziemlich lustlos. Den Pinsel über Kopf und den Kopf im Nacken plagen ihn täglich mehr seine Augen, wo er doch nicht dulden kann, dass der junge Rivale Raffaello Santi ihm den Rang in den päpstlichen Stanzen abläuft.

Es ist durchaus möglich, dass Michelangelo unter dem Sicca-Syndrom litt. Was schon damals eine Beeinträchtigung für den Meister war, betrifft heute immer mehr Menschen und rückt 500 Jahre später in den Fokus der Forschung.

Das vorliegende Buch illustriert den aktuellen Stand eines patientenzentrierten diagnostischen und therapeutischen Managements in der augenärztlichen Praxis. Eine offene Kommunikationskultur der pharmazeutischen Industrie zu allen relevanten Produkteigenschaften der Präparate und die Realisierung des Pharma-Kodexes wären förderlich im Sinne einer patientenorientierten ärztlichen Behandlungsstrategie, die leider aber nicht immer gegeben sind.

Hingegen danke ich herzlich der freundlichen Unterstützung durch den Springer-Verlag, insbesondere Frau Dr. Esther Dür und Frau Dr. med. Dipl. Päd. Martina Kahl-Scholz für ihre Geduld und ihre Sorgfalt.

Trotz vieler Antworten der aktuellen Wissenschaft zum Sicca-Syndrom bleibt eine Frage offen:

Gäbe es heute mehr der wunderbaren Kunstwerke, hätte es schon Linderung für Michelangelo gegeben?

Cordula Dahlmann
Berlin
im Herbst 2018

Inhaltsverzeichnis

Über die Autorin

Dr. med. Cordula Dahlmann
ist niedergelassene Fachärztin für Augenheilkunde und führt in Berlin-Charlottenburg eine Praxis mit konservativem Spektrum und speziellem Interesse für die Behandlung des Glaukoms und trockenen Auges mit sowohl klassischen Therapien als auch alternativmedizinischen Ansätzen.

Nach dem Studium der Humanmedizin und der Promotion im Fachgebiet Augenheilkunde an der Charité arbeitete sie u. a. am Universitätsklinikum Würzburg sowie in England und der Schweiz an unterschiedlichen Aspekten in der Augenheilkunde.

Bereits im Studium wirkte sie als freie Medizinjournalistin und veröffentlichte nach ihrem Studium verschiedene Lehrbücher der Ophthalmologie.

Abkürzungsverzeichnis

A.	Arteria
ABAK	A = FREI von, BAK = Benzalkoniumchlorid
ACE	Angiotensin converting enzyme
Ak	Antikörper
ANA	Anti-nukleäre Antikörper
ANP	Atriales natriuretisches Peptid
AT	Augentropfen
BAC	Benzalkoniumchlorid
BH	Bindehaut
BI	Blinzelintervall
BR	Bengalrosa
BSG	Blutkörperchensenkungsgeschwindigkeit
BUT	Break-Up-Time
BVA	Berufsverband für Augenärzte
C2	Complementfaktor 2
C4	Complementfaktor 4
CD	Cluster of Differentiation
CGRP	Calcitonin-Gen regulierendes Peptid
CLEK-Schema	Collaborative Longitudinal Evaluation of Keratoconus
CLIDE	Contact Lens Induced Dry Eye
COMOD	Continous Monodose
CRP	C-reaktives Protein
DALK	Deep anterior lamellar keratoplasty
DEWS	Dry Eye Workshop
EALT	Eye-Associated -Lymphoid Tissue
EBV	Epstein-Barr-Virus
EDO	Einzeldosisophtiole
ELISA	Enzyme linked immunosorbant assay
FK	Fremdkörper
FL	Fluoreszein
GKV	Gesetzliche Krankenversicherung
GvHD, GvHR	Graft versus Host Disease, Graft versus Host Reaktion
HH	Hornhaut
HIV	Human Immunodeficiency Virus
HLA DR	Human Leukocyte Antigen – antigen D Related
HSV	Herpes-simplex-Virus
HTLV	Humanes T-lymphotropes Virus
Ig	Immunglobulin
KCS, KKS	Keratokonjunktivitis sicca
KL	Kontaktlinse
LASIK	Laser-in-situ-Keratomileusis
LED	Light-emitting diode
LG	Lissamingrün
LIPCOF	Lidspalten parallele konjunktivale Falten
LJ	Lebensjahr
M	Morbus oder Musculus
MDD; MGD	Meibomdrüsendysfunktion, Meibomian Gland Dysfunction
MDO	Multi-Dose Ophtiole
MGE	Meibomian Gland Evaluator
MMP-9	Matrix-Metallo-Proteinase 9
MUC	Mucin
M-Zellen	Microfold cells
N	Nervus
NEI-Klassifikation	National Eye Institute
NF-kB	Nuclear factor "kappa-light-chain-enhancer" of activated B-cells

NIBUT	Non-Invasive Tear Break Up Time
NIKBUT	Non-invasive keratograph break up time
NITBUT	Non-invasive digital tear break-up time
nm	Nanometer
NSAID	Non-steroidal anti-inflammatory drugs
NSAR	Nicht steroidale Antirheumatika
NSE	Neuronspezifische Enolase
OCT	Optische Kohärenztomografie
OP	Operation
OPI	Ocular Protection Index
OSD	Ophthalmic Squeeze Dispenser
OSDI	Ocular surface disease index
PAS	Periodic acid-Schiff reaction
PC	Personal Computer
PEX	Pseudoexfoliationen
pH	Potentia hydrogenii
Prim.	Primär
PRK	Photo Refraktive Keratektomie
PSS	Progressive systemische Sklerodermie
R/L	Rechts/Links
SD-OCT	Spectral Domain-optical coherence tomography
sIgA	Sezerniertes Immunglobulin A
SLE	Systemischer lupus erythematodes
SMILE	Small-Incision-Lenticule-Extraction
Sog.	Sogenannt
SPEED	Standard Patient Evaluation of Eye Dryness
T. gondii	Toxoplasma gondii
TEM	Tränenersatzmittel
TFF	Trefoil Factor
TGF	Transforming growth factor
TH-Zellen	T-Helfer-Zellen
TIA	Transitorische ischämische Attacke
TLR	Toll-like-Rezeptoren
TNF	Tumor Nekrose Faktor
TNF, IL-1, IFN-γ	Tumornekrosefaktor, Interleukin, Interferon
TRIPS	The Rapid Interactive Psychiatric Screen
UV	Ultraviolett
VIP	Vasoaktives intestinales Polypeptid
VZV	Varizella-Zoster-Virus
Z. n.	Zustand nach
ZNS	Zentrales Nervensystem

Grundlagen

© Springer-Verlag GmbH Deutschland, ein Teil von Springer Nature 2019
C. Dahlmann, *Sicca-Syndrom*, https://doi.org/10.1007/978-3-662-56409-7_1

1

1.1 Aufbau

Die Tränenfunktionseinheit („Lacrimal functional unit", ◘ Abb. 1.1) wird gebildet von den Geweben der Augenoberfläche (Hornhaut, Bindehaut), der Tränendrüse, den Drüsen in den Lidern (akzessorische Tränendrüsen, Meibomdrüsen, Molldrüsen) sowie ihrer sensorischen und vegetativen Innervation.

1.1.1 Tränenerzeugender Teil

- Tränendrüse (Glandula lacrimalis, seröse Drüse mit Lymphozyteninfiltration)
    - in der Fossa glandulae lacrimalis des Stirnbeins, 20 × 12 × 5 mm, 0,8 g
    - unterteilt durch Sehne des M. levator palpebrae in orbitalen ($^2/_3$) und palpebralen Anteil ($^1/_3$)

- 2–5 Ausführungsgänge des orbitalen Anteils, 6–8 des palpebralen Anteils, mit Endigung im temporal oberen Fornix (Umschlagsfalte), Verlauf der Ausführungsgänge der Pars orbitalis durch Pars palpebralis
- reflektorische Tränensekretion (90–95 % der Gesamttränenproduktion), Reiztränensekretion
- akzessorische Tränendrüsen (Krause-Drüsen, Wolfring-Drüsen):
    - ca. 60,1 mm Größe
    - im subkonjunktivalen Gewebe der Fornices gelegen
    - ähnliche Morphologie wie Tränendrüse, manchmal Drüsenstrukturen in Plica und Karunkel
    - basale Tränensekretion (5–10 % der Gesamttränenproduktion)
- Meibomdrüsen: gelegen in den Augenlidern, Mündung entlang hinterer

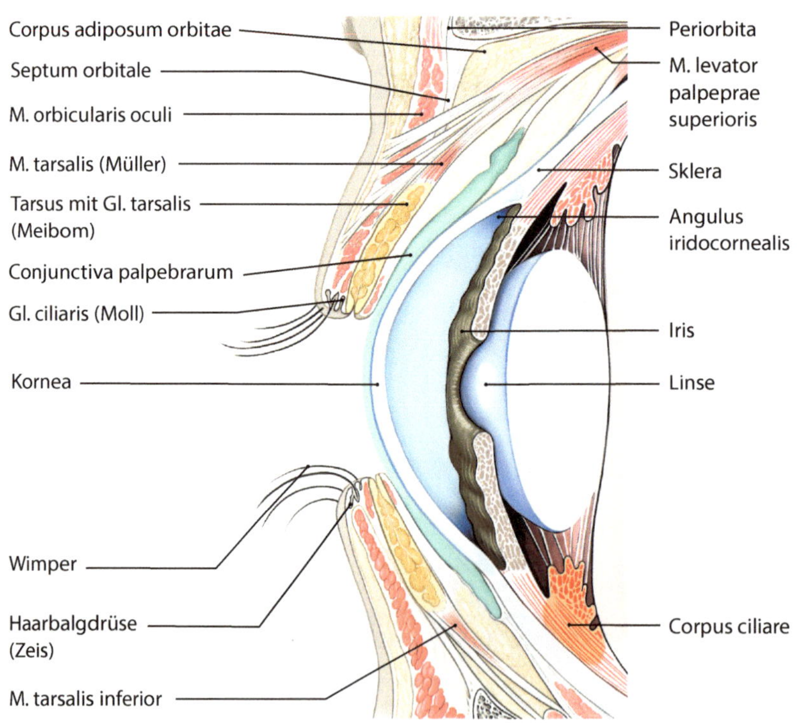

◘ **Abb. 1.1**   Aufbau des vorderen Augenabschnitts

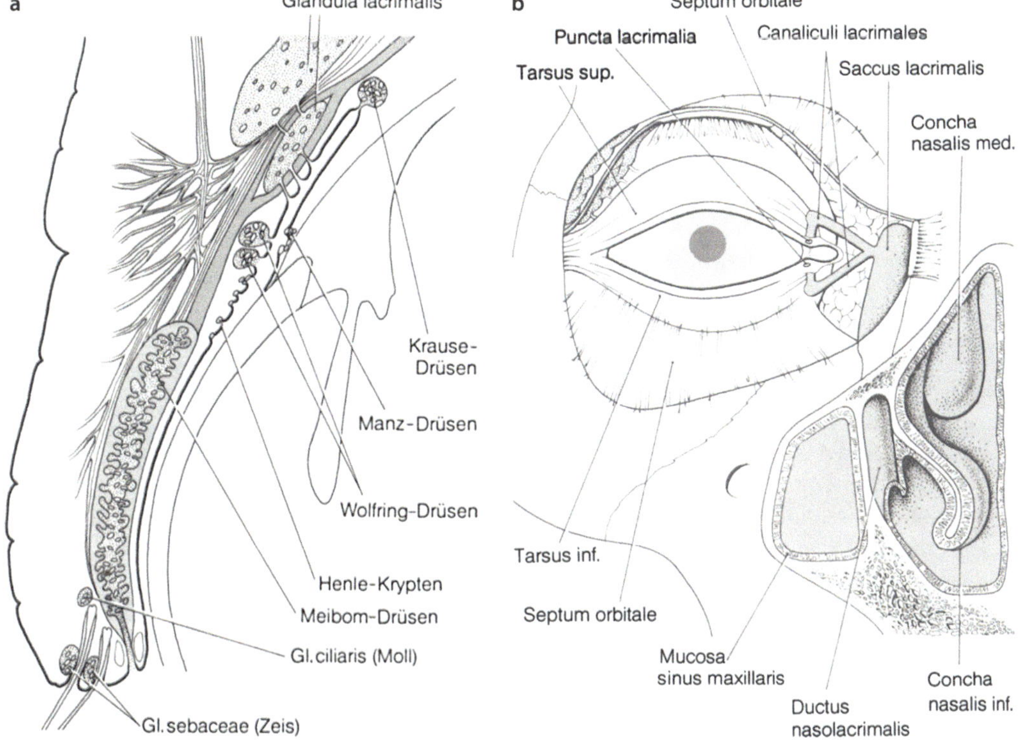

Abb. 1.2 **a** Lage der Drüsen im Lidbereich. **b** Ableitende Tränenwege. (Aus Hofmann und Hanselmayer 1988)

Lidkante, 24–40 im Oberlid; 20–30 im Unterlid, 2–5,5 mm Größe

- Hornhaut: aus 5 Schichten aufgebaut (Epithel, Bowman-Membran, Stroma, Descemet-Membran, Endothel), 10–13 mm Durchmesser beim Erwachsenen, zentrale Dicke 0,52 mm, peripher 0,67 mm, sensible Innervation vom N. ophthalmicus (1. Trigeminusast)
- Bindehaut: ermöglicht fast reibungsfreies Gleiten der Lider über den Augapfel, mehrschichtiges Zylinderepithel mit Becherzellen, Plasmazellen, Lymphfollikeln, akzessorische Tränendrüsen, sensible Innervation durch N. lacrimalis, N. frontalis, N. ophthalmicus (Oberlidbereich), N. maxillaris (Unterlidbereich), Abwehrfunktion durch Interferone, Prostaglandine, Immunglobuline, bakterizide Substanzen

> Das intakte Hornhautepithel ist verantwortlich für die Abwehr von Keimen. Schäden im Verband des Epithels erleichtern Erregern das Eindringen. Das Tränen-Augenoberfläche-System (lacrimal-ocular surface system, nahezu synomym mit lacrimal functional unit) hat die Aufgabe, die Transparenz der Hornhaut als homöostatischen Sollwert zu gewähren.

1.1.2 Tränenableitender Teil
(**Abb. 1.2**)

- Tränenpünktchen (Punctum lacrimale superior und inferior): am hinteren Rand der Lidkante gelegen, Übergang vom wimperntragenden zum nicht-wimperntragenden Lidanteil

- Tränenkanälchen (Canaliculus superior und inferior): vom Lidrand ausgehend und mündend in Tränensack
- Tränensack (Saccus lacrimalis): gelegen in Fossa lacrimalis, ca. 10 mm lang
- Tränennasengang (Ductus nasolacrimalis): Fortsetzung des Tränensacks, Endigung unterhalb der unteren Nasenmuschel, ca. 12 mm lang

Die Wände von Tränensack und Tränennasengang bilden spiralförmige Bindegewebsfasern, die bei Dehnung einen kaudalen Transport der Tränenflüssigkeit bewirken. Eingelagert findet sich ein Gefäßplexus aus spezifischen Venen und Arterien, vergleichbar mit einem Schwellkörper, der in das Schwellgewebe der unteren Nasenmuschel übergeht. Die vegetative Innervation des Gefäßplexus reguliert über Blutzu- und -abfuhr das Lumen der ableitenden Tränenwege.

> **Funktionelle Störungen dieses Systems können zu Problemen des Tränenabflusses führen. Eine Rückresorption von Tränenflüssigkeit innerhalb dieses Systems könnte über eine Feedback-Schleife Signale für die Tränenproduktion geben.**

1.1.3 Innervation und Gefäßversorgung der Tränendrüse

- sensibel: N. lacrimalis
- sekretorisch: parasympathische Fasern des N. intermedius (N. petrosus major → Ggl. pterygopalatinum → N. zygomaticus → Ramus communicans → N. lacrimalis)
- sympathische Fasern aus Ggl. cervicale superius entlang der A. carotis interna, mit A. ophthalmica und A. lacrimalis zur Tränendrüse
- afferenter Schenkel des Tränenreflexes: sensible Fasern wahrscheinlich über N. lacrimalis zu N. ophthalmicus zum N. trigeminus

- Gefäßversorgung der Tränendrüse: A. ophthalmica oder A. meningea media
- auch für Innervation von Meibomdrüsen, Muzin-bildenden Becherzellen der Bindehaut und akzessorischen Tränendrüsen wird ein ähnlicher Weg vermutet

> **Die nervale Versorgung der Tränendrüse ist noch nicht abschließend geklärt. Es spielen neuroendokrine Faktoren und Sexualhormone eine Rolle. Eine regulierende Rolle spielen z. B. Peptid-Neurotransmitter wie VIP (vasointestinales intestinales Polypeptid), NSE (neuronspezifische Enolase), Substanz P, CGRP (Calcitonin-Gen regulierendes Peptid), ANP (atriales natriuretisches Peptid) und Peptide der Proenkephalin-Familie.**

1.1.4 Lider

- Schutz vor Verletzung
- Verteilung des Tränenfilms durch sog. „lid wiper" (Lidwischer)
- Vermeidung von Überlaufen der Tränen über Lidrand
- enthalten Meibom- (Fettdrüse), Moll- (Schweißdrüse), Zeissdrüsen (Talgdrüse)
- Lidschluss mittels M. orbicularis oculi (N. facialis)
- Kollagenplatte (Tarsus) verleiht gewölbte Form
- überzogen von Konjunktiva tarsi
- Lidrand mit Wimpern und Zeissdrüsen (Talgdrüsen) und Molldrüsen (Schweißdrüse, Sekret mit antimikrobiellen Eigenschaften)

> **Lid wiper und Lid-wiper-Epitheliopathie**
>
> Bezeichnet den kranial an die Lidkante angrenzenden Bindehautteil des Sulcus subtarsalis am oberen Lid. Dieser verteilt beim Lidschlag die Tränenflüssigkeit. Bei gestörtem Tränenfilm erhöht sich die Reibung auf der Oberfläche des

Auges. Veränderungen, die in der Lid-wiper-Zone sichtbar werden, nennt man Lid-wiper-Epitheliopathie. Dies sind oberflächliche Epithelabschilferungen an der inneren Lidkante, welche mittels Vitalfarbstoffen (z. B. Fluoreszein-instillation und Betrachtung unter blauer Beleuchtung an der Spaltlampe) gut sichtbar werden.

1.1.5 Tränenabfluss

— Tränentransport durch Lidschlag von temporal nach nasal zum inneren Lidwinkel → Tränenaufnahme durch Tränenpünktchen → Weitertransport in Tränensack über Tränenkanälchen (Pumpwirkung der Canaliculi durch M.-orbicularis-Fasern) → Mündung unterhalb der unteren Nasenmuschel über Tränennasengang

> **Es kommt zu zeitversetzten Kontraktionen des M. orbicularis oculi von temporal nach nasal, damit wird der Tränenfilm in Richtung nasaler Lidwinkel transportiert. Der Riolan-Muskel (innerer Anteil des palpebralen Anteils des M. orbicularis oculi) umgibt in Anteilen die Meibomdrüsenausführungsgänge. Die genaue Funktion (Exkretion oder verhinderte Exkretion) ist noch nicht bekannt.**

1.2 Histologie

Die Histologie der Bestandteile der Tränenfunktionseinheit bildet die Grundlage für das Verständnis ihrer physiologischen Funktionsweise und potenzieller Störfaktoren, die zu pathophysiologischen Mechanismen führen..

1.2.1 Tränendrüse

— läppchenartiger Aufbau mit Bindegewebssepten
— rein seröse Drüsenendstücke (Azini) werden umgeben von Zylinderepithelzellen mit basalem Zellkern
— Sekretion von Tränen in das zentrale Lumen sowie bakterienbindende Muzine (MUC5B, MUC7) und antibakterielle Substanzen (Lysozym, Laktoferrin, Lipocalin, Surfactant-Proteine), Durchschleusung von IgA (produziert von subepithelialen Plasmazellen)
— Drüsenendstücke sind umgeben von Lymphozyten- und Plasmazellansammlungen
— Mikrovilli an apikaler Oberfläche der sekretorischen Zellen
— Myoepithelzellen an den Basalmembranen der Azini → Kontraktion führt zur Sekretausschüttung

— **Altersinvolution**

Rückbildung von Drüsenschläuchen und vermehrte Einlagerung von Fett- und Bindegewebsstrukturen in das Tränendrüsengewebe beim älteren Menschen.

> **Die Azinuszellen der Tränendrüse sowie die akzessorischen Tränendrüsen produzieren Lysozym, Lactoferrin und Lipocalin. Weiterhin kommen antimikrobiell wirksame Proteine vor. Eine erhöhte Produktion von den antimikrobiell wirksamen Peptiden findet sich bei bestimmten Stimuli wie Verletzungen oder Erkrankungen der Augenoberfläche.**

1.2.2 Hornhaut und Bindehaut

— oberflächliche Epithelzellen als Kontaktfläche zwischen Tränenfilm und Epithel → Tränenfilmstabilisierung

1

- sog. Mikroplicae (Leisten) vergrößern die Oberfläche der Epithelzellen → Verankerung der Glykokalyx
- Verankerung von hochmolekularen, membrangebundenen Glykoproteinen (Muzine, hauptsächlich MUC1, MUC4, MUC16) auf den Mikroplicae → ragen in den Tränenfilm und stabilisieren diesen → hohe Wasserbindung der membrangebundenen Muzine → Haftung der wässrigen Komponente
- Becherzellen in der Bindehaut als intraepitheliale Drüsen → Sezernierung von hauptsächlich MUC5AC und Kleeblattpeptiden (TFF1, TFF3) als Schleimbestandteil
- konjunktivale und korneale Epithelzellen bilden antimikrobielle Peptide, u. a auch Wachstumsfaktoren und transportieren transzellulär Immunglobulin A → Abwehrkomponenten im Tränenfilm, Ernährung der Augenoberfläche

> **Neben der nozizeptiven Innervation der Hornhaut existieren auch sog. Cold-Receptors. Durch die Kühlung der Oberfläche durch Verdunstung werden diese stimuliert. Die Signale werden im spinalen Trigeminuskerngebiet verarbeitet und führen zu einer erhöhten Tränendrüsensekretion. Entzündungen der Augenoberfläche beeinträchtigen die Cold-Receptors.**

Kleeblattpeptide

Kleeblattpeptide vernetzen Muzine und führen damit zu einer gelartigen Struktur; damit beeinflussen sie die Viskosität des Tränenfilms. Kleeblattpeptide fördern auch die korneale Epithelzellmigration und haben anti-apoptotische sowie wundheilungsfördernde Eigenschaften.

1.2.3 Meibomdrüsen

- im Tarsus von Ober- und Unterlid gelegen (auch Glandulae tarsales genannt)
- pro Drüse 10–15 sekretorische Drüsenazini
- 30 Drüsen im Oberlid (pro Drüse 26 µl Meibumsekretion), 25 im Unterlid (pro Drüse 13 µl)
- das produzierte, ölige Sekret wird Meibum (Gemisch aus nicht-polaren Lipiden, polaren Phospholipiden und Proteinen) genannt → Verteilung auf Augenoberfläche über Lidschlag, Verbindung von polaren und apolaren Substanzen mit der wässrig-muzinösen Schicht

> **Enzyme der Bakterienbesiedelung des Lidrands (Esterasen, Lipasen) können zur Verhärtung des Meibums führen.**

- die Meibozyten werden aus Stammzellen immer neu gebildet, da die Syntheseprodukte und Zelltrümmer in den Ausführungsgang abgegeben werden
- Verhornungsneigung des Epithels des Gangsystems und flüssiger Zustand des Öls nur in engem Temperaturbereich → obstruktive Störung mit Lipidmangel der Augenoberfläche
- wahrscheinlich spielt Riolan-Muskel eine Rolle bei Sekretentleerung

> **Die Öffnung der Meibomdrüse liegt vor der Marx'schen Linie (Haut-Schleimhaut-Grenze). Diese Position spielt eine wichtige Rolle für die Funktion. Wandert die Öffnung z. B. mehr Richtung Schleimhaut, gelangt das Sekret in den Tränensee und Benetzungsstörungen können entstehen. Diagnostisch ist diese Linie färbbar mittels Vitalfarbstoffen wie Fluoreszein oder Lissamingrün.**

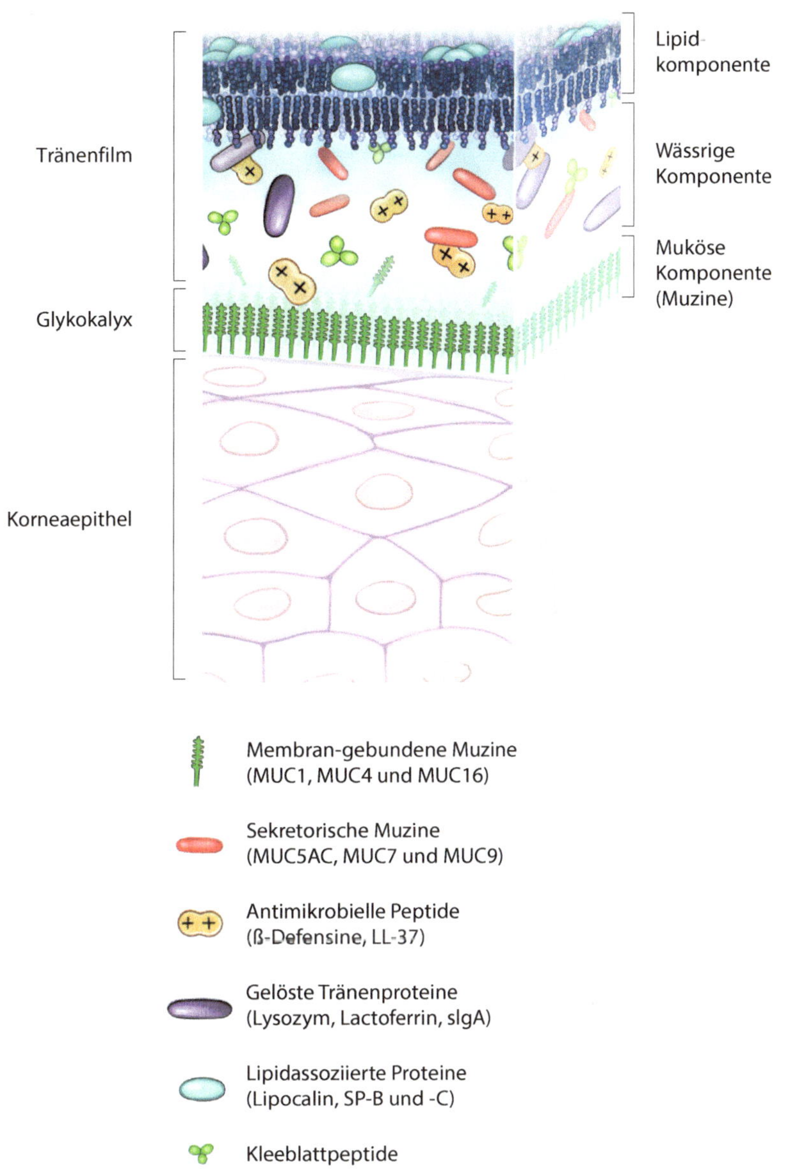

◻ Abb. 1.3   Tränenfilmaufbau

1.3 Physiologie

Die physiologische Funktionsweise der Tränenfunktionseinheit unterliegt diversen regulierenden Mechanismen. Störungen dieser sensiblen Kreisläufe bewirken die Pathomechanismen, die letztlich zum Sicca-Syndrom führen.

1.3.1 Tränenfilm

- Tränenfilmaufbau (◻ Abb. 1.3)
- Dicke von 7–40 μm
- pH-Wert 7,2 bis 7,6
- Tränenflüssigkeit 10 μl Gesamtvolumen
  - präokularer Tränenfilm im Lidspalten-bereich 0,6 bis 2 μl

1

- in Konjunktivalsäcken und unterhalb Augenlider 5–6 µl
- Reservoir unterer und oberer Tränenmeniskus etwa 2,6 µl
- Tränenfluss von 1,2 µl/Minute → auf Reizung endogen oder exogen steigt Tränensekretion, sog. Reflextränensekretion (max. 40–50 µl/Minute)
- 3-phasige Struktur aus Muzinschicht auf dem Epithel (0,02–0,05 µm); mittlerer, wässriger Schicht (7 µm) und äußerer Lipidschicht (0,1 µm)
  - Tränendrüse sezerniert Hauptanteil der wässrigen Phase (99 %) des Tränenfilms
  - akzessorische Tränendrüsen produzieren kleinen Anteil an wässriger Phase
  - Meibozyten in Meibomdrüsen produzieren Lipid-Protein-Gemisch als Lipidphase des Tränenfilms
  - Becherzellen der Konjunktiva produzieren muszinösen Anteil

> **Der Aufbau im Sinne einer „Schichtung" verfolgt eher didaktische Ziele, der präokulare Tränenfilm inklusive der umliegenden Gewebe stellt eine funktionelle Einheit dar; so sind z. B. Muzine auch graduell in der wässrigen Phase und vereinzelt in der Lipidphase vorhanden. DEWS 2017 beschreibt daher zwei Phasen: eine wässrig-muzinöse und eine Lipidphase.**

---

pH-Wert und Osmolarität

Eine verminderte Blinzelfrequenz führt durch Verlust von CO_2 zu einem pH-Anstieg. Erkrankungen der Augenoberfläche sowie Reizung durch Augentropfen führen zu einer Störung des physiologischen pH-Werts. Spezielle Kalziumkanäle u. a. in den freien Nervenendigungen der Hornhaut (Neurone des N. trigeminus) sind verantwortlich für die Temperatur- und Schmerzwahrnehmung, Osmolaritätsänderungen und Tränenbildung. Eine Störung der empfindlichen Mechanismen führt zu einem gestörten Regelkreis. Hyperosmolarität des Tränenfilms durch vermehrte Verdunstung oder Flüssigkeitsmangel führt zur Zellschädigung, die kornealen Nervenendigungen werden stimuliert, Entzündungskaskaden werden ausgelöst.

- Tränenfilmfunktionen:
  - Sauerstoffversorgung der Hornhaut bei geöffneten Augen (sonst über Randschlingennetz des Limbus)
  - Abtransport von Stoffwechselendprodukten
  - Hydratation (durch osmotischen Gradienten zu vorderer Augenkammer)
  - Reinigung der Hornhaut
  - antibakterielle und immunologische Funktion
  - Epithelregeneration und -schutz
  - Ausgleich von Binde- und Hornhautunregelmäßigkeiten
  - optische Transparenz Augenoberfläche
  - reibungsarmes Gleiten der Lider
- Lipidschicht:
  - polare Lipide (Phospholipide und O-acyl-ω-hydroxy fatty acid = OAHFA), oberflächenaktiv
    1. → Herabsetzung der Oberflächenspannung → Ausbreitung des Tränenfilms bei Lidöffnung
    2. → Überlagerung der polaren Lipide durch nichtpolare Lipide → optische Glättung und Stabilität des Tränenfilms
  - 60–70 % apolare, wasserunlösliche Lipide (Wachsester, Cholesterolester, Diester)
- wässrige Schicht:
  - Produktion von Azinuszellen der Tränendrüse, weniger von akzessorischen Tränendrüsen, teilweise auch Hornhaut- und Bindehautepithelzellen
  - Glukose, Harnstoff, Peptide
  - Elektrolyte (u. a. Natrium, Kalzium, Magnesium) → verantwortlich für pH-Wert und Osmolarität

- Proteine (Albumin, Transferrin)
- Glykoprotein (z. B. sekretorische Muzine MUC5B, MUC7)
- Biopolymere
- Wasser
- Enzyme (Amylase, Lysozym, Peroxidase)
- $TGF-\beta_1$ und $TGF-\beta_2$ von Tränendrüsenepithel → immunsuppressive Funktion
- korneales und konjunktivales Epithel → Gel-bildendes Muzin MUC5AC, Wachstumsfaktoren, Kleeblattpeptide, Surfactant-Proteine, antimikrobielle Peptide
  - IgA von subepithelialen Plasmazellen
- Muzinschicht:
  - schafft Kontakt zwischen wässriger Phase und Augenoberfläche
  - membrangebundene Muzine
    - MUC1, MUC4, MUC16
    - flaschenbürstenartige Form
    - vermindern Scherkräfte beim Lidschluss
    - Produktion durch Hornhaut- und Bindehautepithel
  - sekretorische Muzine
    - stellen Kontakt zwischen membrangebundenen Muzinen und wässriger Phase her → wässrig-muköse Komponente
    - hohe Wasserbindungskapazität → Augenoberflächenbefeuchtung
    - Bindung von Bakterien, Pollen, Schmutzpartikeln → Reinigung der Augenoberfläche
    - gelbildende (Produktion durch Becherzellen) und lösliche Muzine (MUC7, MUC9)
    - MUC7 wird von Epithelzellen der Tränendrüse produziert
    - MUC5B wird von Azinuszellen der Tränendrüse produziert
    - MUC5AC wird von Becherzellen in Ausführungsgängen der Tränendrüse produziert
    - akzessorische Tränendrüsen produzieren ebenso sekretorische Muzine

- Kleeblattpeptide
- Vernetzung der Muzine → Gelbildung
- wundheilungsfördernd
- anti-apoptotische Eigenschaften
- während Lipidschicht zwischen Lidschlägen veränderbar ist und spreitet, bleibt Muzinschicht recht stabil, die wässrige Schicht verdunstet und wird teils erneuert → reduzierter Lidschlag resultiert in Trockenstellen, sog. „Aufreißen" des Tränenfilms

1.3.2 Tränenfilm bei geschlossenen Lidern

- veränderte Tränenfilmzusammensetzung beim geschlossenen Lid (also beim Schlafen)
- verminderte Sekretionsleistung der Tränendrüse
- verändertes Proteinmuster:
  - verringerte Menge an Lysozym, Lactoferrin, Lipocalin von 85 % auf 30 %
  - vermehrte Menge an IgA auf bis zu 50-mal mehr
- verminderter Tränenabfluss
- erhöhte Durchlässigkeit der Blutgefäße → Akkumulation von Serumproteinen (z. B. Albumin) → Einwanderung von Neutrophilen → Fähigkeit der Bekämpfung von Bakterien
- Anstieg proinflammatorischer Zytokine → subklinische Entzündung → Immunabwehr

1

1.3.3 Meibomdrüsen

- Biosynthese der Lipide in Meibozyten durch endoplasmatisches Retikulum, Peroxysomen, Mitochondrien
- holokriner Sekretionsprozess mit Umwandlung der kompletten Zellen in Meibomsekret
- parasympathische und sympathische Innervation (ähnlich der Tränendrüse) → ggf. Kopplung der Innervation von Tränen- und Meibomdrüsen für optimale Zusammensetzung des Tränenfilms
- Zusammenspiel von neuronaler und hormoneller Steuerung
- Abscheidung kleinen Anteils an Lipiden über Lidrand bei Lidschlag
- Meibomdrüsen nasal zeigen höhere Aktivität an Sekretion, mittlere Drüsen weniger, temporal mit geringster Aktivität
- Eigenschaften des Meibums:
  - Gemisch aus Lipiden (hydrophobe Wachs- und Sterylester, polare Lipide (sehr wenig Phospholipide und OHFA) und Triglyceride) und Proteinen
  - reduziert Tränenfilmverdunstung
  - bei Körpertemperatur flüssig und farblos
  - stabilisiert Tränenfilm
  - verhindert Überlaufen von wässriger Phase über Lidrand
  - Lipidreservoir als Barriere zum Sebum der Haut (Zeis-Drüsen) → verhindert Kontamination des Tränenfilms
  - antimikrobielle Eigenschaften
  - Viskosität von 19,5 PA sec, verminderte Viskosität bei zunehmendem Druck z. B. bei Exkretion, da keine Newton'sche Flüssigkeit
  - Brechungsindex 1,5, erhöht optisch vorteilhaft Brechung an Übergang Luft/Tränenfilm und Ölfilm, wirkt antireflektiv
  - Schmelztemperatur zw. 19,5 und 32,9 °C (33,4 °C beträgt Temperatur an Lidmitte) → nur geringe Änderungen in Temperatur oder Meibumzusammensetzung führen zur Sekretverdickung
  - Interaktion mit Muzinen → bessere Spreitung des Tränenfilms auf Augenoberfläche

1.3.4 Rolle von Hormonen für Tränendrüse und Meibomdrüsen

- Tränendrüse und Meibomdrüsen unterliegen hormonellen Einflüssen
- Tränendrüse: Östrogene, Androgene, Progesteron spielen wichtige Rolle
  - vermindertes Östrogen durch Menopause, Zyklusschwankungen, Tamoxifentherapie vermindert Tränensekretion
  - erhöhter Progesteronspiegel während des Zyklus führt zu vermehrter Tränensekretion
  - verminderte Androgene führen zu verminderter Tränenproduktion
  - Androgene können Immunreaktion herunterregulieren → antientzündliche Funktion evtl. durch Hemmung von proinflammatorischen Zytokinen und Steigerung der Expression von immunmodulierenden Faktoren wie TGF-β in Tränendrüse
  - entzündliche Reaktion durch Androgenmangel → Untergang von Tränendrüsenazinuszellen
- Meibomdrüsen: Östrogene und Androgene spielen wichtige Rolle
  - Androgene
    - regulieren Lipidproduktion der Meibomdrüsen
    - Unterdrückung der Verhornung des Ausführungsgangs
  - Östrogene supprimieren Meibomdrüsenfunktion → verminderte Lipidproduktion

Kontroverse Rolle der Östrogene
Unterschiedliche Studienergebnisse zur Rolle der Östrogene führen zu der Annahme, dass nicht ein

Mangel an Östrogenen das Sicca-Syndrom beeinflusst, sondern vielmehr ein Missverhältnis der Hormone untereinander.

1.4 Immunologische Aspekte

Die immunologische Abwehr muss die Augenoberfläche sowohl Mikroorganismen gegenüber als auch entzündlichen und physikalischen Einflüssen gegenüber schützen. Das Zusammenspiel von angeborener Abwehr und adaptiver Abwehr soll diese Aufgabe erfüllen.

Bei KCS sind diese Mechanismen pathologisch verändert.

1.4.1 Angeborene Abwehr

- Barrierefunktion
  - Zellkontakte
  - Muzinschicht
  - Spüleffekt der Tränenflüssigkeit
- Abwehrkomponenten
  - Komplementsystem
  - Muzine
  - Surfactant-Proteine
  - antimikrobielle Substanzen
- Abwehrzellen
  - Neutrophile, Makrophagen → Registrierung von pathogenen Keimen mittels spezieller Rezeptoren (TLR, Toll-like-Rezeptoren) → Aktivierung des angeborenen Immunsystems → Migration, Phagozytose, Zytokinausschüttung → Aktivierung adaptiven Immunsystems, Aktivierung Natürlicher Killerzellen → Apoptose von z. B. virusinfizierten Zellen
  - Eosinophile, Basophile

1.4.2 Adaptive Abwehr

- Abwehrzellen des adaptiven Immunsystem in Tränendrüse, Bindehaut, ableitenden Tränenwegen, akzessorischen Tränendrüsen:
  - B-Lymphozyten
  - T-Lymphozyten
  - Makrophagen
  - dendritische Zellen
  - Plasmazellen, die sekretorisches IgA abgeben an Epithel
    - verhindert Eindringen und Verteilung von Pathogenen in Körper
    - kontrolliert Symbiose zu Kommensalen

1.4.3 EALT (Eye-associated-lymphoid tissue)

- = Augen-assoziiertes lymphatisches Gewebe
- organisiertes lymphatisches Gewebe der Bindehaut
- organisiertes lymphatisches Gewebe der ableitenden Tränenwege
- physiologische Altersabhängigkeit: bei Geburt nicht vorhanden, Maximum in Adoleszenz, Abnahme im Alter
- M-Zellen (microfold cells, spezialisierte Epithelzellen) leiten Pathogene an Immunsystemzellen im lymphatischen Gewebe → Stimulation von spezifischen B- und T-Lymphozyten, Bildung von Plasmazellvorstufen → gereifte Plasmazellen lassen sich in Konjunktiva nieder → IgA-Produktion → sIgA in Tränenflüssigkeit → Agglutination und Opsonierung der Pathogene

> **Wichtig**
> IgA-Funktionen:
> - Agglutination
> - direkte Tötung
> - Minderung von Adhäsion und Invasion
> - Inaktivierung bakterieller Enzyme und Toxine
> - Opsonierung

1

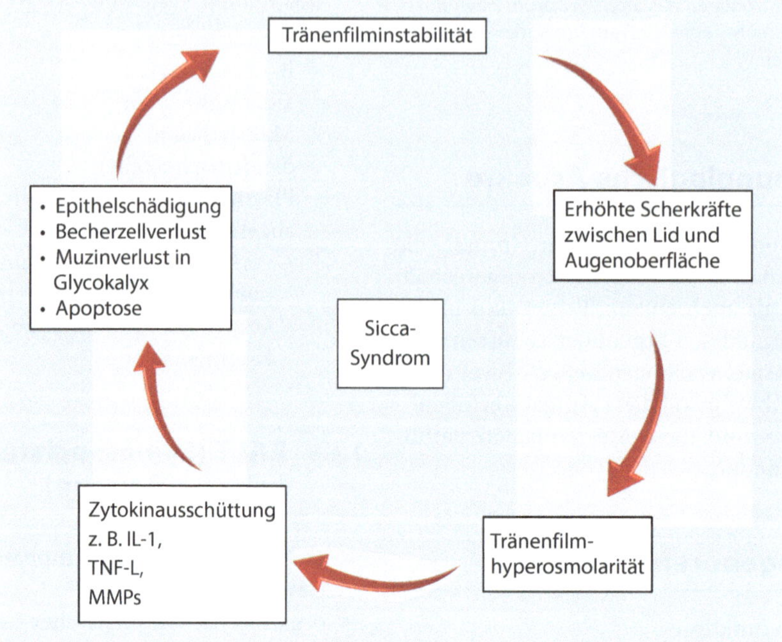

◼ **Abb. 1.4**   Teufelskreis der Pathophysiologie des trockenen Auges

Die Sekretion von IgA wird gesteuert durch Sexualhormone, Prolactin, Substanz P, VIP (vasointestinales intestinales Polypeptid) und Zytokine wie TNF-α und IFN-γ.

1.4.4 Pathomechanismen bei KCS

— Regulationsstörung auf zellulärer, humoraler, endokriner, neuronaler Ebene (◼ Abb. 1.4)
— Prädisposition in Genetik, Unweltfaktoren, endogener und mikrobieller Stress
— Infiltrate mit CD4$^+$-Zellen und B-Lymphozyten bei KCS (z. B. beim Sjögren-Syndrom) → proinflammatorische Zytokine → Sekretionsminderung der Tränendrüse
— verminderte Geschlechtshormone führen zu lymphozytärer Infiltration und Auslösung von Apoptose der Tränendrüse
— u. a. regulatorische T-Zellen zum Schutz der

Tränendrüsensekretionsleistung → vermutlich gestörte Funktion bei KCS
— osmotischer Stress führt über verschiedene Signaltransduktionswege zur Expression von proinflammatorischen Faktoren wie z. B. IL-1, IL-8, TNF-α in HH- und Bindehautepithel
— → Epithelzellproliferation, verminderte Bildung protektiver Faktoren wie MUC-1, Keratinisierung, Angiogenese
— → vermehrte Expression von mmP-9 (Nachweis mittels Test, ► Kap. 5), welches zur Störung der Epithelbarriere führt
— Autoimmunität der Tränendrüse bei z. B. Sjögren-Syndrom
  — lymphozytäre Infiltration
  — Destruktion der Azini
  — Autoantikörper
  — autoreaktive Lymphozyten durch inadäquate Präsentation von MHC-Klasse-II-Molekülen auf körpereigenen Zellen (stimuliert durch pathologische Bedingungen, hormonelle Einflüsse, IFN-γ, TNF-α)

> **Aufgrund der hohen Bedeutung von inflammatorischen, immunologischen Prozessen in der Genese der KCS spielen antiinflammatorische, immunmodulierende therapeutische Ansätze eine wichtige Rolle.**

Weiterführende Literatur

Alpan O, Rudomen G, Matzinger P (2001) The role of dendritic cells, B cells, and M cells in gut-oriented immune responses. J Immunol 166(8):4843–4852

Azzarolo AM, Wood RL, Mircheff AK, Richters A, Olsen E, Berkowitz M et al (1999) Androgen influence on lacrimal gland apoptosis, necrosis, and lymphocytic infiltration. Invest Ophthalmol Vis Sci 40(3):592–602

Barabino S, Chen Y, Chauhan S, Dana R (2012) Ocular surface immunity: homeostatic mechanisms and their disruption in dry eye disease. Prog Retin Eye Res 31(3):271–285

Barton K, Nava A, Monroy DC, Pflugfelder SC (1998) Cytokines and tear function in ocular surface disease. In: Sullivan DA, Dartt DA, Meneray MA (Hrsg) Lacrimal gland, tear film, and dry eye syndromes 2. Springer, New York, S 461–469

Baudouin C, Aragona P, Messmer EM, Tomlinson A, Calonge M, Boboridis KG et al (2013) Role of hyperosmolarity in the pathogenesis and management of dry eye disease: proceedings of the OCEAN group meeting. Ocul Surf 11(4):246–258

Blackie CA, Solomon JD, Greiner JV, Holmes M, Korb DR (2008) Inner eyelid surface temperature as a function of warm compress methodology. Optom Vis Sci 85(8):675–683

Brewitt H (1991) Die Oberfläche des Auges im gesunden und pathologischen Zustand – ausgewählte Probleme der Kontaktologie. Contactologia 13:1–7

Bron AJ (1997) Wolff's anatomy of the eye and orbit. Chapman & Hall Medical, London

Bron AJ, Tiffany JM (1998) The meibomian glands and tear film lipids. In: Sullivan DA, Dartt DA, Meneray MA (Hrsg) Lacrimal gland, tear film, and dry eye syndromes 2. Springer, New York, S 281–295

Bron AJ, Tiffany JM (2004) The contribution of meibomian disease to dry eye. Ocul Surf 2(2):149–164

Bron AJ, Tiffany JM, Gouveia SM, Yokoi N, Voon LW (2004) Functional aspects of the tear film lipid layer. Exp Eye Res 78(3):347–360

Brown SHJ, Kunnen CME, Duchoslav E, Dolla NK, Kelso MJ, Papas EB et al (2013) A comparison of patient matched meibum and tear lipidomesa tear and meibum sample comparison. Invest Ophthalmol Vis Sci 54(12):7417–7423

Butovich IA, Millar TJ, Ham BM (2008) Understanding and analyzing meibomian lipids–a review. Curr Eye Res 33(5–6):405–420

Cher Ivan (2012) Fluids of the ocular surface: concepts, functions and physics. Clin Exp Ophthalmol 40(6):634–643

Choi W, Li Z, Oh H-J, Im S-K, Lee S-H, Park S-H et al (2012) Expression of CCR15 and its ligands CCL3,-4, and-5 in the tear film and ocular surface of patients with dry eye disease. Curr Eye Res 37(1):12–17

Chotikavanich S, De Paiva CS, Chen JJ, Bian F, Farley WJ, Pflugfelder SC (2009) Production and activity of matrix metalloproteinase-9 on the ocular surface increase in dysfunctional tear syndrome. Invest Ophthalmol Vis Sci 50(7):3203–3209

Corrales RM, Narayanan S, Fernández I, Mayo A, Galarreta DJ, Fuentes-Páez G et al (2011) Ocular mucin gene expression levels as biomarkers for the diagnosis of dry eye syndrome. Invest Ophthalmol Vis Sci 52(11):8363–8369

Corthésy Blaise (2013) Multi-faceted functions of secretory IgA at mucosal surfaces. Frontiers Immunol 4:185

Craig JP et al (2017) „TFOS DEWS II report executive summary." The ocular surface. Ophthalmol 31(3):229–232

Danjo Y, Watanabe H, Tisdale AS, George M, Tsumura T, Abelson MB, Gipson IK (1998) Alteration of mucin in human conjunctival epithelia in dry eye. Invest Ophthalmol Vis Sci 39(13):2602–2609

Dartt DA (1994a) Signal transduction and activation of the lacrimal gland. In: Albert D, Jakobiec F, Robinson N (Hrsg) Principles and practice of ophthalmology. W.B. Saunders, Philadelphia, S 458–465

Dartt DA (1994b) Regulation of tear secretion. In: Sullivan DA (Hrsg) Lacrimal gland, tear film, and dry eye syndromes. Springer, New York, S 1–9

Dartt DA (2009) Neural regulation of lacrimal gland secretory processes: relevance in dry eye diseases. Prog Retin Eye Res 28(3):155–177

De Paiva, Cintia S, Villarreal AL, Corrales RM, Rahman HT, Chang VY, Farley WJ et al (2007) Dry eye–induced conjunctival epithelial squamous metaplasia is modulated by interferon-γ. Invest Ophthalmol Vis Sci 48(6):2553–2560

de Paiva CS, Raince JK, McClellan AJ, Shanmugam KP, Pangelinan SB, Volpe EA et al (2011) Homeostatic control of conjunctival mucosal goblet cells by NKT-derived IL-13. Mucosal Immunol 4(4):397

Doughty MJ, Naase T, Donald C, Hamilton L, Button NF (2004) Visualisation of ,Marx's line' along the marginal eyelid conjunctiva of human subjects with lissamine green dye. Ophthalmic Physiol Opt 24(1):1–7

Duke-elder S, Wybar KC (1961) System of ophthalmology. Bd II. The anatomy of the visual system. Acad Med 36(12):1756

Egan RM, Yorkey C, Black R, Loh WK, Stevens JL, Eugene S et al (2000) In vivo behavior of peptide-specific T cells during mucosal tolerance induction: antigen introduced through the mucosa of the conjunctiva elicits prolonged antigen-specific T cell priming followed by anergy. J Immunol 164(9):4543–4550

Foulks GN, Bron AJ (2003) Meibomian gland dysfunction: a clinical scheme for description, diagnosis, classification, and grading. Ocul Surf 1(3):107–126

Fullard RJ, Snyder C (1990) Protein levels in nonstimulated and stimulated tears of normal human subjects. Invest Ophthalmol Vis Sci 31(6):1119–1126

Fullard RJ, Tucker DL (1991) Changes in human tear protein levels with progressively increasing stimulus. Invest Ophthalmol Vis Sci 32(8):2290–2301

Garreis F, Gottschalt M, Paulsen FP (2010) Antimicrobial peptides as a major part of the innate immune defense at the ocular surface. In: Research. In: Brewitt H (Hrsg) Research projects in dry eye syndrome, Bd 45. Karger, Basel, S 16–22

Gipson IK (2007a) Forschung am Trockenen Auges: Bericht des Research Subcommittee des International Dry Eye WorkShop (2007). Ocul Surf 5(2):187–202

Gipson IK (2007b) The ocular surface: the challenge to enable and protect vision. The Friedenwald lecture. Invest Ophthalmol Vis Sci 48(10):4391–4398

Gipson IK, Hori Y, Argüeso P (2004) Character of ocular surface mucins and their alteration in dry eye disease. Ocul Surf 2(2):131–148

Gordon TP, Bolstad AI, Rischmueller M, Jonsson R, Waterman SA (2001) Autoantibodies in primary Sjögren's syndrome: new insights into mechanisms of autoantibody diversification and disease pathogenesis. Autoimmunity 34(2):123–132

Green-Church KB, Chen J, Nichols K (2009) Identification of individual lipid components in human meibomian gland secretions with high resolution mass spectrometry. Invest Ophthalmol Vis Sci 50(13):533

Green-Church KB, Butovich I, Willcox M, Borchman D, Paulsen F, Barabino S, Glasgow BJ (2011) The international workshop on meibomian gland dysfunction: report of the subcommittee on tear film lipids and lipid–protein interactions in health and disease. Invest Ophthalmol Vis Sci 52(4):1979–1993

Greiner JV, Glonek T, Korb DR, Whalen AC, Hebert E, Hearn SL et al (1998) Volume of the human and rabbit meibomian gland system. In: Sullivan DA, Dartt DA, Meneray MA (Hrsg) Lacrimal gland, tear film, and dry eye syndromes 2. Springer, New York, S 339–343

Guttridge NM (1994) Changes in ocular and visual variables during the menstrual cycle. Ophthalmic Physiol Opt 14(1):38–48

Heiligenhaus A, Koch JM, Kruse FE, Schwarz C, Waubke ThN (1995) Diagnostik und Differenzierung von Benetzungsstörungen. Der Ophthalmologe 92(1):6–11

Hofmann H, Hanselmayer H (1988) Chirurgie der Tränenorgane. In: Mackensen G, Neubauer H (Hrsg) Augenärztliche Operationen. Springer-Verlag, Berlin, Heidelberg, S 275

Hoffmann W, Hauser F (1993) The P-domain or trefoil motif: a role in renewal and pathology of mucous epithelia? Trends Biochem Sci 18(7):239–243

Hykin PG, Bron AJ (1992) Age-related morphological changes in lid margin and meibomian gland anatomy. Cornea 11(4):334–342

Isaacson PG (1992) Extranodal lymphomas: the MALT concept. Verh Dtsch Ges Pathol 76:14–23

Jester JV, Parfitt GJ, Brown DJ (2015) Meibomian gland dysfunction: hyperkeratinization or atrophy? BMC Ophthalmol 15(1):156

Jones SM, Nischal KK (2013) The non-invasive tear film break-up time in normal children. Br J Ophthalmol 97(9):1129–1133

Kaercher T, Welt R (1998) Lipidstörungen des Tränenfilms. Z Prakt Augenheilkd 19:171–180

Kaercher T, Hönig D, Möbius D (1993) Brewster angle microscopy. Int Ophthalmol 17(6):341–348

Kaercher T, Hönig D, Barth W (1999) How the most common preservative affects the Meibomian lipid layer. Orbit 18(2):89–97

Kelleher RS, Hann LE, Edwards JA, Sullivan DA (1991) Endocrine, neural, and immune control of secretory component output by lacrimal gland acinar cells. J Immunol 146(10):3405–3412

Knop E, Knop N (2003) Augen-assoziiertes lymphatisches Gewebe (EALT) durchzieht die Augenoberfläche kontinuierlich von der Tränendrüse bis in die ableitenden Tränenwege. Der Ophthalmologe 100(11):929–942

Knop E, Knop N (2009a) Meibom-Drüsen: Teil IV: Funktionelle Interaktionen in der Pathogenese der Dysfunktion (MGD) (Leitthema). Ophthalmologe 106(11):980–987

Knop N, Knop E (2009b) Meibom-Drüsen: Teil I: Anatomie, Embryologie und Histologie der Meibom-Drüsen (Leitthema). Ophthalmologe 106(10):872–883

Knop N, Knop E (2010) Regulation of the inflammatory component in chronic dry eye disease by the eye-associated lymphoid tissue (EALT). In: Brewitt H (Hrsg) Research projects in dry eye syndrome, Bd 45. Karger, Basel

Knop E, Knop N, Brewitt H, Pleyer U, Rieck P, Seitz B, Schirra F (2009a) Meibom-Drüsen. Ophthalmologe 106(11):966–979

Knop E, Knop N, Schirra F (2009b) Meibom-Drüsen Teil II: Physiologie, Eigenschaften, Verteilung und Funktion des Meibom-Öls. Ophthalmologe 106(11):984–992

Knop E, Knop N, Millar T, Obata H, Sullivan DA (2011a) The international workshop on meibomian gland dysfunction: report of the subcommittee on anatomy, physiology, and pathophysiology of the meibomian gland. Invest Ophthalmol Vis Sci 52(4):1938–1978

Knop E, Knop N, Zhivov A, Kraak R, Korb DR, Blackie C et al (2011b) The lid wiper and muco-cutaneous junction anatomy of the human eyelid margins: an in vivo confocal and histological study. J Anat 218(4):449–461

Korb DR, Blackie CA (2010) Marx's line of the upper lid is visible in upgaze without lid eversion. Eye Contact Lens 36(3):149–151

Kovacs L, Marczinovits I, Gyorgy A, Toth GK, Dorgai L, Pal J et al (2005) Clinical associations of autoantibodies to human muscarinic acetylcholine receptor 3213–228 in primary Sjögren's syndrome. Rheumatology 44(8):1021–1025

Langer G, Jagla W, Behrens-Baumann W, Walter S, Hoffmann W (1999) Secretory peptides TFF1 and TFF3 synthesized in human conjunctival goblet cells. Invest Ophthalmol Vis Sci 40(10):2220–2224

Lemp MA (1991) Grundlagen und Klassifizierung von Funktionsstörungen des trockenen Auges. In: Marquardt R, Lempp MA (Hrsg) Das trockene Auge in Klinik und Praxis. Springer, Berlin, S 101–131

Luo L, Li D-Q, Doshi A, Farley W, Corrales RM, Pflugfelder SC (2004) Experimental dry eye stimulates production of inflammatory cytokines and mmP-9 and activates MAPK signaling pathways on the ocular surface. Invest Ophthalmol Vis Sci 45(12):4293–4301

Macri A, Scanarotti C, Bassi AM, Giuffrida S, Sangalli G, Traverso CE, Iester M (2015) Evaluation of oxidative stress levels in the conjunctival epithelium of patients with or without dry eye, and dry eye patients treated with preservative-free hyaluronic acid 0.15 % and vitamin B12 eye drops. Graefes Arch Clin Exp Ophthalmol 253(3):425–430

Marquardt R (1991) Therapie des trockenen Auges. In: Marquardt R, Lempp MA (Hrsg) Das trockene Auge in Klinik und Praxis. Springer, Berlin, S 189–226

Mathers WD, Stovall D, Lane JA, Zimmerman MB, Johnson S (1998) Menopause and tear function: the influence of prolactin and sex hormones on human tear production. Cornea 17(4):353–358

McCartney-Francis NL, Mizel DE, Frazier-Jessen M, Kulkarni AB, McCarthy JB, Wahl SM (1997) Lacrimal gland inflammation is responsible for ocular pathology in TGF-beta 1 null mice. Am J Pathol 151(5):1281

McDermott AM (2013) Antimicrobial compounds in tears. Exp Eye Res 117:53–61

Meng ID, Kurose M (2013) The role of corneal afferent neurons in regulating tears under normal and dry eye conditions. Exp Eye Res 117:79–87

Menon BB, Kaiser-Marko C, Spurr-Michaud S, Tisdale A, Gipson IK (2015) Suppression of Toll-like receptor-mediated innate immune responses at the ocular surface by the membrane-associated mucins MUC1 and MUC16. Mucosal Immunol 8(5):1000–1008

Mergler S, Garreis F, Sahlmüller M, Reinach PS, Paulsen F, Pleyer U (2011) Thermosensitive transient receptor potential channels in human corneal epithelial cells. J Cell Physiol 226(7):1828–1842

Mergler S, Garreis F, Sahlmüller M, Lyras E-M, Reinach PS, Dwarakanath A et al (2012) Calcium regulation by thermo- and osmosensing transient receptor potential vanilloid channels (TRPVs) in human conjunctival epithelial cells. Histochem Cell Biol 137(6):743–761

Metka M, Enzelsberger H, Knogler W, Schurz B, Aichmair H (1991) Ophthalmic complaints as a climacteric symptom. Maturitas 14(1):3–8

Mircheff AK (2003) Sjögrens syndrome as failed local immunohomeostasis: prospects for cell-based therapy. Ocul Surf 1(4):160–179

Mircheff AK, Gierow JP, Wood RL (1994) Autoimmunity of the lacrimal gland. Int Ophthalmol Clin 34(1):1–18

Nava A, Barton K, Monroy DC, Pflugfelder SC (1997) The effects of age, gender, and fluid dynamics on the concentration of tear film epidermal growth factor. Cornea 16(4):430–438

Nelson JD, Shimazaki J, Benitez-del-Castillo JM, Craig JP, McCulley JP, Den S, Foulks GN (2011) The international workshop on meibomian gland dysfunction: report of the definition and classification subcommittee. Invest Ophth Vis Sci 52(4):1930–1937

Nichols KK, Ham BM, Nichols JJ, Ziegler C, Green-Church KB (2007) Identification of fatty acids and fatty acid amides in human meibomian gland secretions. Invest Ophthalmol Vis Sci 48(1):34–39

Nichols KK, Foulks GN, Bron AJ, Glasgow BJ, Dogru M, Tsubota K et al (2011) The international workshop on meibomian gland dysfunction: executive summary. Invest Ophthalmol Vis Sci 52(4):1922–1929

Nicolaides N, Kaitaranta JK, Rawdah TN, Macy JI, Boswell FM, Smith RE (1981) Meibomian gland studies: comparison of steer and human lipids. Invest Ophthalmol Vis Sci 20(4):522–536

Norn M (1985) Meibomian orifices and Marx's line studied by triple vital staining. Acta Ophthalmol 63(6):698–700

Olami Y, Zajicek G, Cogan M, Gnessin H, Jacob P (2001) Turnover and migration of meibomian gland cells in rats' eyelids. Ophthalmic Res 33(3):170–175

Pandit JC, Nagyová B, Bron AJ, Tiffany JM (1999) Physical properties of stimulated and unstimulated tears. Exp Eye Res 68(2):247–253

Parra A, Madrid R, Echevarria D, Del O, Susana M-P, Cruz AMC et al (2010) Ocular surface wetness is regulated by TRPM8-dependent cold thermoreceptors of the cornea. Nat Med 16(12):1396–1399

Paulsen F (2008a) Anatomie und Physiologie der ableitenden Tränenwege. Ophthalmologe 105(4):339–345

Paulsen F (2008b) Functional anatomy and immunological interactions of ocular surface and adnexa. In: Geerling G, Brewitt H (Hrsg) Surgery for the dry eye, Bd 41. Karger, Basel, S 21–35

Paulsen F (2013a) Functional anatomy of ocular surface and tear film and pathophysiological developments in the course of evaporative dry eye. In: Benitez-del-Castillo JM, Lemp MA (Hrsg) Ocular surface disorders. JP Medical Publishers, London, S 1–10

Paulsen FP (2013b) Functional anatomy of ocular surface and tear film. In: Benitez-del-Castillo JM, Lemp MA (Hrsg) Ocular surface disorders. JP Medical Ltd, London, S 1

Paulsen F, Schaudig U, Thale AB (2003) Drainage of tears: impact on the ocular surface and lacrimal system. Ocul Surf 1(4):180–191

Paulsen FP, Berry MS (2006) Mucins and TFF peptides of the tear film and lacrimal apparatus. Prog Histochem Cytochem 41(1):1–53

Pepose JS, Akata RF, Pflugfelder SC, Voigt W (1990) Mononuclear cell phenotypes and immunoglobulin gene rearrangements in lacrimal gland biopsies from patients with Sjögren's syndrome. Ophthalmology 97(12):1599–1605

Pleyer Uwe (2016) Immunologie der Keratoconjunctivitis sicca. Z praktische Augenheilkunde 37(02):519–524

Prydal JI, Campbell FW (1992) Study of precorneal tear film thickness and structure by interferometry and confocal microscopy. Invest Ophthalmol Vis Sci 33(6):1996–2005

Pult H, Korb DR, Blackie CA, Knop E (2010) About vital staining of the eye and eyelids. I. The anatomy, physiology, and pathology of the eyelid margins and the lacrimal puncta by E. Marx. Optometry Vision Sci 87(10):718–724

Redfern RL, McDermott AM (2010) Toll-like receptors in ocular surface disease. Exp Eye Res 90(6):679–687

Reinach PS, Chen W, Mergler S (2015) Polymodal roles of transient receptor potential channels in the control of ocular function. Eye and Vision 2(1):5

Reinoso R, Calonge M, Castellanos E, Martino M, Fernández I, Stern ME, Corell A (2011) Differential cell proliferation, apoptosis, and immune response in healthy and evaporative-type dry eye conjunctival epithelia. Invest Ophthalmol Vis Sci 52(7):4819–4828

Sack R, Conradi L, Beaton A, Sathe S, McNamara N, Leonardi A (2007) Antibody array characterization of inflammatory mediators in allergic and normal tears in the open and closed eye environments. Exp Eye Res 85(4):528–538

Schaumburg CS, Siemasko KF, de Paiva CS, Pflugfelder SC, Stern ME (2011) Ocular surface antigen presenting cells are necessary for activation of autoreactive T cells and development of autoimmune lacrimal keratoconjunctivtis. J Immunol 187:3653–3662

Schicht M, Posa A, Paulsen F, Bräuer L (2010) Das okuläre Surfactant-System und dessen Rolle bei entzündlichen Erkrankungen der Augenoberfläche. Klin Monatsbl Augenheilkd 227(11):864–870

Schirra F (2009) Trockenes Auge und Sexualhormone. Der Ophthalmologe 106(10):870

Seifert P, Spitznas M, Koch F, Cusumano A (1993) The architecture of human accessory lacrimal glands. Ger J Ophthalmol 2(6):444–454

Seifert P, Spitznas M (1994) Demonstration of nerve fibers in human accessory lacrimal glands. Graefes Arch Clin Exp Ophthalmol 232(2):107–114

Shine WE, McCulley JP (1998) Keratoconjunctivitis sicca associated with meibomian secretion polar lipid abnormality. Arch Ophthalmol 116(7):849–852

Siebelmann S, Gehlsen U, Hüttmann G, Koop N, Bölke T, Gebert Andreas et al (2013) Development, alteration and real time dynamics of conjunctiva-associated lymphoid tissue. PLoS One 8(12):e82355

Simmons PA, Liu H, Carlisle-Wilcox C, Vehige JG (2015) Efficacy and safety of two new formulations of artificial tears in subjects with dry eye disease: a 3-month, multicenter, active-controlled, randomized trial. Clinical Ophthalmol (Auckland, NZ) 9:665

Sonawane S, Khanolkar V, Namavari A, Chaudhary S, Gandhi S, Tibrewal S et al (2012) Ocular surface extracellular DNA and nuclease activity imbalance: a new paradigm for inflammation in dry eye disease. Inflammation in dry eye disease. Invest Ophthalmol Vis Sci 53(13):8253–8263

Spurr-Michaud C, Argüeso P, Gipson I (2007) Assay of mucins in human tear fluid. Exp Eye Res 84(5):939–950

Stern ME, Beuerman RW, Fox RI, Gao J, Mircheff AK, Pflugfelder SC (1998) The pathology of dry eye: the interaction between the ocular surface and lacrimal glands. Cornea 17(6):584–589

Stern ME, Gao J, Schwalb TA, Ngo M, Tieu DD, Chan C-C et al (2002) Conjunctival T-cell subpopulations in Sjogren's and non-Sjogren's patients with dry eye. Invest Ophthalmol Vis Sci 43(8):2609–2614

Stern ME, Schaumburg CS, Siemasko KF, Gao J, Wheeler LA, Grupe DA et al (2012) Autoantibodies contribute to the immunopathogenesis of experimental dry eye diseaseautoantibody-mediated dry eye. Invest Ophthalmol Vis Sci 53(4):2062–2075

Stern ME, Schaumburg CS, Pflugfelder SC (2013) Dry eye as a mucosal autoimmune disease. Int Rev Immunol 32(1):19–41

Steven P, Gebert A (2009) Conjunctiva-associated lymphoid tissue – current knowledge, animal models and experimental prospects. Ophthalmic Res 42(1):2–8

Stevenson W, Chauhan SK, Dana R (2012) Dry eye disease: an immune-mediated ocular surface disorder. Arch Ophthalmol 130(1):90–100

Sullivan DA, Wickham LA, Rocha EM, Kelleher RS, da Silveira LA, Toda I (1998) Influence of gender, sex steroid hormones, and the hypothalamic-pituitary axis on the structure and function of the lacrimal gland. In: Sullivan DA, Dartt DA, Meneray MA (Hrsg) Lacrimal gland, tear film, and dry eye syndromes 2. Springer, New York, S 11–42

Sullivan DA, Krenzer KL, Sullivan BD, Tolls DB, Toda I, Dana MR (1999a) Does androgen insufficiency cause lacrimal gland inflammation and aqueous tear deficiency? Invest Ophthalmol Vis Sci 40(6):1261–1265

Sullivan DA, Wickham LA, Rocha EM, Krenzer KL, Sullivan BD, Steagall R et al (1999b) Androgens and dry eye in Sjögren's syndromea. Ann NY Acad Sci 876(1):312–324

Tektaş OY, Yadav A, Garreis F, Schlötzer-Schrehardt U, Schicht M, Hampel U et al (2012) Characterization of the mucocutaneous junction of the human eyelid margin and meibomian glands with different biomarkers. Ann Anat 194(5):436–445

Tiffany JM (1995) Physiological functions of the meibomian glands. Prog Retin Eye Res 14(1):47–74

Tiffany J (2008) The normal tear film. In: Geerling G, Brewitt H (Hrsg) Surgery for the dry eye, Bd 41. Karger, Basel, S 1–20

Warren DW (1994) Hormonal influences on the lacrimal gland. Int Ophthalmol Clin 34(1):19–25

Wiede A, Jagla W, Welte T, Kohnlein T, Busk H, Hoffmann Werner (1999) Localization of TFF3, a new mucus-associated peptide of the human respiratory tract. Am J Respir Crit Care Med 159(4):1330–1335

Yagci A, Gurdal C (2014) The role and treatment of inflammation in dry eye disease. Int Ophthalmol 34(6):1291–1301

Yamaguchi M, Kutsuna M, Uno T, Zheng X, Kodama T, Ohashi Y (2006) Marx line: fluorescein staining line on the inner lid as indicator of meibomian gland function. Am J Ophthalmol 141(4):669–669.e8

Zhang X, Chen W, De Paiva CS, Volpe EA, Gandhi NB, Farley WJ et al (2011) Desiccating stress induces CD4+ T-cell-mediated Sjögren's syndrome-like corneal epithelial apoptosis via activation of the extrinsic apoptotic pathway by Interferon-γ. Am J Pathol 179(4):1807–1814

Epidemiologie und Klassifikation

© Springer-Verlag GmbH Deutschland, ein Teil von Springer Nature 2019
C. Dahlmann, *Sicca-Syndrom*, https://doi.org/10.1007/978-3-662-56409-7_2

2.1 Epidemiologische Daten

Die heterogene Erkrankung des trockenen Auges mit multifaktorieller Genese unterliegt einer breiten Streuung der Betroffenen. Die Inkongruenz von Symptomen und Befunden zeichnet das Krankheitsbild aus und bezeichnet auch die Schwierigkeit innerhalb von Studien.

2.1.1 Prävalenz und Inzidenz des Sicca-Syndroms

- häufigste Augenerkrankung
- mittlere Prävalenz von 13 %, Prävalenz von 5–50 % in Studien
- mittlere Inzidenz von 13,3 %
- „Salisbury-Studie": Prävalenz zw. 5 % und 34 %
- „Beaver-Dam-Eye-Studie":
  - Inzidenz 10,7 % bei 48–59-jährigen
  - Inzidenz 17,9 % bei >80-jährigen
- in Deutschland: 10,46 Mio. Erkrankte
- in der Schweiz 1 Mio. sowie in Österreich 1 Mio. Erkrankte

2.1.2 Prävalenz der Meibomdrüsendysfunktion

- wichtigster Risikofaktor für Sicca-Syndrom
- „Salisbury-Studie": Prävalenz von 3,5 %
- Studien aus asiatischen Ländern zeigen Prävalenzen bis zu 69,3 %

> **Erschwerend für die Durchführung und Vergleichbarkeit von Studien zu Prävalenz und Inzidenz sind unterschiedliche Einschlusskriterien und breit gestreute Symptome sowie uneinheitliche Diagnostik.**

2.1.3 Risikofaktoren

- Alter:
  - uneinheitliche Studienlage
  - steigende Prävalenz mit steigendem Alter (aber: auch unter Jugendlichen Sicca-Symdrom gehäuft zu finden!)
  - mit Alter sinkt die Zahl der funktionstüchtigen Meibomdrüsen („drop out"), veränderte Sekretzusammensetzung, zunehmende Epithelverhornung des Lidrands, Androgenmangel, Menopause → mehr Beschwerden
- Geschlecht:
  - uneinheitliche Studienlage
  - höhere Prävalenz bei Frauen
- ethnische Zugehörigkeit:
  - Kaukasier mit Prävalenz von 13 %
  - Asiaten 25 % bis 35 %
- Kontaktlinsenträger:
  - uneinheitliche Studienlage
  - Prävalenz von 15,3 % bis 51 %
  - Proteine und Lipide binden an Kontaktlinsenoberfläche → fehlen dem Tränenfilm
- Hauterkrankungen:
  - 8–50 % mit Sicca-Syndrom
- Umweltfaktoren:
  - Rauchen führt zu 1,5 bis 2-fachem Anstieg des Sicca-Syndroms
  - PC-Arbeit, Zugluft, Klimaanlage bis zu 72 % assoziiert mit Sicca-Symptomen
- Medikamente:
  - siehe Medikamenteneinflüsse
- Blepharitis:
  - siehe MDD und Blepharitis

> **Apothekern, Optikern und Optometristen kommt eine hohe Bedeutung zu, da sie oftmals den Erstkontakt zum Patienten mit seinen Beschwerden haben. Eine qualifizierte Weiterleitung an den Augenarzt in notwendigen Fällen gehört zu deren Herausforderungen sowie eine professionelle Erstberatung.**

2.2 Klassifikation

Beim Versuch der Klassifikation des Sicca-Syndroms ist zu beachten, dass verschiedene Formen sich bedingen, Erkrankungen unterschiedliche Wirkungsrichtungen haben und somit viele Mischformen resultieren (◘ Abb. 2.1).

2.2.1 Definition

Die Keratokonjunktivitis sicca wird definiert als multifaktorielle Erkrankung der Augenoberfläche, die durch den Verlust der Homöostase des Tränenfilms charakterisiert ist und von okulären Symptomen begleitet wird, bei denen Tränenfilminstabilität, Hyperosmolarität, eine Entzündung der Augenoberfläche und neurosensorische Störungen eine ätiologische Rolle spielen (gemäß DEWS 2017).

2.2.2 Klassifikation

- hyposekretorisches/hypovolämisches trockenes Auge (Flüssigkeitsmangel)

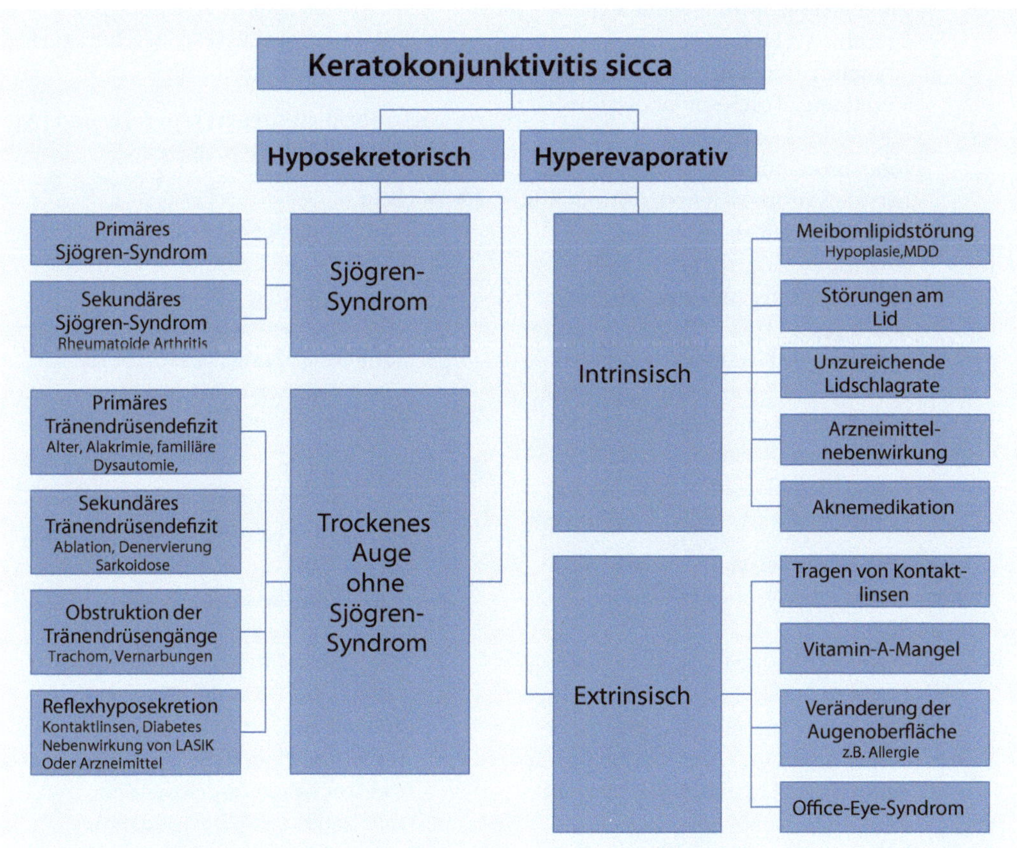

◘ **Abb. 2.1**   Klassifikation der Keratokonjunktivitis sicca

2

- Sjögren-Syndrom-assoziiert
    1. primäres Sjögren-Syndrom
    2. sekundäres Sjögren-Syndrom:
       rheumatoide Arthritis, systemischer
       Lupus erythematodes, progressive
       systemische Sklerodermie, pri-
       märe biliäre Leberzirrhose, Morbus
       Wegener, GvHD, Polymyositis/
       Dermatomyositis, Mischkollagenose,
       chronisch aktive Hepatitis, Myasthe-
       nia gravis, Hashimoto-Thyreoiditis,
       Makroglobulinämie, interstitielle
       Nephritis, Thrombozytopenie, lym-
       phozytische interstitielle Pneumonie
- nicht-Sjögren-Syndrom-assoziiert
    1. Tränendrüsenstörung primär: z. B.
       altersbedingt, Aplasie, kongenitale
       Alakrimie, Riley-Day-Syndrom;
       sekundär: z. B. Sarkoidose, Lym-
       phome, Trachom, Hepatitis C,
       Trauma, GvHD
    2. Tränendrüsengangstenose: z. B.
       Verätzung, Trachom, okuläres ver-
       narbendes Pemphigoid, Stevens-
       Johnson-Syndrom, GvHD
    3. nervale Störung: Afferenzstörung z. B.
       Trigeminusaffektion, Alter, lokale
       Anästhesie, Z. n. refraktiver HH-Chi-
       rurgie, Diabetes mellitus, Kontakt-
       linsentragen, HSV-Infektion am Auge,
       neurotrophe Keratopathie; Efferenz-
       störung: z. B. zentrale Faszialisläsion,
       neuroparalytische Keratitis, Neuro-
       fibromatose, systemische Medika-
       mente (Betablocker, Antiepileptika,
       Cholinergika etc.); Vitamin-A-Mangel

- hyperevaporativ trockenes Auge (erhöhte
  Verdunstung)
    - endogen:
        1. Meibomlipidstörung: z. B. Hypoplasie,
           Distichiasis, MDD (hohe oder geringe
           Sekretion, Obstruktion), niedriger
           Androgenspiegel (Alter, Medikamente)
        2. vergrößerte Lidspalte: z. B. Exopht-
           halmus, hohe Myopie, Lagopht-
           halmus, Lidaffektion (Ektropium,
           Kolobom, Narben)

        3. verminderter Lidschlag: z. B.
           Kontaktlinsentragen, Bildschirm-
           arbeit, M. Parkinson, Lepra
        4. Muzinmangel und Hornhaut-/Binde-
           hautaffektionen: z. B. Vitamin-A-Man-
           gel, Verätzung, okulär vernarbendes
           Pemphigoid, Trachom, Keratokon-
           junktivitis epidemica, Stevens-John-
           son-Syndrom, Trauma, Degeneration,
           Pterygium, Narben, Tumore
        5. Aknemedikation: z. B. Retinoide,
           Antiandrogene
    - exogen:
        1. Vitamin-A-Mangel
        2. Lokaltherapie am Auge: z. B.
           Antiglaukomatosa, Konservierungs-
           mittel
        3. Kontaktlinsentragen
        4. andere Augenoberflächenerkrankungen:
           z. B. allergische Konjunktivitis
        5. Umwelteinflüsse: z. B. Klimaanlage,
           staubige Umgebung

- Mischform aus hyperevaporativ und hypo-
  sekretorisch/hypovolämisch

> **Wichtig**
> - **Patienten mit Beschwerden, aber ohne
>   klinische Zeichen einer Augenober-
>   flächenstörung werden nach DEWS
>   2017 den neuropathischen Schmerzen
>   zugehörig klassifiziert. Diese sollten
>   einem Schmerzmanagement
>   zugeführt werden.**

> **Wichtig**
> - **hyperevaporativ trockenes Auge:
>   86 % (50 % isoliert, 36 % Mischform)
>   (Tab. 2.1)**
> - **hyposekretorisch/hypovolämisch
>   trockenes Auge: 50 % (14 % isoliert,
>   36 % Mischform)**
> - **Mischform: 36 % der Sicca-
>   Erkrankung**
> - **Die unterschiedlichen Formen
>   des trockenen Auges können
>   sich gegenseitig beeinflussen,
>   auseinander hervorgehen oder auch
>   nebeneinander bestehen.**

▣ Tab. 2.1 Beschwerden bei hyperevaporativ und hyposekretorisch/hypovolämisch trockenem Auge

Hyposekretorische Form	Hyperevaporative Form
Anamnese: – I. d. R. Erkrankungen des rheumatischen Formenkreises – Zunahme der Beschwerden zum Tagesende hin	Anamnese: – I. d. R. Erkrankungen der Haut – Beschwerden bereits am Morgen (Blepharitis, Meibomdrüsendysfunktion) oder auch eher zunehmend zum Tagesende hin
Symptome: – Fremdkörpergefühl – Bindehautrötung – „müde" Augen – Erhöhte Blendungsempfindlichkeit – Trockener Mund	Symptome: – Brennen – Lidrandreizung – Paradoxe Epiphora bei Wind und Rauch und anderen Belastungen – Kontaktlinsenunverträglichkeit – Probleme bei Bildschirmtätigkeiten

---

Nervale Störungen

Beim hyposekretorisch/hypovolämisch trockenen Auge können nervale Störungen ursächlich sein. Beispielsweise können nach hornhautchirurgischen Eingriffen, z. B. LASIK Nerven verletzt werden, woraus dann neurotrophe oder neuralgische Störungen entstehen.
Bei Diabetes mellitus könnten eine sensorische oder autonome Neuropathie sowie mikrovaskuläre Veränderungen der Tränendrüse zugrunde liegen.
Bei neurotropher Keratopathie liegt eine Schädigung des Trigeminusnervs vor, wodurch die Hornhautsensibilität eingeschränkt ist, die Blinzelrate sinkt, die reflexinduzierte Tränensekretion vermindert ist und trophische Störungen auftreten durch den sensorischen Verlust. HSV, neurochirurgische Eingriffe mit Trigeminusbeschädigung, chemische oder andere Verletzungen können ursächlich sein, ebenso Diabetes mellitus oder z. B. Multiple Sklerose.

2.2.3 Meibomdrüsendysfunktion (MDD)

Die Meibomdrüsendysfunktion kann multiple Ursachen haben, sie könnte sowohl Risikofaktor für die Ausbildung eines trockenen Auges sein, als auch ein Resultat des trockenen Auges, letztlich scheint ein Kreislauf mit multiplen Einflussfaktoren plausibel.

2.2.3.1 Definition

- chronische, diffuse Störung der Meibomdrüsen, charakterisiert durch Obstruktion des Ausführungsgangs und/oder qualitative/quantitative Veränderungen der Drüsensekretion, resultierend in Tränenfilmstörung, okulärer Reizung, Entzündung und Augenoberflächenerkrankung
- häufigste Ursache des evaporativ trockenen Auges
- kann Ursache einer hinteren Blepharitis sein
- Symptome:
  - instabiler Visus
  - verminderte Tränenfilmstabilität
  - Augenreizung, Oberflächenstörung
  - gesteigerte Tränenreflexsekretion durch Augenoberflächenreizung (Epiphora)
  - verkürzte BUT
  - Lidrandrötung

2.2.3.2 Klassifikation der MDD

- ▣ Abb. 2.2
- MDD mit hoher Sekretmenge
  - hypersekretorisch:
    1. primär
    2. sekundär: z. B. Acne rosacea, seborrhoische Dermatitis, atopische Dermatitis, Psoriasis

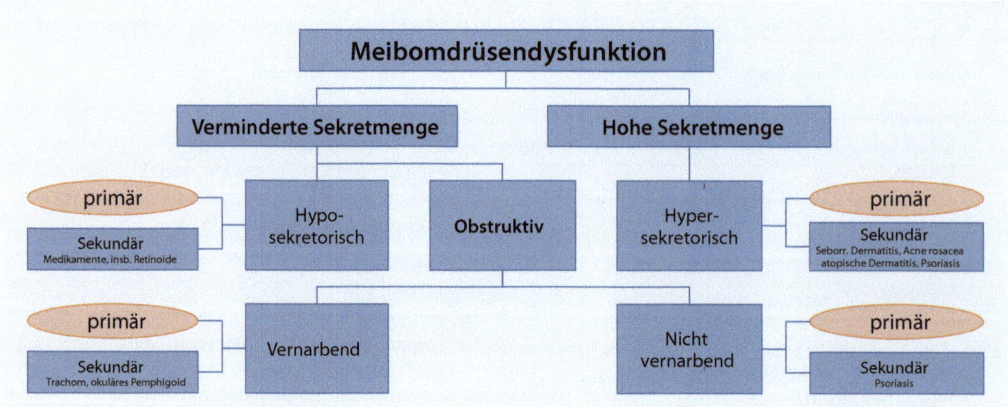

◨ Abb. 2.2   Klassifikation der MDD

— MDD mit verminderter Sekretmenge
  — hyposekretorisch:
    1. primär durch Meibomdrüsenstörung
    2. sekundär durch Medikamente (z. B. Retinoide)
  — obstruktiv: Ausführungsgangverstopfung
    1. vernarbend a) primär und b) sekundär (z. B. Trachom, okuläres Pemphigoid)
    2. nicht-vernarbend a) primär und b) sekundär (z. B. Psoriasis)

2.2.4 Tränendes Auge

Epiphora kann beim hypovolämischen und beim hyperevaporativ trockenen Auge auftreten, gehäuft allerdings bei letzter Form. Ebenso sind Lidfehlstellungen und die Stenose der ableitenden Tränenwege mögliche Ursachen.

2.2.4.1 Pathophysiologie
— ggf. vermehrte Reflextränenproduktion bei sehr trockenem Auge
— bei hypovolämischem trockenen Auge → Osmolaritätssteigerung → Entzündungsmediatoren → Überlaufen des Tränenmeniskus

— bei hyperevaporativ trockenem Auge ist Lidkantenveränderung, MDD verantwortlich für Epiphora
— ggf. Stenose ableitender Tränenwege

2.2.4.2 Diagnostik
— Lidkanteninspektion, Bindehautbeurteilung
— hypovolämische Form:
  — intakte Lidkante
  — ggf. Tränenpünktchenverlegung durch Bindehautfalten
— hyperevaporative Form:
  — verdickte Lidkanten
  — verschlossene Meibomdrüsenöffnungen
— ggf. Ektropium → Tränenpünktchen evertiert, kein Eintauchen in Tränensee → kein Abfluss der Tränen → Epiphora
— ggf. Tränenwegstenose → Tränenwegspülung
— Tränenfilmdiagnostik

❯ **Nach Ausschluss von Benetzungsstörungen und Lidrandveränderungen ist an eine Tränenwegstenose zu denken und eine Tränenwegspülung durchzuführen.**

2.2.4.3 Therapie

- Korrektur von Lidfehlstellungen
- Resektion von überschießenden Bindehautfalten, welche Tränenpünktchen verlegen
- Tränenfilmsubstitution mit gelförmigen Präparaten, lipidhaltigen Präparaten
- Therapie der MDD
- ggf. antiinflammatorische Therapie mit kurzzeitig Steroiden lokal
- ggf. systemisch Doxycyclin
- ggf. Tränenwegspülung/-chirurgie

❗ **Lidchirurgische Eingriffe bei hyperevaporativ trockenem Auge mit Lidaffektion nur im entzündungsarmen Intervall, da die schlechte Wundheilung zu erneuten Fehlstellungen führen kann.**

Weiterführende Literatur

Albietz Julie M (2000) Prevalence of dry eye subtypes in clinical optometry practice. Optom Vis Sci 77(7):357–363

Begley C, Caffery B, Nichols K, Mitchell GL, Chalmers R, DREI Study Group (2000) Results of a dry eye questionnaire from optometric practices in North America. Cornea 19(6):S75

Caffery BE, Richter D, Simpson T, Fonn D, Doughty M, Gordon K (1998) Candees In: Sullivan DA, Dartt DA, Meneray MA (Hrsg) Lacrimal gland, tear film, and dry eye syndromes 2. Springer, New York, S 805–806

Chia E, Mitchell P, Rochtchina E, Lee AJ, Maroun R, Wang JJ (2003) Prevalence and associations of dry eye syndrome in an older population: the blue mountains eye study. Clin Exp Ophthalmol 31(3):229–232

Craig JP et al (2017) „TFOS DEWS II report executive summary." The ocular surface. Ophthalmology 31(3):229–232

Hom MM, Martinson JR, Knapp LL, Paugh JR (1990) Prevalence of meibomian gland dysfunction. Optom Vis Sci 67(9):710–712

Jie Y, Xu L, Wu YY, Jonas JB (2009) Prevalence of dry eye among adult Chinese in the Beijing eye study. Eye 23(3):688–693

Lee AJ, Lee J, Saw SM, Gazzard G, Koh D, Widjaja D, Tan DTH (2002) Prevalence and risk factors associated with dry eye symptoms: a population based study in Indonesia. Br J Ophthalmol 86(12):1347–1351

Lekhanont K, Rojanaporn D, Chuck RS, Vongthongsri A (2006) Prevalence of dry eye in Bangkok, Thailand. Cornea 25(10):1162–1167

Lemp MA (1998) Epidemiology and classification of dry eye. In: Sullivan DA, Dartt DA, Meneray MA (Hrsg) Lacrimal gland, tear film, and dry eye syndromes 2. Springer, New York, S 791–803

Lemp MA (2007) Definition und Klassifikation des Trockenen Auges: Bericht des Unterausschusses für Definition und Klassifikation des International Dry Eye WorkShop (2007). Ocular Surface 5(2):76–95

Lemp MA, Nichols KK (2009) Blepharitis in the United States 2009: a survey-based perspective on prevalence and treatment. Ocular Surface 7(2):S1–S14

Lin Pei-Yu, Tsai S-Y, Cheng C-Y, Liu J-H, Chou P, Hsu W-M (2003) Prevalence of dry eye among an elderly Chinese population in Taiwan: the Shihpai eye study. Ophthalmology 110(6):1096–1101

Macsai MS (2008) The role of omega-3 dietary supplementation in blepharitis and meibomian gland dysfunction (an AOS thesis). Trans Am Ophthalmol Soc 106:336–356

McCarty CA, Bansal AK, Livingston PM, Stanislavsky YL, Taylor HR (1998) The epidemiology of dry eye in Melbourne, Australia. Ophthalmology 105(6):1114–1119

McCarty DJ, McCarty CA (2000) Survey of dry eye symptoms in Australian pilots. Clin Exp Ophthalmol 28(3):169–171

Moss SE, Klein R, Klein BEK (2004) Incidence of dry eye in an older population. Arch Ophthalmol 122(3):369–373

Nelson JD, Shimazaki J, Benitez-del-Castillo, JM, Craig JP, McCulley JP, Den S, Foulks GN (2011) The international workshop on meibomian gland dysfunction: report of the definition and classification subcommittee. In: Investigative ophthalmology & visual science 52(4):1930–1937

Posa A, Sel S, Dietz R, Sander R, Bräuer L, Paulsen F (2014) Aktuelle Inzidenz des Trockenen Auges in Deutschland. Klin Monatsbl Augenheilkd 231(01):42–46

Schaumberg DA, Sullivan DA, Buring JE, Dana MR (2003) Prevalence of dry eye syndrome among US women. Am J Ophthalmol 136(2):318–326

Schaumberg DA, Nichols JJ, Papas EB, Tong L, Uchino M, Nichols KK (2011) The international workshop on meibomian gland dysfunction: report of the subcommittee on the epidemiology of, and associated risk factors for, MGD. Invest Ophthalmol Vis Sci 52(4):1994–2005

Schein OD, Muño B, Tielsch JM, Bandeen-Roche K, West S (1997) Prevalence of dry eye among the elderly. Am J Ophthalmol 124(6):723–728

Smith JA (2007) The epidemiology of dry eye disease: Report of the epidemiology subcommittee of the International Dry Eye Workshop (2007). Ocul Surf 5(2):96–112

Uchino M, Dogru M, Yagi Y, Goto E, Tomita M, Kon T et al (2006) The features of dry eye disease in a Japanese elderly population. Optom Vis Sci 83(11):797–802

Versura P, Cellini M, Torreggiani A, Profazio V, Bernabini B, Caramazza R (2001) Dryness symptoms, diagnostic protocol and therapeutic management: a report on 1,200 patients. Ophthalmic Res 33(4):221–227

Viso E, Rodríguez-Ares MT, Abelenda D, Oubiña B, Gude F (2012) Prevalence of asymptomatic and symptomatic meibomian gland dysfunction in the general population of Spain. Asymptomatic and symptomatic MGD in Spain. Invest Ophthalmol Vis Sci 53(6):2601–2606

Zhang NZ, Shi C, Yao Q, Pan GX, Wang LL, Wen ZX et al (1995) Prevalence of primary Sjögren's syndrome in China. J Rheumatol 22(4):659–661

Einflussfaktoren auf das Sicca-Syndrom

© Springer-Verlag GmbH Deutschland, ein Teil von Springer Nature 2019
C. Dahlmann, *Sicca-Syndrom*, https://doi.org/10.1007/978-3-662-56409-7_3

3.1 Kosmetika

Die Anwendung von Kosmetikprodukten kann ein Faktor mit hohem Einfluss auf die Keratokonjunktivitis sicca sein. Der Patient selbst hat hierbei mithilfe der kompetenten Beratung eine gute Einflussmöglichkeit für eine Symptomverbesserung.

3.1.1 Einflussfaktoren durch Kosmetikprodukte

- Veränderungen an Lidrand oder Lidhaut beeinflussen die Funktion der Meibomdrüsen und Verteilung der Lipidschicht auf dem muzinös-wässrigen Tränenfilm
- jede Störung der sensiblen Tränenfilmstabilität kann zu Problemen führen
- mögliche Beeinträchtigung durch Kosmetika an Lidkante sowie durch Partikel im Tränenfilm
- auch normales Hautfett stört die natürliche Lipidkomponente des Tränenfilms
- Kosmetika können trotz Prüfung schleimhautreizende Substanzen enthalten
- Kosmetika beeinträchtigen auch Kontaktlinsenträger (Auflagerung auf die Kontaktlinse möglich mit Fremdkörpergefühl und ggf. Kontaktlinsenintoleranz)
- diverse Konservierungsmittel unterschiedlicher, nicht aufeinander abgestimmter Produkte können interagieren und allergiefördernd bzw. sensibilisierend wirken

3.1.2 Anwendungshinweise

- Lidrandhygiene mit fettfreien, wasserlöslichen Spezialreinigern durchführen
- therapeutischer Zusatzeffekt ggf. durch Feuchtigkeitsgele (hyaluronsäurehaltig) für die Lidhaut

- Augenkonturenstift nicht direkt in die Lidkante auftragen, nur an die Lidkante heranreichend
- Lidranddrüsen und Tränenkanälchen sollten nicht bedeckt sein von Kosmetika
- Mascara sollte keine Partikel in die Augen streuen

> **Kosmetikprodukte für die Augenregion**
> - **sollten reizarm sein**
> - **getestet auf Verträglichkeit an empfindlichen Augen**
> - **kein Kolophonium enthalten, keine Duftstoffe**
> - **aus wasserlöslichen Substanzen bestehen**
> - **nur spezielle Tenside enthalten (Poloxamere, Polysorbate)**
> - **möglichst Inhaltsstoffe enthalten, die bekannt sind im Arzneimittelsektor (→ Apotheke)**

3.2 Bildschirmarbeit

Computer, Smartphones und Tablet-PCs beeinträchtigen das trockene Auge bzw. können ursächlich dafür sein. Die Beratung des Patienten kann ihn dabei unterstützen, seine Umwelt und seine Gewohnheiten anzupassen und seine Beschwerden damit zu reduzieren.

3.2.1 Office-Eye-Syndrom

- Untersuchungen zeigten bei 74,5 % der Bildschirmarbeiter ein trockenes Auge („Office-Eye-Syndrom")
- häufige Symptome wie brennende, müde, gerötete Augen, Verschwommensehen, Kopfschmerz
- Lidschlagfrequenz reduziert auf < 5/ min → Benetzungsstörung
- Geradeausblick auf Bildschirm erweitert Lidspalte und damit Oberflächenverdunstung

3.2.2 Möglichkeiten der Optimierung

- Raumklima verbessern:
  - 17–20 °C Raumtemperatur
  - relative Luftfeuchtigkeit 40–60 %
  - mehrfach täglich Lüften
  - Grünpflanzen verbessern Raumklima
  - keine direkte Zugluft oder Gebläse im Kopfbereich
  - kein Nikotinkonsum
  - geringere Feinstaubbelastung durch Drucker und Kopierer außerhalb des Büroraums
- Bildschirmarbeitsplatz optimieren:
  - Bildschirm im Winkel von 90° zum Fenster (Vermeidung von Reflexen)
  - 35° Bildschirmneigung, 35° Blickneigung
  - Anzeigeleuchtdichte $\geq$ 100 cd/m^2
  - matter Bildschirm, mattes Gehäuse, matte Tastatur und Tischplatte
  - blendungsfreie Beleuchtung
- Verhalten am Bildschirm:
  - jede halbe Stunde einige Minuten Bildschirmarbeit unterbrechen
  - bewusste, regelmäßige und komplette Lidschläge durchführen (▸ Kap. 6)

> Eine regelmäßige Anwendung von TCM während und vor Beginn intensiver Bildschirmarbeit kann helfen, die Sicca-Symptomatik zu lindern.

3.3 Kontaktlinsen

Kontaktlinsentragen kann zum einen ein trockenes Auge fördern, zum anderen verhindert teils das trockene Auge die Anwendbarkeit von Kontaktlinsen. Das Immunsystem kann gestört werden durch z. B. Proteinablagerungen auf der Kontaktlinse und damit Infektionen begünstigt.

3.3.1 Kontaktlinse und Tränenfilm

- partielle Austrocknung der Kontaktlinse durch inkomplette Lidschläge, teils Ablagerungen auf der Kontaktlinse mit Fremdkörpergefühl
- Ablagerungen schneller auf weichen als auf harten Kontaktlinsen (■ Abb. 3.1)
- schnellere Ablagerungen auf Kontaktlinse bei primär gestörtem Tränenfilm
- Gefahr von Hornhautulzera durch Fremdkörper unter der Kontaktlinse → verminderte Tendenz zur Ausspülung bei Mangel an Tränenflüssigkeit, zusätzliches Risiko durch herabgesetzte Hornhautsensibilität durch Tragen von Kontaktlinsen
- Überfunktion der Meibomdrüsen führt zu Ablagerungen auf der Kontaktlinse mit Visusschwankungen und Benetzungsverschlechterung
- zu geringer wässriger Anteil des Tränenfilms → Austrocknung der Kontaktlinse, vermehrte Proteinauflagerungen → Fremdkörpergefühl,

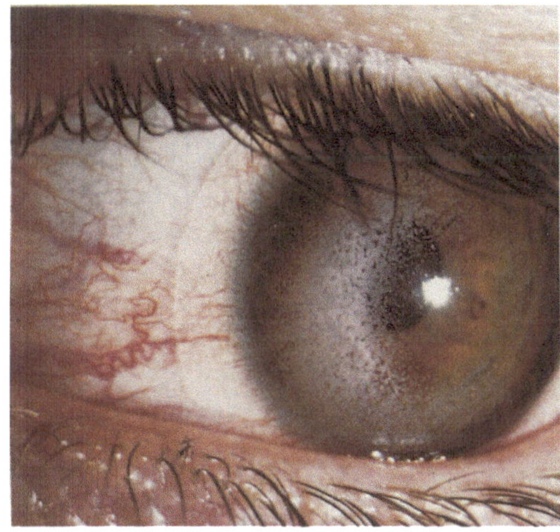

■ **Abb. 3.1**   Eiweißablagerungen auf weicher Kontaktlinse. (Aus Marquardt R, Lemp M (Hrsg.) Das trockene Auge in Klinik und Praxis. Springer-Verlag Berlin Heidelberg, 1991)

3

- verringerte Benetzung, verringerte Sauerstoffdurchlässigkeit → Rötung der Bindehaut, evtl. Gefäßneubildungen am Hornhautrand
- optische Wirkung der Kontaktlinse wird beeinträchtigt durch Mangel an Tränenflüssigkeit
  - Trübungen von weichen Kontaktlinsen
  - beeinträchtigte optische Wirkung durch Auflagerungen
  - Streueffekte
  - erhöhte Blendempfindlichkeit
  - bei harten Kontaktlinsen gleicht die Tränenlinse (Tränenflüssigkeit zwischen Hornhaut und harter Kontaktlinsenrückfläche) Teil des Brechungsfehlers aus → besonders wichtig bei Keratokonus und hohen Astigmatismen, irregulärem Astigmatismus
- geringer Muzinanteil vermindert Beweglichkeit der Kontaktlinse, vermehrtes Fremdkörpergefühl
- Störung der Kontaktlinsenverträglichkeit durch vermehrte Verdunstung bei
  - Autofahrten mit Klimatisierung
  - klimatisierte, überheizte, trockene Räume
  - Bildschirmarbeit

> **Die Verwendung von konservierungsmittelfreien Lösungen zur Reinigung der Kontaktlinse ist bei empfindlichen Augen angezeigt. Die manuelle Reinigung zur Entfernung von Auflagerungen ist dringlich empfohlen, ebenso die wöchentliche enzymatische Reinigung weicher Kontaktlinsen. Nachbenetzung mittels konservierungsmittelfreier TEM kann den Tragekomfort verbessern.**

CLIDE

Contact Lens Induced Dry Eye: Häufigste Ursache für den Abbruch des Tragens von Kontaktlinsen ist die Induktion eines trockenen Auges, Tageskontaktlinsen scheinen weniger häufig Symptome des trockenen Auges hervorzurufen.

3.3.2 Veränderungen der Augenoberfläche durch Kontaktlinsen

- mechanische und biochemische Irritationen durch Kontaktlinsentragen
- Verformungen der Hornhaut möglich
- Tränenmangel (relativ) entsteht durch erhöhten Tränenflüssigkeitsverbrauch:
  - harte Kontaktlinse benötigt Wasser aus Tränenflüssigkeit, um auf Augenoberfläche zu gleiten
  - weiche Kontaktlinse benötigt Wasser aus Tränenflüssigkeit zum Erhalt der Flexibilität und Transparenz
- Veränderungen des Tränenfilms durch Linsenpolymerzerfall, Konservierungsmittel in den Kontaktlinsenpflegemittel
- Abnahme der Hornhaut-Sensibilität
- veränderte Tränenfilmdynamik:
  - gestörte Tränenfilmphasen
  - vermehrte Verdunstung
  - gestörte Reflextränenproduktion durch verminderte Hornhautsensibilität
- Oberflächenspannung verändert sich
- Elektrostatische Verschiebungen
- Elektrolytverschiebung
- Störungen des Hornhautmetabolismus durch mangelnde Sauerstoffversorgung unter Kontaktlinse → Rötung der Bindehaut, evtl. Gefäßneubildungen am Hornhautrand
- Beeinträchtigung des Hornhautmetabolismus durch Beeinträchtigung der enzymatischen Reaktionen durch Temperaturanstieg auf der Augenoberfläche
- Keimspektrum verändert sich
- Brechungsindexschwankungen
- Muzinbedarf steigt durch Kontaktlinsentragen
- Mikrotraumata des Schleimhaut- und Hornhautepithels durch Fremdkörper Kontaktlinse
- pH-Veränderung der Tränenflüssigkeit durch Kontaktlinsentragen

3.3.3 Kontaktlinse und Immunsystem

- bei Proteinauflagerungen und deren Denaturierung → Induktion von allergischen Reaktionen (z. B. Pflastersteinkonjunktivitis), Mikroorganismenvermehrung
- allergische Reaktionen durch Kontaktlinsenpflegemittel (meist durch Konservierungsmittel) → Blepharitis, allergische Konjunktivitis, Keratopathie
- erhöhte IgE-Konzentration, Aktivierung der Komplementfaktoren C3 und C4, erhöhter Lysozymgehalt bei Kontakt-linsenträgern
- anaerobes Keimspektrum durch Sauer-stoffmangel → Immunsystem konfrontiert mit Missverhältnis → vermehrte Infektionsgefahr
- Hornhautvorderflächentemperatur steigt an durch Kontaktlinsentragen → Ver-schiebung des Keimspektrums
- Infektionen der Hornhaut durch:
    - Pseudomonas
    - Pneumokokken
    - Hämophilus
    - meist Kontamination durch mangelnde Kontaktlinsenhygiene

> **Die Anwendung von TEM vor dem Einsetzen der Kontaktlinsen kann Sicca-Beschwerden minimieren.**

Kein Kontaktlinsentragen
Bei allergischen Erkrankungen am Auge sollten Kontaktlinsen eher vermieden werden, bei atopischer Konjunktivitis ist Kontaktlinsentragen nicht möglich, ebenso bei Konjunktivitis vernalis oder bei allergi-scher Blepharitis bzw. Konjunktivitis. Das Tragen der Kontaktlinse würde die Symptomatik verstärken. Auch bei Riesenpapillenkonjunktivitis (■ Abb. 3.2) sollte eine Kontaktlinsenkarenz erfolgen oder ggf. der Linsentyp gewechselt und insbesondere die Linsenhygiene konsequent durchgeführt werden. Weiche Hydrogellinsen neigen eher zur Bildung von Ablagerungen auf der Kontaktlinse. Verlängerte Tragezeiten weicher Kontaktlinsen sowie zu seltener Austausch der Linsen tragen zur Entwicklung einer Riesenpapillenkonjunktivitis bei.

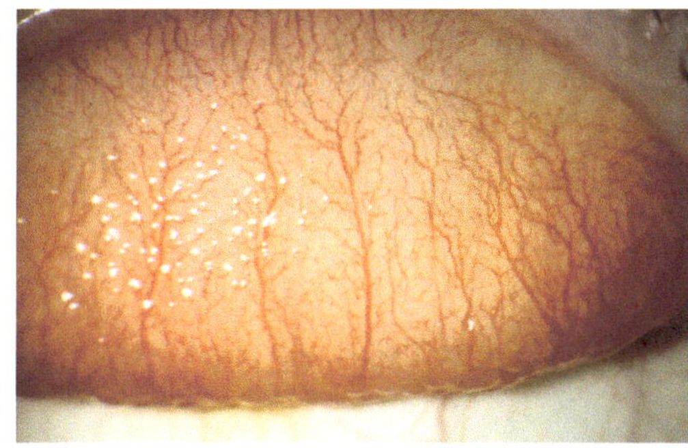

■ **Abb. 3.2** Riesenpapillenkonjunktivitis. (© Karsten Bronk, mit freundlicher Genehmigung)

3.3.4 Diagnostik vor Kontaktlinsenanpassung

- Qualität und Quantität des Tränenfilms sollten vor Kontaktlinsenanpassung getestet werden
- nach Kontaktlinsenanpassung sollten regelmäßige Kontrollen stattfinden
- übliche Tests:
    - Schirmer-Test: eher keine Kontakt-linsen bei <4–6 mm
    - BUT nicht <10 s
    - Bengalrosa-Test (insbesondere nach längerem Kontaktlinsen-tragen → Anfärbung von irritierten Arealen)
    - Fluoreszeinanfärbung der Hornhaut zur Detektierung von kleinen Erosionen Fluoreszein verfärbt Kontaktlinsen und sollte daher wieder ausgespült werden.
    - Tränenmeniskus-messung, <1 mm → kein Tragen von Kontaktlinsen
- typische Symptome als Hinweis auf trockene Augen beim Tragen von Kontakt-linsen (■ Tab. 3.1)
- Hinweissymptome auf trockene Augen beim Kontaktlinsentragen

Schirmer-Test
Der Schirmer-Test (▶ Kap. 5) kann bei Kontaktlinsen-trägern aufgrund der durch den Fremdkörper aus-gelösten gesteigerten Reizsekretion fälschlicherweise

3

◘ Tab. 3.1 Symptome des trockenen Auges durch Kontaktlinsen

Objektive Symptome	Subjektive Symptome
– Vermehrte Ablagerungen – Jelly Bumps – 3:00–9:00-Injektion der Bindehaut – Aufteilung der Linsenparameter – Anfärbbarkeit mit Bengalrosa (s. u.) – Zunahme der Hornhautdicke – Zelldetritus in der Tränenlinse – Gigantopapilläre Konjunktivitis – Induzierter Kontaktlinsentorus – Luftblasen in der Tränenflüssigkeit – Häufigerer Linsenverlust	– Visusschwankungen – Erhöhte Blendungsempfindlichkeit – Sehverbesserung nach Lidschlag – Schleiersehen – Halosehen – Fremdkörpergefühl

zu hoch ausfallen und damit normale Werte, trotz Pathologie, vortäuschen.

Bengalrosa-Test (▶ Kap. 5)

Bei Benetzungsstörung harter Kontaktlinsen treten typische Scheuerspuren und Gefäßerweiterungen am Hornhautlimbus auf in 3:00- und 9:00-Position (◘ Abb. 3.3). Diese können mit dem Bengalrosa-Test sichtbar gemacht werden bzw. mit Fluoreszein angefärbt werden (s. u., ◘ Abb. 3.3).

> **❯ Bei Kontaktlinsenträgern sollten nur konservierungsmittelfreie TEM angewendet werden. Die Flüssigkeit zwischen Linse und Hornhaut bleibt viel länger haften als bei Hornhaut ohne Kontaktlinse. Es sollten keine Salben, öligen TEM oder hochviskose TEM bei weichen Kontaktlinsen verwendet werden, da sie die Beweglichkeit der Kontaktlinse herabsetzen und zum Verkleben mit dem Hornhautepithel führen können.**

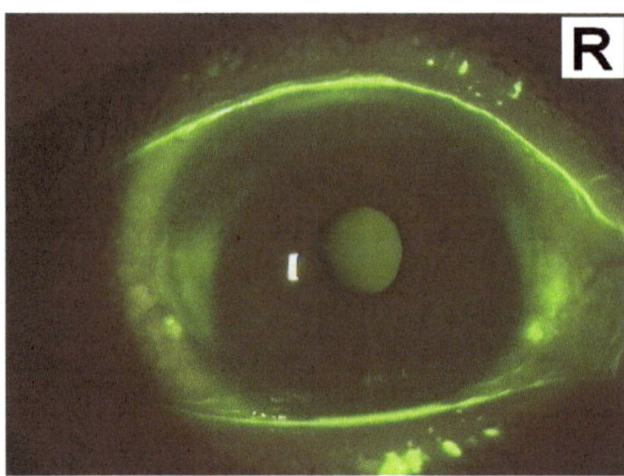

◘ Abb. 3.3 Scheuerspuren in 3:00- und 9:00-Position (gefärbt mit Fluoreszein, da dieser Farbstoff kürzer anfärbt und nicht ausgespült werden muss). (© Karsten Bronk, mit freundlicher Genehmigung)

3.3.5 Therapeutische Kontaktlinsen

- weiche hydrophile Linsen oder Kollagenlinsen (Auflösung innerhalb von ca. 24 h)
- zusätzliche Gabe von TEM
- nicht länger als 7 Tage verwenden
- regelmäßige augenärztliche Kontrolluntersuchungen
- bei Ektropium, Entropium, Trichiasis, Lagophthalmus, narbigen Lidrandveränderungen
- bei Hornhauterosionen
- kontraindiziert bei bakteriellen oder viralen Infektionen der Augenoberfläche
- Durchmesser >13 mm → Vermeidung der Komprimierung der paralimbalen Sulkusgefäße durch Linsenrand, Vermeidung von Hornhaut-Metabolismusstörung und Tränenzirkulation auf Hornhaut-Vorderfläche

Tight-Lens-Syndrom

Besonders bei hochhydrophilen Kontaktlinsen, welche auch für das Tragen bei Nacht verwendet werden, kann es durch verminderten nächtlichen Tränenfilmaustausch zur Austrocknung der Kontaktlinse und Kleben der Kontaktlinse am Hornhautepithel kommen. Dies kann zu gefährlichen Komplikationen am Auge führen.

3.4 PEX-Glaukom

Nicht nur die Anwendung von Antiglaukomatosa zieht gehäuft ein trockenes Auge nach sich, auch das Pseudoexfoliationsglaukom selbst (PEX-Glaukom) zeigt eine Assoziation mit der Keratokonjunktivitis sicca.

3.4.1 PEX-Glaukom

- häufigste Form der Sekundärglaukome
- Pseudoexfoliationssyndrom
    - ist generalisierte Bindegewebserkrankung → Ablagerung von abnormem extrazellulärem Matrixmaterials (PEX-material) intra-und extraokulär
    - erhöhter Augeninnendruck durch Ablagerungen im Trabekelmaschenwerk → Abflussbehinderung und Augeninnendruckerhöhung
    - Sonderform der Elastose: erhöhte Konzentration fibrogener Wachstumsfaktoren, verminderte Aktivität von proteolytischen Enzymen, entzündliche Prozesse, oxidativer Stress
    - genetische und Umweltfaktoren als Trigger
    - auch Ablagerungen in haut, Gefäßen, Lunge, Leber, Myokard
    - ggf. Assoziation mit kardiovaskulären und zerebrovaskulären Erkrankungen (z. B. TIA, Myokardinfarkt, Schlaganfall, Morbus Alzheimer)

3.4.2 Sicca-Syndrom und PEX-Syndrom

- PEX-Material-Ablagerungen in Konjunktiva (auch bei noch nicht manifestem PEX-Glaukom)
- Neovaskularisationen der Bindehaut
- Beeinträchtigung der Funktion und Zusammensetzung des Tränenfilms durch Beeinträchtigung der Epithel- und Becherzellen der Bindehaut (→ Beeinträchtigung der Muzin-Phase des Tränenfilms)
- verminderte Tränenproduktion bei PEX-Syndrom
- verminderter Schirmer-Test, verminderte BUT
- verminderte Becherzellzahl
- herabgesetzte Hornhautsensibilität

> **Da das PEX-Syndrom offenbar die Entwicklung eines Sicca-Syndroms begünstigt, die Anwendung von Antiklaukomatosa diese Tendenz noch verstärkt, ist eine Anwendung von konservierungsmittelfreien Antiglaukomatosa besonders wünschenswert.**

3.5 Compliance

Die Lebensqualität und Arbeitsleistung von Patienten mit KCS ist deutlich eingeschränkt. Die Compliance spielt daher eine große Rolle für den Therapieerfolg. Daher sind complianceverbessernde Maßnahmen wichtige Faktoren in der Begleitung des Patienten.

3.5.1 Compliance allgemein

- Compliance des Patienten bedeutet die Bereitschaft zur aktiven Mitarbeit am Therapieerfolg
- allerdings muss auch der Therapievorschlag auf die individuellen Bedürfnisse des Patienten ausgerichtet sein (können)
- Lebensqualität und Arbeitsleistung der Sicca-Patienten sind signifikant vermindert → die Anwendung von TEM kann die Lebensqualität der Patienten verbessern
- Studien ergaben eine ähnliche Beeinträchtigung wie bei Dialysepatienten oder Patienten mit Angina pectoris
- Tests am Fahrsimulator fielen bei KCS-Patienten schlechter aus als bei Menschen ohne Sicca-Syndrom

3.5.2 Möglichkeiten der Non-Compliance

- gar nicht die Therapie durchführen
- zu selten die Therapie durchführen
- zu häufig die Therapie durchführen
- Vergessen ist dabei eine häufige Ursache (25–35 %)

3.5.3 Compliance-verbessernde Maßnahmen

- gründliche und individuelle Aufklärung
- festes Therapieregime, am besten ritualisiert durchgeführt: z. B. Augentropfenapplikation immer vor dem Zähneputzen, vor dem Mittagessen, vor dem Schlafengehen
- bei bewegungseingeschränkten Menschen, Rheumakranken oder älteren Menschen ist eine gut handhabbare Tropfflasche wichtig:
  - Flaschen, die schwer zu öffnen sind, behindern die Anwendung
  - Flaschen, die schwer zu quetschen sind, behindern die Anwendung
  - unhandliche Flaschengrößen behindern die Anwendung
  - bei älteren Patienten ist häufig die Anwendung der kleinen EDO-Behältnisse erschwert, ebenso die Anwendung eines Pumpsystems (z. B. COMOD)
  - gewisse Verletzungsgefahr der Augenoberfläche durch den teils spitzen Rand nach Öffnen einer Einzelophthiole
- je häufiger die Tropfen appliziert werden müssen (ab 3 × tgl.), umso höher die Wahrscheinlichkeit für Non-Compliance
- Nebenwirkungen wie Brennen oder Schleiersehen beeinträchtigen die Compliance
- Rückfragen zu Beschwerden, Bedenken und Erfolg der Therapie bei den regelmäßigen Besuchen fördern die Compliance
- die Mitgabe von schriftlichem Informationsmaterial fördert ebenfalls die Compliance

Weiterführende Literatur

Akpek EK, Lindsley KB, Adyanthaya RS, Swamy R, Baer AN, McDonnell PJ (2011) Treatment of Sjögren's syndrome – associated dry eye: an evidence-based review. Ophthalmology 118(7):1242–1252

Allansmith MR, Ross RN (1988) Giant papillary conjunctivitis. Int Ophthalmol Clin 28(4):309–316

Amari F, Umihira J, Nohara M, Nagata S, Usuda N, Segawa K, Yoshimura N (1997) Electron microscopic immunohistochemistry of ocular and extraocular pseudoexfoliative material. Exp Eye Res 65(1):51–56

Ambrósio R, Tervo T, Wilson SE (2008) LASIK-associated dry eye and neurotrophic epitheliopathy: pathophysiology and strategies for prevention and treatment. J Refract Surg 24(4):396–407

Ammar DA, Noecker RJ, Kahook MY (2010) Effects of benzalkonium chloride-preserved, polyquad-preserved, and sofZia-preserved topical glaucoma medications on human ocular epithelial cells. Adv Ther 27(11):837–845

Arat YO, Yen MT (2007) Effect of botulinum toxin type a on tear production after treatment of lateral canthal rhytids. Ophthalmic Plast Reconstr Surg 23(1):22–24

Auw-Haedrich C, Reinhard T (2007) Chronische blepharitis. Ophthalmol 104(9):817–828

Barabino S, Chen Y, Chauhan S, Dana R (2012) Ocular surface immunity: homeostatic mechanisms and their disruption in dry eye disease. Prog Retinal Eye Res 31(3):271–285

Baudouin C, Liang H, Hamard P, Riancho L, Creuzot-Garcher C, Warnet J-M, Brignole-Baudouin F (2008) The ocular surface of glaucoma patients treated over the long term expresses inflammatory markers related to both T-helper 1 and T-helper 2 pathways. Ophthalmology 115(1):109–115

Begley CG, Edrington TB, Chalmers RL (1994) Effect of lens care systems on corneal fluorescein staining and subjective comfort in hydrogel lens wearers. Int Contact Lens Clin 21(1–2):7–13

Behrens A, Doyle JJ, Stern L, Chuck RS, McDonnell PJ, Azar DT et al (2006) Dysfunctional tear syndrome: a Delphi approach to treatment recommendations. Cornea 25(8):900–907

Berry M, Pult H, Purslow C, Murphy PJ (2008) Mucins and ocular signs in symptomatic and asymptomatic contact lens wear. Optom Vis Sci 85(10):E930–E938

Bielory L (2006) Ocular toxicity of systemic asthma and allergy treatments. Curr Allergy Asthma Rep 6(4):299–305

Bildschirm-Arbeitsplatze. Zh: 1/618. Verwaltungs-Berufsgenossenschaft. Hamburg, Germany

Botelho S, Martinez E, Pholpramool C, van Prooyen HC, Janssen JT, de Palau A (1976) Modification of stimulated lacrimal gland flow by sympathetic nerve impulses in rabbit. Am J Physiol-Leg Content 230(1):80–84

Brewitt H (1998) Trockene Augen – Empfindliche Augen. Augenärztliche Aspekte der Kosmetik. Z Prakt Augenheilkd 19(2):55–60

Bruinsma GM, Rustema-Abbing M, Van Der Mei Henny C, Lakkis C, Busscher HJ (2006) Resistance to a polyquaternium-1 lens care solution and isoelectric points of Pseudomonas aeruginosa strains. J Antimicrob Chemother 57(4):764–766

Burstein NL (1980) Corneal cytotoxicity of topically applied drugs, vehicles and preservatives. Surv Ophthalmol 25(1):15–30

Campanati A, Neri P, Giuliodori K, Arapi I, Carbonari G, Borioni E et al (2015) Psoriasis beyond the skin surface: a pilot study on the ocular involvement. Int Ophthalmol 35(3):331–340

Castro I, Sepulveda D, Cortés J, Quest AFG, Barrera MJ, Bahamondes V et al (2013) Oral dryness in Sjögren's syndrome patients. Not just a question of water. Autoimmun Rev 12(5):567–574

Cermak JM, Papas AS, Sullivan RM, Dana, Sullivan DA (2003) Nutrient intake in women with primary and secondary Sjogren's syndrome. Eur J Clin Nutr 57(2):328

Champey J, Corruble E, Gottenberg J, Buhl C, Meyer T, Caudmont Céline et al (2006) Quality of life and psychological status in patients with primary Sjögren's syndrome and sicca symptoms without autoimmune features. Arthritis Care Res 55(3):451–457

Chaudhari PR, Maibach HI (2007) Allergic contact dermatitis from ophthalmics: 2007. Contact Dermat 57(1):11–13

Chen JJ, Applebaum DS, Sun GS, Pflugfelder SC (2014) Atopic keratoconjunctivitis: a review. J Am Acad Dermatol 70(3):569–575

Chen SP, Massaro-Giordano G, Pistilli M, Schreiber CA, Bunya VY (2013) Tear osmolarity and dry eye symptoms in women using oral contraception and contact lenses. Cornea 32(4):423

Clouzeau C, Godefroy D, Riancho L, Rostène W, Baudouin C, Brignole-Baudouin F (2012) Hyperosmolarity potentiates toxic effects of benzalkonium chloride on conjunctival epithelial cells in vitro. Mol Vis 18:851

Colev M, Engel H, Mayers M, Markowitz M, Cahill L (2004) Vegan diet and vitamin A deficiency. Clin Pediatr 43(1):107–109

Contreras-Ruiz L, Ryan DS, Sia RK, Bower KS, Dartt DA, Masli S (2014) Polymorphism in THBS1 gene is associated with post-refractive surgery chronic ocular surface inflammation. Ophthalmology 121(7):1389–1397

Couriel D, Carpenter PA, Cutler C, Bolaños-Meade J, Treister NS, Gea-Banacloche J et al (2006) Ancillary therapy and supportive care of chronic graft-versus-host disease: national institutes of health consensus development project on criteria for clinical trials in chronic graft-versus-host disease: V. Ancillary therapy and supportive care working group report. Biol Blood Marrow Transplant 12(4):375–396

Cruz-Tapias P, Rojas-Villarraga A, Maier-Moore S, Anaya J-M (2012) HLA and Sjögren's syndrome susceptibility. A meta-analysis of worldwide studies. Autoimmunit Rev 11(4):281–287

Day A, Abramson AK, Patel M, Warren RB, Menter MA (2014) The spectrum of oculocutaneous disease: part II. Neoplastic and drug-related causes of oculocutaneous disease. J Am Acad Dermatol 70(5):821

De Saint Jean M, Brignole F, Bringuier A-F, Bauchet A, Feldmann G, Baudouin C, Baudouin C (1999) Effects of benzalkonium chloride on growth and survival of Chang conjunctival cells. Investigative ophthalmology & visual science 40(3):619–630

Deak T, Quinn M, Cidlowski JA, Victoria NC, Murphy AZ, Sheridan JF (2015) Neuroimmune mechanisms of stress: sex differences, developmental plasticity, and implications for pharmacotherapy of stress-related disease. Stress 18(4):367–380

Deschamps N, Ricaud X, Rabut G, Labbé A, Baudouin C, Denoyer A (2013) The impact of dry eye disease on visual performance while driving. Am Ophthalmol 156(1):184–189

Detorakis ET, Koukoula S, Chrisohoou F, Konstas AG, Kozobolis VP (2005) Central corneal mechanical sensitivity in pseudoexfoliation syndrome. Cornea 24(6):688–691

Dietlein TS, Jordan JF, Lüke C, Schild A, Dinslage S, Krieglstein GK (2008) Self-application of single-use eyedrop containers in an elderly population: comparisons with standard eyedrop bottle and with younger patients. Acta Ophthalmol 86(8):856–859

Dietrich-Ntoukas T, Cursiefen C, Westekemper H, Eberwein P, Reinhard T, Bertz H et al (2012) Diagnosis and treatment of ocular chronic graft-versus-host disease: report from the German-Austrian-Swiss Consensus Conference on Clinical Practice in Chronic GVHD. Cornea 31(3):299–310

Donshik PC, Ballow M (1983) Tear immunoglobulins in giant papillary conjunctivitis induced by contact lenses. Am J Ophthalmol 96(4):460–466

Erb C, Gast U, Schremmer D (2008) German register for glaucoma patients with dry eye. I. Basic outcome with respect to dry eye. Graefe's Arch Clin Exp Ophthalmol 246(11):1593–1601

Erb C, Horn A, Günthner A, Saal JG, Thiel H-J (1996) Psychosomatische Aspekte bei Patienten mit primärer Keratoconjunctivitis sicca. Klin Monatsblätter Augenheilkd 208(02):96–99

Erdoğan H, Arıcı DS, Toker Mİ, Arıcı MK, Fariz G, Topalkara A (2006) Conjunctival impression cytology in pseudoexfoliative glaucoma and pseudoexfoliation syndrome. Clin Exp Ophthalmol 34(2):108–113

Espana EM, Shah S, Santhiago MR, Singh AD (2013) Graft versus host disease: clinical evaluation, diagnosis and management. Graefe's Archive Clin Exp Ophthalmol 251(5):1257–1266

EUROPÄISCHER, Rr A. T.: Richtlinie des Rates vom 29. Mai 1990 über die Mindestvorschriften bezüglich der Sicherheit und des Gesundheitsschutzes bei der Arbeit an Bildschirmgeräten (90/270/EWG). Fünfte Einzelrichtlinie im Sinne von Artikel 26

Fenga C, Aragona P, Cacciola A, Spinella R, Di Nola C, Ferreri F, Rania L (2008) Meibomian gland dysfunction and ocular discomfort in video display terminal workers. Eye 22(1):91

Feser A, Plaza T, Vogelgsang L, Mahler V (2008) Periorbital dermatitis – a recalcitrant disease: causes and differential diagnoses. Br J Dermatol 159(4):858–863

Filipovich AH, Weisdorf D, Pavletic S, Socie G, Wingard JR, Lee SJ (2005) National institutes of health consensus development project on criteria for clinical trials in chronic graft-versus-host disease: I. Diagnosis and staging working group report. Bio Blood Marrow Transpl 11(12):945–956

Fiscella RG (2011) Understanding dry eye disease: a managed care perspective. Am Manag Care 17:S432–9

Fonn D, Dumbleton K (2003) Dryness and discomfort with silicone hydrogel contact lenses. Eye Contact Lens 29(1):S101–S104

Franck C (1991) Fatty layer of the precorneal film in the ‚office eye syndrome'. Acta Ophthalmol 69(6):737–743

Garofalo RJ, Dassanayake N, Carey C, Stein J, Stone R, David R (2005) Corneal staining and subjective symptoms with multipurpose solutions as a function of time. Eye Contact Lens 31(4):166–174

Georgiev GA, Yokoi N, Koev K, Kutsarova E, Ivanova S, Kyumurkov A et al (2011) Surface chemistry study of the interactions of benzalkonium chloride with films of meibum, corneal cells lipids, and whole tears. Invest Ophthalmol Vis Sci 52(7):4645–4654

Goto E, Yagi Y, Matsumoto Y, Tsubota K (2002) Impaired functional visual acuity of dry eye patients. Am J Ophthalmol 133(2):181–186

Guellec D, Cornec D, Jousse-Joulin S, Marhadour T, Marcorelles P, Pers J-O et al (2013) Diagnostic value of labial minor salivary gland biopsy for Sjögren's syndrome: a systematic review. Autoimmun Rev 12(3):416–420

Guglielmetti S, Dart JKG, Calder V (2010) Atopic keratoconjunctivitis and atopic dermatitis. Curr Opin Allergy Clin Immunol 10(5):478–485

Guillon M, Maissa C, Wong S (2012) Eyelid margin modification associated with eyelid hygiene in anterior blepharitis and meibomian gland dysfunction. Eye Contact Lens 38(5):319–325

Hansen A, Dörner T (2010) Aktuelle therapeutische Optionen bei Sjögren-Syndrom. Z Rheumatol 69(1):19–24

Heiligenhaus A, Koch JM, Kemper D, Kruse FE, Waubke TN (1994) Therapie von Benetzungsstörungen. Klin Monatsblätter Augenheilkd 204(03):162–168

Heiligenhaus A, Koch JM, Kruse FE, Schwarz C, Waubke TN (1995) Diagnostik und Differenzierung von Benetzungsstörungen. Ophthalmol 92(1):6–11

Herbst RA, Maibagh HI (1991) Contact dermatitis caused by allergy to ophthalmic drugs and contact lens solutions. Contact Dermat 25(5):305–312

Herbst RA, Uter W, Pirker C, Geier J, Frosch PJ (2004) Allergic and non-allergic periorbital dermatitis: patch test results of the Information Network of the Departments of Dermatology during a 5-year period. Contact Dermat 51(1):13–19

Horner ME, Abramson AK, Warren RB, Swanson S, Menter MA (2014) The spectrum of oculocutaneous disease: part I. Infectious, inflammatory, and genetic causes of oculocutaneous disease. J Am Acad Dermatol 70(5):795

Huo Y, Ketelson H, Perry SS (2013) Ethylene oxide-block-butylene oxide copolymer uptake by silicone hydrogel contact lens materials. Appl Surf Sci 273:472–477

Ishibashi T, Yokoi N, Kinoshita S (2003) Comparison of the short-term effects on the human corneal surface of topical timolol maleate with and without benzalkonium chloride. J Glaucoma 12(6):486–490

Jackson WB (2008) Blepharitis: current strategies for diagnosis and management. Can J Ophthalmol/J Can d'Ophtalmol 43(2):170–179

Jaenen N, Baudouin C, Pouliquen P, Manni G, Figueiredo A, Zeyen T (2007) Ocular symptoms and signs with preserved and preservative-free glaucoma medications. Eur J Ophthalmol 17(3):341–349

Jaworowski S, Drabkin E, Rozenman Y (2002) Xerophthalmia and undiagnosed eating disorder. Psychosomatics 43(6):506–507

Jones L, Christie C (2008) Soft contact lens solutions review: part 2: modern-generation care system. Optom Pract 9(2):43

Jones L, Jones D, Houlford M (1997) Clinical comparison of three polyhexanide-preserved multi-purpose contact lens solutions. Contact Lens Anterior Eye 20(1):23–30

Jones L, Macdougall N, Sorbara LG (2002) Asymptomatic corneal staining associated with the use of balafilcon silicone-hydrogel contact lenses disinfected with a polyaminopropyl biguanide-preserved care regimen. Optom Vis Sci 79(12):753–761

Kaercher T, Brewitt H (2004) Blepharitis. Ophthalmol 101(11):1135–1148

Kaercher T, Welt R (1998) Lipidstörungen des Tränenfilms. Z Prakt Augenheilkd 19:171–180

Karpecki P (2011) The science behind the „stain". Rev Optom 148(10):S2–S2

Keir N, Woods CA, Dumbleton K, Jones L (2010) Clinical performance of different care systems with silicone hydrogel contact lenses. Contact Lens Anterior Eye 33(4):189–195

Kharod BV, Johnson PB, Nesti HA, Rhee DJ (2006) Effect of written instructions on accuracy of self-reporting medication regimen in glaucoma patients. J Glaucoma 15(3):244–247

Kholdebarin R, Campbell RJ, Jin Y-P, Buys YM, Canadian Compliance Study Group (2008) Multicenter study of compliance and drop administration in glaucoma. Can Ophthalmol/J Can d'Ophtalmol 43(4):454–461

Kilic B, Dogan U, Parlak AH, Goksugur N, Polat M, Serin D, Ozmen S (2013) Ocular findings in patients with psoriasis. Int J Dermatol 52(5):554–559

Kislan T (2008) Poster 69: an evaluation of corneal staining with 2 multipurpose solutions. Optomet-J Am Optom Assoc 79(6):330

Knop E, Knop N, Brewitt H, Pleyer U, Rieck P, Seitz B, Schirra F (2009) Meibomian glands: part III. Dysfunction-argument for a discrete disease entity and as an important cause of dry eye. Ophthalmol: Z Deutsch Ophthalmol Ges 106(11):966–979

Kohl E, Hillenkamp J, Landthaler M, Szeimies RM (2010) Skin and eyes. Ophthalmol: Z Deutsch Ophthalmol Ges 107(3):281–292

Kojima T, Matsumoto Y, Ibrahim OMA, Wakamatsu TH, Uchino M, Fukagawa K et al (2011) Effect of controlled adverse chamber environment exposure on tear functions in silicon hydrogel and hydrogel soft contact lens wearers. Invest Ophthalmol Vis Sci 52(12):8811–8817

Kozobolis VP, Detorakis ET, Tsopakis GM, Pallikaris IG (1999) Evaluation of tear secretion and tear film stability in pseudoexfoliation syndrome. Acta Ophthalmol Scand 77(4):406–409

Kozobolis VP, Christodoulakis EV, Naoumidi II, Siganos CS, Detorakis ET (2004) Study of conjunctival goblet cell morphology and tear film stability in pseudoexfoliation syndrome. Graefe's Arch Clin Exp Ophthalmol 242(6):478–483

Küchle M, Schlötzer-Schrehardt U, Naumann GOH (1991) Occurrence of pseudoexfoliative material in parabulbar structures in pseudoexfoliation syndrome. Acta Ophthalmol 69(1):124–130

Kunert KS, Tisdale AS, Stern ME, Smith JA, Gipson IK (2000) Analysis of topical cyclosporine treatment of patients with dry eye syndrome: effect on conjunctival lymphocytes. Arch Ophthalmol 118(11):1489–1496

Kunert KS, Melle J, Sekundo W, Dawczynski J, Blum M (2015) Ein-Jahres-Ergebnisse bei Small-Incision-Lentikel-Extraktion (SMILE) zur Myopiekorrektur. Klin Monatsblätter Augenheilkd 232(01):67–71

Laatikainen L (1971) Fluorescein angiographic studies of the peripapillary and perilimbal regions in simple, capsular and low-tension glaucoma. Acta Ophthalmol Suppl 111:3

Lan W, Petznick A, Heryati S, Rifada M, Tong L (2012) Nuclear Factor-κB: central regulator in ocular surface inflammation and diseases. Ocul Surf 10(3):137–148

Landeck L, John SM, Geier J (2013) Topical ophthalmic agents as allergens in periorbital dermatitis. Br J Ophthalmol 98(2):259–262

Landeck L, John SM, Geier J (2014) Periorbital dermatitis in 4779 patients–patch test results during a 10-year period. Contact Dermat 70(4):205–212

Latkovic S, Nilsson SEG (1997) The effect of high and low Dk/L soft contact lenses on the glycocalyx layer of the corneal epithelium and on the membrane associated receptors for lectins. Eye Contact Lens 23(3):185–191

Lee WB, Hamilton SM, Harris JP, Schwab IR (2005) Ocular complications of hypovitaminosis A after bariatric surgery. Ophthalmology 112(6):1031–1034

Lemp A (1995) Report of the national eye institute/Industry workshop on clinical trials in dry eyes. Eye Contact Lens 21(4):221–232

Lemp MA, Bron AJ, Baudouin C, del Castillo JMB, Geffen D, Tauber J (2011) Tear osmolarity in the diagnosis and management of dry eye disease. Am J Ophthalmol 151(5):792–798

Li M, Gong L, Sun X, Chapin WJ (2011) Anxiety and depression in patients with dry eye syndrome. Curr Eye Res 36(1):1–7

Li M, Gong L, Chapin WJ, Zhu M (2012) Assessment of vision-related quality of life in dry eye patients-quality of life in dry eye patients. Invest Ophthalmol Vis Sci 53(9):5722–5727

Li M, Zhao J, Shen Y, Li T, He L, Xu H et al (2013) Comparison of dry eye and corneal sensitivity between small incision lenticule extraction and femtosecond LASIK for myopia. PLoS ONE 8(10):e77797

Lorentz H, Jones L (2007) Lipid deposition on hydrogel contact lenses: how history can help us today. Optom Vis Sci 84(4):286–295

Mathers WD, Shields WJ, Sachdev MS, Petroll W, Matthew J, James V (1991) Meibomian gland dysfunction in chronic blepharitis. Cornea 10(4):277–285

Meng ID, Kurose M (2013) The role of corneal afferent neurons in regulating tears under normal and dry eye conditions. Exp Eye Res 117:79–87

Menzies KL, Jones L (2011) In vitro analysis of the physical properties of contact lens blister pack solutions. Optom Vis Sci 88(4):493–501

Miljanović B, Trivedi KA, Dana MR, Gilbard JP, Buring JE, Schaumberg DA (2005) Relation between dietary n-3 and n-6 fatty acids and clinically diagnosed dry eye syndrome in women. Am J Clin Nutr 82(4):887–893

Nakaishi H, Yamada Y (1999) Abnormal tear dynamics and symptoms of eyestrain in operators of visual display terminals. Occup Environ Med 56(1):6–9

Nakamura S, Kinoshita S, Yokoi N, Ogawa Y, Shibuya M, Nakashima H et al (2010) Lacrimal hypofunction as a new mechanism of dry eye in visual display terminal users. PLoS ONE 5(6):e11119

Nassiri N, Eslani M, Panahi N, Mehravaran S, Ziaei A, Djalilian AR (2013) Ocular graft versus host disease following allogeneic stem cell transplantation: a review of current knowledge and recommendations. J Ophthalmic Vis Res 8(4):351

Nepp J (2016) Psychosomatische Aspekte beim trockenen Auge. Ophthalmol 113(2):111–119

Nepp J, Wedrich A, Akramian J, Derbolav A, Mudrich C, Ries E, Schauersberger J (1998) Dry eye treatment with acupuncture. In: Sullivan DA (Hrsg) Lacrimal gland, tear film, and dry eye syndromes 2. Springer, Boston, S 1011–1016

Nettune GR, Pflugfelder SC (2010) Post-LASIK tear dysfunction and dysesthesia. Ocul Surf 8(3):135–145

Nichols KK, Nichols JJ, Mitchell GL (2004) The lack of association between signs and symptoms in patients with dry eye disease. Cornea 23(8):762–770

Nichols JJ, Sinnott LT (2006) Tear film, contact lens, and patient-related factors associated with contact lens-related dry eye. Invest Ophthalmol Vis Sci 47(4):1319–1328

Noecker RJ, Herrygers LA, Anwaruddin R (2004) Corneal and conjunctival changes caused by commonly used glaucoma medications. Cornea 23(5):490–496

O'Brien TP (2013) Allergic conjunctivitis: an update on diagnosis and management. Curr Opin Allergy Clin Immunol 13(5):543–549

Ogawa Y, Okamoto S, Mori T, Yamada M, Mashima Y, Watanabe R et al (2003) Autologous serum eye drops for the treatment of severe dry eye in patients with chronic graft-versus-host disease. Bone Marrow Transpl 31(7):579

Ousler GW, Workman DA, Torkildsen GL (2007) An open-label, investigator-masked, crossover study of the ocular drying effects of two antihistamines, topical epinastine and systemic loratadine, in adult volunteers with seasonal allergic conjunctivitis. Clin Ther 29(4):611–616

Paulsen AJ, Cruickshanks KJ, Fischer ME, Huang G-H, Klein BEK, Klein R, Dalton DS (2014) Dry eye in the beaver dam offspring study: prevalence, risk factors, and health-related quality of life. Am J Ophthalmol 157(4):799–806

Pence Neil (2009) Thinking inside the blister. Contact Lens Spectr 24(5):24

Peyman GA, Sanders, Batlle JF, Féliz R, Cabrera G (2008) Cyclosporine 0.05 % ophthalmic preparation to aid recovery from loss of corneal sensitivity after LASIK. J Refract Surg 24(4):337–343

Pflugfelder SC, Maskin SL, Anderson B, Chodosh J, Holland EJ, De Paiva CS et al (2004) A randomized, double-masked, placebo-controlled, multicenter comparison of loteprednol etabonate ophthalmic suspension, 0.5 %, and placebo for treatment of keratoconjunctivitis sicca in patients with delayed tear clearance. A J Ophthalmol 138(3):444–457

Pisella PJ (2008) Ways to improve patients compliance to glaucoma treatment. View Glaucoma 3(3):9–12

Pisella P-J, Malet F, Lejeune S, Brignole F, Debbasch C, Bara J et al (2001) Ocular surface changes induced by contact lens wear. Cornea 20(8):820–825

Pouyeh B, Viteri E, Feuer W, Lee DJ, Florez H, Fabian JA (2012) Impact of ocular surface symptoms on quality of life in a United States veterans affairs population. Am J Ophthalmol 153(6):1061–1066

Powell CH, Lally JM, Hoong LD, Huth SW (2010) Lipophilic versus hydrodynamic modes of uptake and release by contact lenses of active entities used in multipurpose solutions. Contact Lens Anterior Eye 33(1):9–18

Qazi Y, Aggarwal S, Hamrah P (2014) Image-guided evaluation and monitoring of treatment response in patients with dry eye disease. Graefe's Arch Clin Exp Ophthalmol 252(6):857–872

Ramamoorthy P, Sinnott LT, Nichols JJ (2008) Treatment, material, care, and patient-factors in contact lens-related dry eye. Optometry Vision Sci: official Publ of the American Academy of Optometry 85(8):764

Rashid S, Jin Y, Ecoiffier T, Barabino S, Schaumberg Debra A, Dana M Reza (2008) Topical omega-3 and omega-6 fatty acids for treatment of dry eye. Arch Ophthalmol 126(2):219–225

Rehal B, Modjtahedi BS, Morse LS, Schwab IR, Maibach HI (2011) Ocular psoriasis. J Am Acad Dermatol 65(6):1202–1212

Ridder III, William H, Zhang Yi, Huang Jing-Feng (2013) Evaluation of reading speed and contrast sensitivity in dry eye disease. Optom Vis Sci 90(1):37–44

Ringvold A (1972) Electron microscopy of the limbal conjunctiva in eyes with pseudo-exfoliation syndrome (PE syndrome). Virchows Arch 355(3): 275–283

Ringvold A (1973) On the occurrence of pseudo-exfoliation material in extrabulbar tissue from patients with pseudo-exfoliation syndrome of the eye. Acta Ophthalmol 51(3):411–418

Ritch R, Schlötzer-Schrehardt U (2001) Exfoliation syndrome. Surv Ophthalmol 45(4):265–315

Robin AL, Covert D (2005) Does adjunctive glaucoma therapy affect adherence to the initial primary therapy? Ophthalmology 112(5):863–868

Roh YB, Ishibashi T, Ito N, Inomata H (1987) Alteration of microfibrils in the conjunctiva of patients with exfoliation syndrome. Arch Ophthalmol 105(7):978–982

Rosenfield M (2011) Computer vision syndrome: a review of ocular causes and potential treatments. Ophthalmic Physiol Opt 31(5):502–515

Rosenthal RA, Henry CL, Stone RP, Schlech BA (2003) Anatomy of a regimen: consideration of multipurpose solutions during non-compliant use. Contact Lens Anterior Eye 26(1):17–26

Rosenthal RA, Henry CL, Schlech BA (2004) Contribution of regimen steps to disinfection of hydrophilic contact lenses. Contact Lens and Anterior Eye 27(3):149–156

Rotchford AP, Murphy KM (1998) Compliance with timolol treatment in glaucoma. Eye 12(2):234–236

Roth HW (1978) The etiology of ocular irritation in soft lens wearers: distribution in a large clinical sample. Eye Contact Lens 4(2):38–47

Roth HW, Epstein D (1985) Der Einfluss des jahrzehntelangen Kontaktlinsentragens auf Physiologie und Morphologie des Auges. Klin Monatsblätter Augenheilkd 187(11):390–391

Salomão MQ, Ambrósio R, Wilson SE (2009) Dry eye associated with laser in situ keratomileusis: mechanical microkeratome versus femtosecond laser. J Cataract Refract Surg 35(10):1756–1760

Sandberg-Wollheim M, Axellm T, Hansen BU, Henricsson V, Ingesson E, Jacobsson I et al (1992) Primary Sjögren's syndrome in patients with multiple sclerosis. Neurology 42(4):845

Santaella RM, Fraunfelder FW (2007) Ocular adverse effects associated with systemic medications. Drugs 67(1):75–93

Schargus M, Geerling G (2009) The „wet" dry eye. Ophthalmol: Z Dtsch Ophthalmol Ges 106(3):235–238, 240–241

Schaumberg DA, Dana R, Buring JE, Sullivan DA (2009) Prevalence of dry eye disease among US men: estimates from the physicians' health studies. Arch Ophthalmol 127(6):763–768

Schlote T, Kadner G, Freudenthaler N (2004) Marked reduction and distinct patterns of eye blinking in patients with moderately dry eyes during video display terminal use. Graefe's Arch Clin Exp Ophthalmol 242(4):306–312

Schlötzer-Schrehardt UM, Koca MR, Naumann GOH, Volkholz H (1992) Pseudoexfoliation syndrome ocular manifestation of a systemic disorder? Arch Ophthalmol 110(12):1752–1756

Schlötzer-Schrehardt UM, Naumann GOH (2006) Ocular and systemic pseudoexfoliation syndrome. Am J Ophthalmol 141(5):921–937

Schröder K, Finis D, Meller S, Buhren BA, Wagenmann M, Geerling G (2014) Die saisonale und perenniale allergische Rhinokonjunktivitis. Klin Monatsblätter Augenheilkd 231(05):496–504

Shiboski SC, Shiboski CH, La C, Baer AN, Challacombe S, Lanfranchi H et al (2012) American college of rheumatology classification criteria for Sjögren's syndrome: a data-driven, expert consensus approach in the Sjögren's international collaborative clinical alliance cohort. Arthr Care Res 64(4):475–487

Shimmura S, Shimazaki J, Tsubota K (1999) Results of a population-based questionnaire on the symptoms and lifestyles associated with dry eye. Cornea 18(4):408–411

Shlomchik WD (2007) Graft-versus-host disease. Nat Rev Immunol 7(5):340

Sobolewska B, Zierhut M (2013) Ocular rosacea. Der Hautarzt; Zeitschrift fur Dermatologie, Venerologie, und verwandte Gebiete 64(7):506–508

Solomon OD, Freeman MI, Boshnick EL, Cannon WM, Dubow BW, Kame RT et al (1996) A 3-year prospective study of the clinical performance of daily disposable contact lenses compared with frequent replacement and conventional daily wear contact lenses. Eye Contact Lens 22(4):250–257

Sommer A, Emran N (1982) Tear production in vitamin A-responsive xerophthalmia. Am J Ophthalmol 93(1):84–87

Sore G, Marion C, Rozo-Comte Y (1997) Kontaktlinsenträgerinnen und Kosmetik. Contactologia 19(2):88–91

Spiegel W, Tönies H, Scherer M, Katschnig H (2007) Learning by doing: a novel approach to improving general practitioners' diagnostic skills for common mental disorders. Wien Klin Wochenschr 119(3):117–123

Steinhoff M, Schauber J, Leyden JJ (2013) New insights into rosacea pathophysiology: a review of recent findings. J Am Acad Dermatol 69(6):S15–S26

Stern ME, Beuerman RW, Fox RI, Gao J, Mircheff AK, Pflugfelder SC (1998) The pathology of dry eye: the interaction between the ocular surface and lacrimal glands. Cornea 17(6):584–589

Stolze HH, Volprecht A, Weber U (1995) Die Bedeutung der subjektiven Empfindlichkeit in der Beurteilung der Keratoconjunctivitis sicca (KCS). Ophthalmol 92(1):3–5

Streeten BW, Bookman L, Ritch R, Prince AM, Dark AJ (1987) Pseudoexfoliative fibrillopathy in the conjunctiva: a relation to elastic fivers and elastosis. Ophthalmology 94(11):1439–1449

Sullivan RM, Cermak JM, Papas AS, Dana, Sullivan DA (2002) Economic and quality of life impact of dry eye symptoms in women with Sjögren's syndrome. In: Sullivan DA (Hrsg) Lacrimal Gland, Tear Film, and Dry Eye Syndromes 3. Springer, Boston, S 1183–1188

Tan J, Berg M (2013) Rosacea: current state of epidemiology. J Am Acad Dermatol 69(6):S27–S35

Thai LC, Tomlinson A, Doane MG (2004) Effect of contact lens materials on tear physiology. Optom Vis Sci 81(3):194–204

Theander E, Vasaitis L, Baecklund E, Nordmark G, Warfvinge G, Liedholm R et al (2011) Lymphoid organisation in labial salivary gland biopsies is a possible predictor for the development of malignant lymphoma in primary Sjögren's syndrome. Ann Rheum Dis 70(8):1363–1368

Theurich S, Fischmann H, Shimabukuro-Vornhagen A, Chemnitz JM, Holtick U, Scheid C, et al (2012) Polyclonal anti-thymocyte globulins for the prophylaxis of graft-versus-host disease after allogeneic stem cell or bone marrow transplantation in adults. The Cochrane Library

Thorleifsson G, Magnusson KP, Sulem P, Walters GB, Gudbjartsson DF, Stefansson H et al (2007) Common sequence variants in the LOXL1 gene confer susceptibility to exfoliation glaucoma. Science 317(5843):1397–1400

Tomiak C, Dörner T (2006) Sjögren-Syndrom. Z Rheumatol 65(6):505–519

Tomlinson A, Pearce EI, Simmons PA, Blades K (2001) Effect of oral contraceptives on tear physiology. Ophthalmic Physiol Opt 21(1):9–16

Tsai JC (2006) Medication adherence in glaucoma: approaches for optimizing patient compliance. Curr Opin Ophthalmol 17(2):190–195

Tsai JC, McClure CA, Ramos SE, Schlundt DG, Pichert JW (2003) Compliance barriers in glaucoma: a systematic classification. J Glaucoma 12(5):393–398

Tsubota K, Nakamori K (1993) Dry eyes and video display terminals. N Engl J Med 328(8):584

Tsubota K, Nakamori K (1995) Effects of ocular surface area and blink rate on tear dynamics. Arch Ophthalmol 113(2):155–158

Tsukahara S (1974) Adrenergic and cholinergic innervation of the human lacrimal gland. Jpn J Ophthalmol 18(1):70–77

Tsuruya T, Asano-Kato N, Toda I, Tsubota K (2006) Autologous serum eye drops for dry eye after LASIK. J Refract Surg 22(1):61–66

Vieira AC, Mannis MJ (2013) Ocular rosacea: common and commonly missed. J Am Acad Dermatol 69(6):S36–S41

Vitali CBSJ, Bombardieri S, Jonsson R, Moutsopoulos HM, Alexander EL, Carsons SE et al (2002) Classification criteria for Sjögren's syndrome: a revised version of the European criteria proposed by the American-European Consensus Group. Ann Rheum Dis 61(6):554–558

Wahren-Herlenius M, Dörner T (2013) Immunopathogenic mechanisms of systemic autoimmune disease. Lancet 382(9894):819–831

Wang Y, Ogawa Y, Dogru M, Kawai M, Tatematsu Y, Uchino M et al (2008) Ocular surface and tear functions after topical cyclosporine treatment in dry eye patients with chronic graft-versus-host disease. Bone Marrow Transpl 41(3):293

Webster G, Schaller M (2013) Ocular rosacea: a dermatologic perspective. J Am Acad Dermatol 69(6):S42–S43

Wei Y, Asbell PA (2014) The core mechanism of dry eye disease (DED) is inflammation. Eye Contact Lens 40(4):248

Westhoff G, Dörner T, Zink A (2011) Fatigue and depression predict physician visits and work disability in women with primary Sjögren's syndrome: results from a cohort study. Rheumatology 51(2):262–269

Willcox MDP, Phillips B, Ozkan J, Jalbert I, Meagher L, Gengenbach T et al (2010) Interactions of lens care with silicone hydrogel lenses and effect on comfort. Optom Vis Sci 87(11):839–846

Wolff D, Gerbitz A, Ayuk F, Kiani A, Hildebrandt GC, Vogelsang GB et al (2010) Consensus conference on clinical practice in chronic graft-versus-host disease (GVHD): first-line and topical treatment of chronic GVHD. Biol Blood Marrow Transpl 16(12):1611–1628

Wolff D, Bertz H, Greinix H, Lawitschka A, Halter J, Holler E (2011) The treatment of chronic graft-versus-host disease: consensus recommendations of experts from Germany, Austria, and Switzerland. Deutsches Ärzteblatt International 108(43):732

Young G, Coleman S (2001) Poorly fitting soft lenses affect ocular integrity. Eye Contact Lens 27(2):68

Ziemssen F, Freudenthaler N, Regnery K, Schlote T (2005) Lidschlagaktivität während der Bildschirmarbeit. Ophthalmol 102(8):805–811

Klinik

© Springer-Verlag GmbH Deutschland, ein Teil von Springer Nature 2019
C. Dahlmann, *Sicca-Syndrom*, https://doi.org/10.1007/978-3-662-56409-7_4

4.1 Allergische Disposition, Hauterkrankungen

Als Reaktion auf ein Allergen führen allergische Augenerkrankungen zu Symptomen wie Brennen, Jucken, Rötung, Ödem. Das trockene Auge kann hier Infektionen begünstigen und ist Teil des Kreislaufs, wenn auch die eigentliche Allergie anders zu behandeln ist.

4.1.1 Pathogenese

- Sofortreaktion: Aktivierung von TH2-Zellen → Überangebot an IgE-Molekülen auf Mastzellrezeptoren → Bindung von einem Antigen an 2 Anteile der IgE-Antigenrezeptoren → Destabilisierung der Mastzellmembran → Freisetzung von Mediatoren (z. B. Histamin, Zytokine, Prostaglandine) → Ödembildung, Rötung, Juckreiz
- einhergehend mit trockenem Auge
- akut: initial erhöhte Tränenfilmproduktion durch Reiz
- chronisch: reduzierte Tränenfilmproduktion → reduzierte Immunabwehr → Infektionsanfälligkeit

> **Zur Therapie allergischer Augenerkrankungen gehört immer die Therapie mit möglichst konservierungsmittelfreien TEM.**

4.1.2 Allergische (Rhino-) Konjunktivitis

- häufigste allergische Augenerkrankung (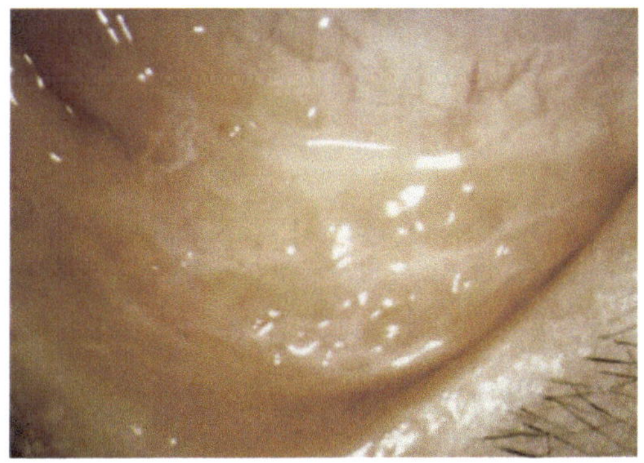 Abb. 4.1)
- meist Pollen, Gräser als Allergene
- Prävalenz 15–40 %
- saisonale Erkrankung
- bei Atopikern auch häufig nicht-saisonal
- Allergietest beim Dermatologen sinnvoll
- Symptome:
    - massiver Juckreiz
    - Bindehautrötung

◘ Abb. 4.1 Allergische Konjunktivitis mit papillärer Reaktion. (Aus Krieglstein G, Jonescu-Cuypers C, Severin M: Atlas der Augenheilkunde. Springer-Verlag Berlin Heidelberg 1999)

- Epiphora
- trockene Augen
- Chemosis
- leichte papilläre Reaktion
- keine Hornhautbeteiligung
- Beteiligung der Nasenschleimhaut (Niesen, vermehrte Sekretion, Jucken)
- Therapie:
    - Allergenkarenz
    - Antihistaminika
    - NSAR
    - Mastzellenstabilisatoren
    - ggf. kurzfristig lokale Steroide
    - TEM
    - spezifische Immuntherapie mit Allergenextrakten (Desensibilisierung)

4.1.3 Atopische Keratokonjunktivitis

- bei atopischer Dermatitis, Neurodermitis, selten Asthma bronchiale
- ganzjährige Keratokonjunktivitis
- Symptome:
    - tarsale Papillenschwellungen
    - Trantas dots
    - trockenes Auge
    - korneale Neovasularisation, ggf. Ulkusbildung

- oft schwere Lidveränderungen, Verkrustungen
- Symblepharonbildung
- bei Superinfektion ggf. Hornhautperforation
- Komplikationen: Kanthuszerstörung, Kararaktausbildung (kortikosteroidinduziert), Keratokonus
- Therapie:
    - konservierungsmittelfreie Tränenersatzmittel
    - Antihistaminika
    - Mastzellenstabilisatoren
    - Allergenelimination (allergenfreie Wohnung)
    - ggf. Ciclosporin A
    - Lidrandhygiene

> **Häufig hat die Behandlung der Hautprobleme auch einen positiven Effekt auf die Augensymptomatik; daher ist eine enge Kooperation zwischen Hautarzt/Hausarzt und Ophthalmologen wichtig. Die frühzeitige Behandlung von Augensymptomen kann zum Einsatz von Immunmodulatoren führen und dadurch schwerwiegendere Folgeerscheinungen vermeiden.**

4.1.4 Keratokonjunktivitis vernalis

- meist männliche Kinder betroffen
- Alter: 11–20 Jahre
- Inzidenz: 0,1 bis 0,5 %
- häufig April bis August
- Symptome palpebrale Form:
    - tarsale Papillenschwellungen
    - fibrinöse Pseudomembranbildung
- Symptome limbale Form:
    - Trantas dots (Eosinophile und Zelldetritus)
    - ggf. Ulkusbildung
- Therapie:
    - lokale Steroide kurzzeitig
    - Mastzellenstabilisatoren

- ggf. Ciclosporin A
- ggf. operative Papillenentfernung

4.1.5 Riesenpapillenkonjunktivitis

- nach längerem (Monate) Tragen von Kontaktlinsen durch Ablagerungen auf Kontaktlinse (Proteine, Lipide) → Typ1- und Typ-4-Reaktion (Mastzellen, Eosinophile, Lymphozyten)
- mitverantwortlich auch mechanische Traumata der Bindehaut durch Kontaktlinsenrand (Design)
- 1–5 % bei weichen Kontaktlinsen
- 1 % bei harten Kontaktlinsen (Kontaktlinsen-Design kleiner)
- Symptome:
    - Riesenpapillen der tarsalen Bindehaut (>1 mm)
    - ggf. Infiltration des oberen Limbus, Trantas dots
    - Juckreiz, Schleimansammlungen im Lidwinkel
    - später Schmerzen
- Therapie:
    - Wechsel des Kontaktlinsentyps
    - Chromoglycinsäure
    - konsequente Reinigung der Kontaktlinsen mit konservierungsmittelfreien Reinigern

> **Verlängerte Kontaktlinsentragezeiten und zu seltener Austausch der Kontaktlinse wirken prädisponierend für die Entwicklung einer Riesenpapillenkonjunktivitis.**

4.1.6 Kontaktallergie

- ausgelöst durch Augentropfen, Salben, Verband, Kosmetische Produkte (häufig retinoidhaltige Produkte)
- Testung bei Dermatologen sinnvoll
- bei etwa 5 % der Ekzemerkrankungen auftretend

- im Rahmen von z. B. Rosazea, atopischem Ekzem, Psoriasis, seborrhoischem Ekzem, periorbitaler Dermatitis
- Symptome:
  - Lidödem, Lidekzem mit leicht schuppender Rötung, ggf. nässend
  - Vesikelbildung an Bindehaut
  - Chemosis
  - leichte Papillenschwellung
  - selten Hornhautaffektion
  - ggf. Ektropium
- Therapie:
  - Antigenvermeidung
  - ggf. Umstellung auf konservierungsmittelfreie Augentropfen
  - niedrigvisköse, konservierungsmittelfreie TEM zur Linderung der Beschwerden
  - ggf. topische Steroide kurzzeitig
  - rückfettende Basistherapie

4.1.7 Atopisches Ekzem (Neurodermitis)

- multifaktoriell bedingte Erkrankung mit genetischen Faktoren, Immunsystemreaktion, neuroimmunologischen Faktoren
- 20–40 % Augenbeteiligung
- Pathogenese:
  - chron. Blepharokonjunktivitis mit atopischer Hautdermatitis
  - ab 20. LJ
- Symptome:
  - Juckreiz, Brennen, Fremdkörpergefühl
  - Rötung, Schmerzen, Verschwommensehen
  - ggf. narbige Bindehautveränderungen, Hornhautbeteiligung (Keratitis superficialis)
  - Tränenfilminstabilität bei MDD, ggf. Schleimbildung
  - ggf. Keratokonus, Katarakt
  - erhöhtes Risiko von Superinfektion mit Bakterien und Viren
  - saisonale Exazerbation möglich

- Therapie:
  - UV-Lichtschutz
  - Lidrandhygiene
  - TEM
  - Rückfettung als Basistherapie
  - ggf. Antihistaminika lokal, Mastzellstabilisatoren
  - lokal, systemisch Immunsuppressiva (Steroide, Ciclosporin A)

4.1.8 Rosazea

- Prävalenz zwischen 2,7 bis 10 %
- Alter 40–60. LJ
- 50 % Augenbeteiligung
- externe Trigger möglich
- Symptome:
  - Blepharitis, MDD
  - Konjunktivitis
  - trockenes Auge
  - Keratitis
  - Chalaziones, Hordeola
  - Episkleritis, selten Iritis
- Therapie:
  - Lidrandhygiene
  - TEM
  - ggf. systemisch Doxycyclin
  - ggf. Ciclosporin A-AT

4.1.9 Psoriasis

- multifaktorielle, entzündliche, systemische Autoimmunerkrankung, mit Beteiligung von Haut, Gelenken und anderen Organen
- Prävalenz 1–3 %
- in 10 % Augenbeteiligung
- Symptome:
  - Blepharitis
  - Konjunktivitis
  - trockenes Auge
  - selten Hornhautbeteiligung
- Therapie:
  - Lidrandhygiene
  - TEM
  - dermatologische Grundtherapie

> Die interdisziplinäre Zusammenarbeit zwischen Dermatologen und Ophthalmologen ist besonders relevant, um Langzeitschäden konsequent frühzeitig vermeiden zu können.

4.2 Blepharitis

Die Lidrandentzündung kann zum einen ursächlich für ein trockenes Auge sein, als auch vice versa das trockene Auge eine Lidrandentzündung hervorrufen kann. Beides sind dennoch 2 getrennte Krankheitsbilder.

4.2.1 Topografische Klassifikation

- Blepharitis (Abb. 4.2) als Begriff für alle Formen der Lidrandentzündung, orientiert am Ort der Lidkantenveränderung
- anteriore Blepharitis
  - Veränderung des äußeren Anteils des Lidrands
  - häufig dermatologische Ursachen
  - seborrhoische Form und staphylokokkenbedingte Form
- posteriore Blepharitis
  - Meibomdrüsen und Meibomdrüsenausführungsgänge betroffen (MDD)
  - prädisponierend sind Hauterkrankungen

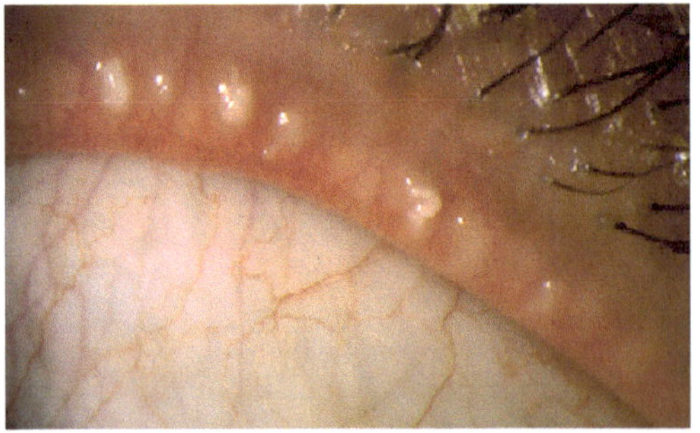

Abb. 4.2 Posteriore Blepharitis mit eingedicktem Sekret der Meibomdrüsen. (Aus Walter P., Plange N: Basiswissen Augenheilkunde. Springer-Verlag Berlin, Heidelberg 2017)

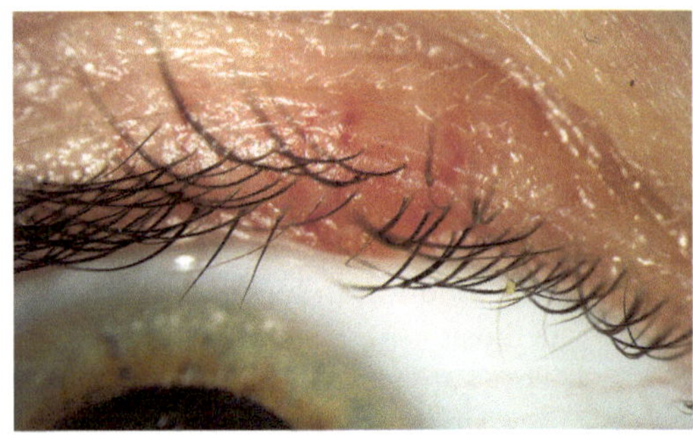

Abb. 4.3 Hordeolum (Gerstenkorn). (Aus Walter P., Plange N: Basiswissen Augenheilkunde. Springer-Verlag Berlin, Heidelberg 2017)

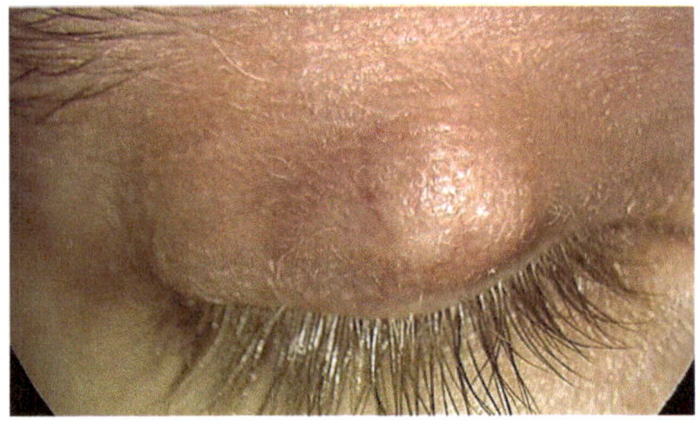

Abb. 4.4 Chalazion (Hagelkorn). (Aus Walter P., Plange N: Basiswissen Augenheilkunde. Springer-Verlag Berlin, Heidelberg 2017)

- Hordeola (Abb. 4.3) und Chalaziones (Abb. 4.4) können resultieren

4.2.2 Pathophysiologische Klassifikation

- Klassifikation basierend auf diversen Pathomechanismen der Entzündung
- Staphylokokkenblepharitis
  - häufigste Form
  - bakterielle Lidkantenkontamination
  - meist Frauen betroffen
  - Abstrich der Lidkante: Staphylokokkus aureus, Staphylokokkus epidermidis, Propionibacterium acnes → Veränderung der Lipide der Meibomdrüsen durch

Lipasen, Esterasen → Entzündung sowie Schmelzpunktmodifikation → veränderte Viskosität und Stabilität des Meibomsekrets
- selten Pilze
- Demodex follikulorum mit fraglichem Einfluss auf Blepharitis
- Klinik: starke, plötzlich auftretende Entzündungen mit Lidkantenrötung, Lidkantenschwellung, Verkrustung
- blutende Ulzera bei Krustenentfernung
- Brennen, Jucken, Spannungsgefühl
- Therapie: lokales Antibiotikum, Teebaumöl (► Kap. 6)
- seborrhoische Blepharitis
    - Überproduktion an Fett, oft Meibomdrüsenveränderungen
    - Klinik: fettig glänzende Lidränder, teils ölig-krustige Auflagerungen
    - verklebte Wimpern, ggf. Collaretten an den Zilien
    - wenig Entzündungszeichen
    - keine Ulzera nach Krustenentfernung
    - Schleiersehen, Photopsien, schmerzhafte Lidränder
    - Therapie: Lidrandpglege, ggf. lokale Kortikosteroide
    - oft bei älteren Patienten, häufig assoziiert mit seborrhoischer Dermatitis
    - mögliche Entwicklung einer staphylokokkenbedingten Blepharitis
- allergische Blepharokonjunktivitis
    - Typ-IV-Reaktion (Immunreaktion vom verzögerten Typ)
    - über T-Lymphozyten und eosinophile Granulozyten vermittelte Kontaktallergie
    - Klinik: trockene, schuppige, gerötete Lidhaut, evtl. Lidödem
    - Brennen, Jucken
    - kein Sekret
    - meist nicht nur Lidränder, sondern auch Lidhaut und Bindehaut befallen

> **Obwohl die pathophysiologische Betrachtung ein therapeutisches Vorgehen leichter macht, ist die Therapie der Blepharitis eher langwierig, die Symptomatik rezidivierend und somit eine Langzeitbegleitung der Patienten erforderlich.**

Herpes-simplex-Infektion
Bläschenartige Veränderungen am Lidrand können ebenso ursächlich für eine rezidivierende Blepharitis sein.

4.2.3 MDD und Blepharitis

- Meibomdrüsendysfunktion als chronische nicht-entzündliche Funktionsstörung der Meibomdrüsen mit Obstruktion der Ausführungsgänge und Veränderung des Drüsensekrets
- posteriore Blepharitis kann auf Basis MDD entstehen
- Meibomdrüsen unterliegen hormoneller Steuerung durch Androgene → bei fehlender oder verminderter anti-inflammatorischer androgener Wirkung kann Blepharitis entstehen
- seborrhoische Blepharitis mit Meibomdrüsenfunktionsstörung
    - Dilatation der Meibomdrüsen mit Sekretstau
    - meist zunächst keine vordere Blepharitis
    - Klinik: Brennen nach dem Aufwachen, Lidkante mit eingetrocknetem Sekret
- Meibomitis
    - Entzündung der Meibomdrüsen
    - verlegte Ausführungsgänge, kaum Sekret
    - starke entzündliche Reaktion
    - Schmerzen der Lidränder, Schleiersehen, verklebte Augen
    - häufig assoziiert mit Acne rosacea (2/3), seborrhoischer Dermatitis (1/3)

> **Neuronale und hormonelle Mechanismen beeinflussen die Meibomdrüsen und deren Funktion. Weiterhin ist die Sekretverteilung- und -menge auch abhängig vom Lidschlag. Jede Fehlsteuerung in diesem komplexen, systemischen Geschehen begünstigt Dysregulationen.**

4.2.4 Anamnestische und diagnostische Hinweise

- Symptomatik, Tageszeitbezug und Aspekt der Blepharitis liefern Hinweise auf Blepharitisform
- doch ist kein einzelner Hinweis beweisend für eine spezifische Form der Blepharitis
- staphylokokkenbedingte Blepharitis
    - starke Rötung
    - viel Sekretabsonderung
    - ggf. Verlust von Zilien, abnorme Zilien
    - Sekret an Zilienbasis
- seborrhoische Blepharitis
    - wenig Rötung
    - wenig Sekret
    - starke Schmerzen
    - Collaretten an Wimpernbasis
- Entzündungen
    - Beschwerden am Morgen
- MDD ohne Blepharitis
    - im Tagesverlauf zunehmende Beschwerden der hyperevaporativen Form der Keratokonjunktivitis sicca
    - Schaumbildung an Lidkante → Mizellen aus Monoglyceriden und Fettsäuren bei Lipidstörung

4.2.5 Therapie

- alle Formen (außer der allergischen Blepharokonjunktivitis) profitieren von Lidrandhygiene und Wärmetherapie
- lokale Antibiotikatherapie bei staphylokokkenbedingter Blepharitis

- lokale Kortikosteroide bei allergischer Blepharokonjunktivitis oder bei Hornhautrandulzera, z. B. bei Assoziation mit Acne rosacea
- antibiotische Salben sind Applikationsform der Wahl bei Lidrandentzündungen
- TEM sinnvoll bei Benetzungsstörung
- ggf. lipidhaltige TEM bei Lipidphasenstörung
- Modulation des Meibomdrüsensekrets durch Tetracycline möglich
- evtl. systemische Antibiotikatherapie
- dermatologische Begleittherapie bei Assoziation von Hauterkrankungen und bei allergischer Genese

4.3 Sicca-Syndrom nach Operationen

Nicht nur die chirurgischen Eingriffe am Auge selbst können das trockene Auge nach sich ziehen, sondern auch Bestrahlungstherapien haben gehäuft eine Keratokonjunktivitis sicca zur Folge.

4.3.1 Keratorefraktive Eingriffe

- ursächlich scheint sowohl die Durchtrennung der sensiblen kornealen Nervenfasern als auch postoperative Augenoberflächenentzündung (◘ Tab. 4.1)
- symptomatisch insbesondere in den ersten Wochen bis 6 Monate postoperativ

◘ **Tab. 4.1**   Befunde nach LASIK

Klinische Befunde	Morphologische Veränderungen
– Störung der Tränenfilmverteilung nach Veränderung des Oberflächenprofils der Hornhaut – Dadurch verkürzte Tränenfilmaufreißzeit – Hypästhesie der Kornea – Verminderte Lidschlagfrequenz – Pathologische Werte beim Schirmer-1-Test – Erhöhte Osmolarität des Tränenfilms – Keratitis punctata superficialis (Vitalfärbung)	– Reduktion der konjunktivalen Becherzellen – Veränderung ephithelialer Zytokline, z. B. Anstieg von TGF-beta 1 und TNF-alpha (proentzündliches Milieu) – (Fast totale) Reduktion der subbasalen kornealen Nervenzellen, langwierige Erholung möglich

- 10–20 % auch mehr als 6 Monate persistierende Beschwerden nach LASIK
- PRK (Photorefraktive Keratektomie)
  - weniger Nervenfasern durchtrennt als bei LASIK
  - dennoch subjektiv gleiche postoperative Sicca-Beschwerden
  - objektive Befunde BUT, Tränenfilmosmolarität aber weniger beeinträchtigt
- LASIK (Laser-In-Situ-Keratomileusis)
  - Schneiden dünnerer Flaps → schnellere postoperative Augenoberflächenerholung
  - Flaps mittels Femtosekundenlaser → schnellere Sensibilitätsrückkehr der Hornhaut als bei Gebrauch des Mikrokeratoms
- SMILE (Small-Incision-Lenticule-Extraction)
  - Entfernung eines kleinen refraktiven Lentikels durch Miniinzision (kein Flap) → weniger Nervendurchtrennung, weniger postoperative Entzündung
  - schnelleres Abklingen subjektiver Sicca-Symptome
  - schnellere Erholung von Schirmer-Test und Vitalfärbungsergebnissen der Augenoberfläche
- präoperative Untersuchung
  - subjektive Angaben zu bestehender Sicca-Problematik (ggf. mittels Fragebögen)
  - Anamnese der Umfeldbedingungen: PC-Arbeit, klimatisierte Räume etc.
  - Auschluss von Lidfehlstellungen, Hornhauterkrankungen (z. B. Herpes-Keratitis), Allergien, Autoimmunerkrankungen, Kontaktlinsenunverträglichkeit, Hornhautchirurgie, Wundheilungsstörungen, Dauertherapie mit Augentropfen (z. B. Glaukomtherapie)
  - Untersuchung hinsichtlich Zeichen von Hauterkrankungen wie Rosazea, atopische Dermatitis, Blepharitis
  - Tränenfilmanalyse: Schirmer-Test, BUT, Vitalfärbung der Augenoberfläche

- postoperative Therapie
  - 4 Wochen postoperativ bis zu 12 Monate konservierungsmittelfreie TEM
  - evtl. Punctum plugs
  - evtl. therapeutische Kontaktlinse, Amnionmembranaufnähung
  - evtl. Ciclosporin-AT, Serum-AT

> **Auch nach Katarakt-Chirurgie und nach refraktivem Linsenaustausch ist gehäuft ein Sicca-Syndrom postoperativ zu beobachten.**

> **Ein Schirmer-1-Test <10 mm weist auf eine besondere Prädisposition für Sicca-Beschwerden nach keratorefraktiver Chirurgie hin.**

4.3.2 Weitere Ursachen postoperativ trockener Augen

- nach extraokularer Chirurgie
  - Nierentransplantation
  - Akustikusneurinom-OP, Meningeom-OP, retrobulbärer Fettgewebsresektion → Fazialisparese → Lagophthalmus → Augenoberflächenstörung
- nach periokularer Bestrahlung
  - Tränendrüsentumor
  - Orbitalymphom
- Brachytherapie
- Kryokoagulation (Muzinverlust durch Becherzelldestruktion)
  - bei Melanosen
  - bei Glaukom (Ziliarkörper)
- nach Augenmuskeloperationen, Lidchirurgie, Tränendrüsenchirurgie

4.4 Sarkoidose

Die entzündliche Systemerkrankung betrifft u. a. die Lunge. Die Keratokonjunktivitis sicca kann als Leitsymptom neben der Xerostomie vor Beginn der Systemerkrankung auftreten.

4

4.4.1 Definition

- entzündliche Systemerkrankung
- nicht-verkäsende, epitheloidzellige Granulome
- akute Form: M. Löfgren
- chronische Form
- 20–50/100.000 Einwohner
- häufiger bei Skandinaviern und Afroamerikanern
- meist Erkrankungsbeginn <40. LJ, Frauen häufiger betroffen als Männer (1,2:1)

4.4.2 Klinik

- alle Organe betroffen, 90 % auch Lungenbeteiligung (bihiläre Lymphadenopathie, später Lungenfibrose; ◘ Tab. 4.2)
- Xerostomie, Keratokonjunktivitis sicca als Systemerkrankung vorangehende Symptome
- M. Löfgren (akute Form, 2/3):
  - akute Erkrankungsform, meist mit gutem Spontanverlauf und vollständiger Ausheilung
  - subfebrile Temperaturen, Gewichtsverlust, Nachtschweiß
  - Müdigkeit, Abgeschlagenheit
  - Erythema nodosum
  - BSG und CRP erhöht
  - sIL-2Rezeptor-(CD25)-Konzentration erhöht
  - Manifestation in Lunge
  - Manifestation in Leber, Lymphorganen, Milz, Knochenmark, ZNS
  - Hyperkazämie
  - Heerfordt-Syndrom: Entzündung der Tränendrüse und der Parotis → Ausheilung innerhalb von Monaten
- chronisch progrediente Form (1/3):
  - unabhängig von akuter Form
  - BSG und CRP erhöht
  - Manifestation in Lunge
  - Manifestation in Leber, Lymphorganen, Milz, Knochenmark, ZNS
  - Hyperkalzämie

◘ **Tab. 4.2** Organbeteiligung bei Sarkoidose	
Mediastinale Lymphknoten	95–98 %
Lunge (Husten, Bronchiektasien, Obstruktion, progressive Dyspnoe, Fibrose)	>90 %
Leber (Geringe Erhöhung der Leberenzyme, selten: Leberversagen)	50–80 %
Milz (asymptomatische Splenomegalie)	40–80 %
Augen (Uveitis, KKS)	20–70 %
Muskuloskelettales System (Gelenkschmerz, Myopathie)	25–39 %
Periphere Lymphadenopathie (meist diskrete zervikale, axilläre, inguinale, palpable, mobile Lymphknoten)	30 %
Hämatologische Veränderungen (Anämie, Leukopenie)	4–40 %
Haut (unspezifische Läsionen, Erythema nodosum)	25 %
Nervensystem (Hirnnervenparalyse, Raumforderung, periphere Neuropathie, Diabetes insipidus)	10 %
Herz (Überleitungsstörungen, infiltrative Kardiomyopathie, „plötzlicher Herztod")	5 %
Hyperkalzämie (Nephrokalzinose, Nephrolithiasis, Nierenversagen)	2–10 %
Speicheldrüse (uni- oder bilaterale Parotitis)	<6 %
Gastrointestinal (Ösophagus, Appendix, Rektum, Pankreas)	<1 %

4.4.3 Augenbeteiligung

- bei bis 80 % der Erkrankten
- Keratokonjunktivitis sicca bei 10–30 %
- Bindehautgranulome (Biopsie zur Diagnosesicherung) → gut rückläufig auf Steroide
- Symblepharonbildung und pemphigoidähnliche Verläufe möglich
- intraokulare Entzündungen:
    - akute, anteriore, unilaterale Uveitis → oft bei M. Löfgren
    - chronische intraokulare Entzündungen → meist subtil und undulierend
    - granulomatöse Hornhautendothelbeschläge
    - schneeballartige Glaskörpertrübungen
    - segmentale Periphlebitis
- Irisknötchen/Granulome
- Granulome des N. opticus
- Aderhautgranulome
- chorioretinale Läsionen
- Knötchen im Trabekelmaschenwerk, Synechien

4.4.4 Pathogenese

- genetische Prädisposition → HLA-Assoziation → erhöhtes Risiko bei HLA DR11, 12, 14, 15, 17
- familiäre Häufung
- überschießende TH1-Reaktion gegen Antigene → evtl. Autoantigene, Umwelteinflüsse, infektiöser Stimulus (z. B. Mykobakterien, Propionibakterien), exogene Antigene (z. B. Berylliumexposition) → Aktivierung von CD4$^+$ Lymphozyten → Entzündungskaskade → Granulombildung → manchmal Fibrose
- paradoxe Immunreaktion

4.4.5 Diagnostik

- ACE-Serumkonzentration erhöht → Verlaufsbeobachtung, Therapiesteuerung

> ❗ Bei 20–50 % keine erhöhte ACE-Konzentration.

- Haut- oder Bindehautbiopsie
- Röntgen-Thorax
- Lungenbiopsie
- sIL-2R-(CD25)-Konzentration erhöht
- Leberenzymwerte verändert
- negativer Tuberkulin-Hauttest

4.4.6 Therapie

- akute Form:
    - NSAR gegen Haut- und Gelenkbeschwerden, Allgemeinsymptome
    - nur in schweren Fällen Glukokortikoide → Chronifizierungsverhinderung
- chronische Form:
    - Glukokortikoide
    - Immunsuppressiva (Methotrexat, Azathioprin, Ciclosporin A, Tacrolimus, Cyclophosphamid)
- selten Organtransplantation
- Keratokonjunktivitis-sicca-Therapie (► Kap. 6)
- ZNS-Beteiligung nur schwer zu therapieren → fatale Verläufe möglich
- Komplikation von Komorbiditäten durch hohen Glukokortikoidbedarf: Diabetes mellitus, Osteoporose, Bluthochdruck

> ❯ Die Diagnostik und Therapie der Sarkoidose erfolgt interdisziplinär, eine studienbelegte therapeutische Richtlinie existiert nicht, die Therapie erfolgt aufgrund von gesammelten Erfahrungen, meist sind die Medikamente somit Off-label-use.

4.5 Okuläres vernarbendes Pemphigoid

4.5.1 Definition

Das okuläre vernarbende Pemphigoid ist eine Erkrankung der Bindehaut mit chronischem Verlauf, welche im späteren Erwachsenenalter auftritt und u. a. das trockene Auge als Augenbeteiligung einschließt.

4.5.2 Klinik

- Erstmanifestation 7. Lebensdekade
- eher Frauen als Männer betroffen
- Hautbeteiligung mit rekurrierenden Blasen an Extremitäten und in Inguinalregion möglich
- generalisierte Hautblasenbildung möglich
- vernarbender Typ: erythematöse Plaques mit darüber ausgebildeten Vesikeln und Blasen, insbesondere an Kopfhaut und Gesichtshaut
- Schleimhautbeteiligung:
    - Nase, Pharynx, Harnwege, Genitalien
    - Mund: rasche Blasenentwicklung → Rupturierung → Narbenbildung, Strikturen, Gingivaatrophie
    - Ösophagus: tödliche Aspiration möglich bei Blasenrupturierung

4.5.3 Augenbeteiligung

- beidseitige konjunktivale Manifestation oft Jahre vor übriger Schleimhautbeteiligung (◐ Abb. 4.5)
- selten nur Augenmanifestation

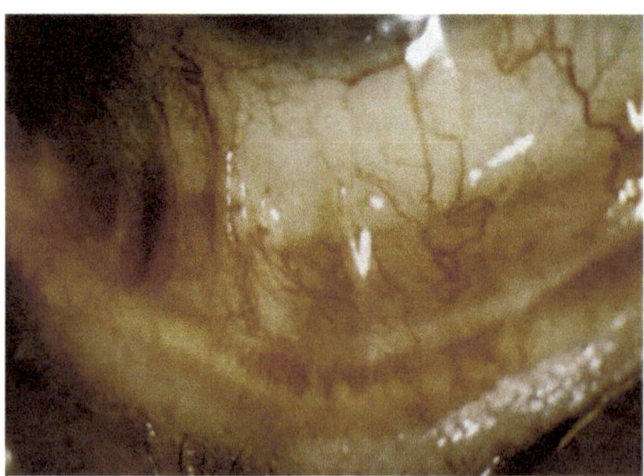

◐ **Abb. 4.5** Okuläres vernarbendes Pemphigoid mit Symblepharonbildung unterer Fornix. (Aus Krieglstein G, Jonescu-Cuypers C, Severin M: Atlas der Augenheilkunde. Springer-Verlag Berlin Heidelberg 1999)

- Symptome:
    - Brennen, Fremdkörpergefühl
    - Epiphora, Photophobie
- Klinik:
    - Bindehautrötung, Ödem, Tränendysfunktion
    - Bindehautulzeration
    - ggf. gleichzeitig Mundmukosabeteiligung
    - subepitheliale Fibrose, Becherzellverlust
    - Fornixverkürzung
    - Symblepharonbildung
    - Obstruktion der Tränenausführungsgänge
    - bakterielle Superinfektionen
    - Bindehautvernarbung, Entropiumentwicklung, Trichiasis → Hornhautbeteiligung mit Expositionskeratopathie, ggf. Hornhautulkus → Perforationsgefahr
- akutes Voranschreiten der Erkrankung ggf. ausgelöst durch chirurgische Maßnahmen (Bindehautbiopsie, Kataraktextraktion, Symblepharonlösung)
- Bindehautepithel mit squamöser Metaplasie, Parakeratose, Keratinisation
- erhöhte Mitoserate des Epithels → fehlende Differenzierung → erniedrigter Anteil an Becherzellen
- fibrosewirksame Zytokine (TGF-β, PDGF) in Bindehaut nachweisbar → Progressionshinweis
- Diagnose:
    - Bindehautbiopsie
    - Immunglobulinablagerung im Basalmembranbereich von Haut, Schleimhaut, Bindehaut
    - zirkulierende Antikörper gegen Bindehautbasalmembran und Basalmembranzellen der Hornhaut
    - erhöhte T-Lymphozytenanzahl in Bindehaut
    - erhöhte Mitoserate des Epithels → fehlende Differenzierung → erniedrigter Anteil an Becherzellen
    - fibrosewirksame Zytokine (TGF-β, PDGF) in Bindehaut nachweisbar → Progressionshinweis

- Pathophysiologie:
  - Hypersensibilitätsreaktion vom Typ II → Pemphigoid-Antigen-Antikörper aktivieren Komplementsystem → Basalmembranaffektion
  - Assoziation mit HLA-Antigenen B12, DR4, DYW3 möglich

> Eine Symblepharonbildung im unteren Fornix ist gut sichtbar bei Bulbusaufblick und Abziehen des Unterlids.

! Lokale Medikamente wie z. B. Antiglaukomatosa können die Erkrankung hervorrufen und auch verschlechtern. Antiglaukomatosa können dabei zu Obstruktionen im Kammerwinkel führen und somit zum Anstieg des intraokulären Drucks.

- Therapie:
  - systemische immunsuppressive, zytotoxische Therapie (Steroide, Cyclophosphamid, Azathioprin, Mycophenolat Mofetil)
  - TEM ohne Konservierungsmittel (vorzugsweise gelförmig) zur Sicca-Behandlung
  - ggf. Verschluss des Tränenpünktchens
  - Lidrandhygiene bei Begleitblepharitis
  - Zurückhaltung bei chirurgischen Maßnahmen, da sie zur Verschlechterung der Erkrankung führen können (ggf. Keratoplastik nötig bei Hornhautperforation)
  - ggf. Wimpernepilation nötig bei mechanischer Komponente

4.6 Sjögren-Syndrom

Die systemische Autoimmunerkrankung betrifft die exokrinen Drüsen, u. a. auch die Tränendrüse. Damit geht sie einher mit einer Keratokonjunktivitis sicca.

Eine internistische Diagnostik und Therapie der Systemerkrankung ist notwendig.

4.6.1 Definition

- chronische, langsam progrediente Autoimmunerkrankung, die die exokrinen Drüsen betrifft
- Prävalenz: 0,5–2 %
- Frauen häufiger betroffen als Männer
- Erkrankungsbeginn: mittleres Erwachsenenalter
- entzündliche Infiltration von Speichel- und Tränendrüsen
- Keratokonjunktivitis sicca, Xerostomie
- Beteiligung anderer exkretorischer Drüsen von Schleimhäuten möglich (z. B. Bronchialschleimhaut, Vaginalschleimhaut, Nasen- und Rachenschleimhaut)
- Beteiligung extraglandulärer Organe möglich → Lymphoproliferation → B-Zell-Lymphome als Komplikation
- primäres Sjögren-Syndrom: isolierte Erkrankung
- sekundäres Sjögren-Syndrom: bei Rheumatoider Arthritis, M. Bechterew, systemischem Lupus erythematodes, progressiver systemischen Sklerodermie, primärer biliärer Zirrhose, Autoimmunhepatitis, Multipler Sklerose, Myasthenia gravis, Autoimmunthyreoiditis, mixed connective tissue disease, Dermato-/Polymyositis

> Die Erkrankung wird häufig erst spät diagnostiziert, da die Patienten die Symptomatik des Fremdkörperempfindens als nicht sehr schwerwiegend betrachten.

4.6.2 Klinik

- glanduläre Manifestationen:
  - Tränendrüsenbeteiligung → verminderte Tränensekretion → Keratokonjunktivitis sicca → Epithelschäden
  - Fremdkörpergefühl (verstärkend im Tagesverlauf)

- Brennen, Rötung, Photophobie, Verschwommensehen
- starke Mukussekretion in Morgenstunden
- Speicheldrüsenbeteiligung → verminderte Speichelsekretion → Xerostomie
- Geschmacksstörungen
- frühzeitige Karies
- initiale Parotisschwellung möglich
- extraglanduläre Manifestation (■ Tab. 4.3):
    - Lunge, Niere, Blutgefäße, Muskeln, retikuloendotheliales System
    - diffuse interstitielle Lungenerkrankung → Lungenfibrose
    - interstitielle Nephritis
    - Vaskulitis der kleinen und mittleren Gefäße (ggf. ZNS-Beteiligung mit Hemiparese, epileptischen Anfällen, motorischen Störungen)
    - neurologische Erscheinungen: sensorische und ataktische Neuropathien, Depressionen
    - Arthralgien, Myalgien
    - Leistungseinschränkung
    - Müdigkeit, subfebrile Temperatur
    - Raynaud-Symptomatik
    - selten: Gelenkdestruktionen

■ Tab. 4.3 Häufigkeit extraglandulärer Manifestationen beim Sjögren-Syndrom

Leistungsinsuffizienz	60–75 %
Arthralgien/Arthritis	50–60 %
Raynaud-Phänomen	30–40 %
Lymphadenopathie	10–15 %
Lungenbeteiligung	15–25 %
Interstitielle Nephritis	10–20 %
Vaskulitiden	5–12 %
Leberbeteiligung	5–10 %
Splenomegalie	5–10 %
Periphere Neuropathie	5–10 %
Lymphome	5–8 %
Myositiden	1–5 %

- später: erosive Arthritis
- 1/4 der Patienten hat normochrome, normozytäre Anämie

> **Beim Sjögren-Syndrom verstärkt sich das Fremdkörpergefühl im Tagesverlauf, bei MDD ist das Fremdkörpergefühl morgens am stärksten.**

4.6.3 Diagnostik

- Diagnosekriterien (■ Tab. 4.4)
- primäres Sjögren-Syndrom wahrscheinlich: 4 von 6 Kriterien (ohne Anhalt für andere symptomerklärende Ursache), mindestens eines von IV oder VI
- sekundäres Sjögren-Syndrom: andere Autoimmunerkrankung zugrundeliegend, Symptome Grade I oder II und 2 aus Kriterien III–V
- Sialometrie:
    - Speichelflussbestimmung mit und ohne Stimulation
    - verminderte Speichelbildung und verminderter Speichelfluss als Hinweis auf Sjögren-Syndrom

> **Alter, Geschlecht, Medikamenteneinnahme haben Einfluss.**

- Sialographie:
    - Röntgenverfahren
    - Bildgebung nach Kontrastmittelinstillation
    - Diagnostik von anatomischen Veränderungen der Speicheldrüse
- Szintigraphie:
    - intravenöse Injektion von Technetium
    - Ermittlung der Kontrastmittelanreicherung
    - Funktionsbeurteilung der Speicheldrüsen
    - Hinweis auf Sjögren-Syndrom: fehlende oder verzögerte Kontrastmittelanreicherung
- Biopsie: kleine Lippenspeicheldrüsen (charakteristische Histopathologie der verminderten Speichelflüssigkeit sichtbar)

◾ Tab. 4.4 Europäisch-amerikanische Konsensuskriterien zur Klassifikation des Sjögren-Syndroms

Klassifikationsprinzipien

Bei Erfüllung der im Folgenden aufgeführten Kriterien in zwei von sechs Gruppen kann von einer Indikation für ein primäres Sjögren-Syndrom ausgegangen werden, sofern keine anderen potenziell assoziierten Erkrankungen vorliegen. Bei Patienten mit anderen Autoimmunerkrankungen sprechen die Erfüllung der Kriterien aus Gruppe I und II sowie aus Gruppe III oder V für die Indikation eines sekundären Sjögren-Syndroms

I. Subjektive Beschwerdeschilderungen zu den Augen (mindestens eine Frage positiv beantwortet):

1. Hatten Sie länger als drei Monate täglich Beschwerden trockener Augen?
2. Haben Sie wiederkehrend das Gefühl von Sand oder Gries in den Augen?
3. Benutzen Sie häufiger als dreimal täglich Tränenersatzmittel?

II. Subjektive Beschwerdeschilderungen zum Mund (mindestens eine Frage positiv beantwortet):

1. Hatten Sie länger als drei Monate täglich Mundtrockenheit?
2. Hatten Sie als Erwachsener wiederkehrende oder anhaltende Schwellungen der Speicheldrüsen?
3. Trinken Sie häufig Flüssigkeit, um trockene Nahrung leichter schlucken zu können?

III. Objektive Augenbefunde (mindestens ein pathologischer Befund):

1. Befund im Schirmer-Test: <= 5 mm/5 min ohne Anästhesie (eingeschränkte Aussagekraft bei Patienten älter als 60 Jahre)
2. Befund in der Bengalrosa- oder Fluoreszeinfärbung: >= 4 im Van-Bijsterveld-Score

IV. Histopathologischer Nachweis einer fokalen lymphozytären Sialadenitis

– bei angrenzendem normalen Drüsengewebe in den kleinen Speicheldrüsen
– mit mindestens einem Fokus von >50 mononukleären Zellen pro 4 mm²

V. Nachweis einer Speicheldrüsenbeteiligung (mindestens ein pathologischer Befund):

1. Speicheldrüsenszintigraphie mit verzögerter Aufnahme, verminderter Konzentration und/oder verzögertem Abstrom des Nuklids
2. Parotissialographie mit Nachweis diffuser Sialektasien ohne Okklusion eines Hauptgangs
3. Verminderter nicht stimulierter Speichelfluss (<= 1,5 ml/15 min)

VI. Autoantikörpernachweis

– Seropositivität gegen Ro/SSA und/oder La/SSB

Ausschlusskriterien:

Präexistente Non-Hodgkin-Lymphome, HIV-Infektion bzw. AIDS, Sarkoidose, Graft-versus-Host-Erkrankung nach allogener Knochenmarktransplantation, Sialadenose, Zahlreiche Medikamente (insbesondere Antidepressiva, Antihypertensiva, Neuroleptika und Parasympatholytika) haben eine Reduktion der exokrinen Drüsenfunktion als Nebenwirkung

---

- Labor: organspezifische und organunspezifische Autoantikörper
    - Antikörper gegen Speicheldrüsenzellen (50 %)
    - Rheumafaktoren (70–90 %)
    - antinukleäre Antikörper (ANA in 70–90 %)
    - insbesondere Antikörper gegen säureextrahierbare Zellantigene Ro/SS-A bzw. La/SS-B (80–95 %) → allerdings auch nachweisbar bei systemischem Lupus erythematodes und Rheumatoider Arthritis
    - IgG-Hypergammaglobulinämie
    - Thrombozytopenie, normochrome, normozytäre Anämie (in 35 und 25 %)
    - Leukopenie (30 %)
    - reduzierter C2-Spiegel (bei 75 %),

- reduzierter C4-Spiegel (in 50 %) → ggf.
  Hinweis auf systemischen Lupus
  erythematodes
- erhöhte BSG, CRP normal

❗ Viele Medikamente bewirken eine reduzierte Produktion von Speichelflüssigkeit sowie andere Erkrankungen, daher ist die Aussagefähigkeit von bildgebenden Verfahren begrenzt hinsichtlich der Diagnosestellung Sjögren-Syndrom.

4.6.4 Pathophysiologie/ Pathohistologie

- multifaktorielle Genese
- ggf. umweltbedingter Auslöser aufgrund
  genetischer Prädisposition:
  - Viren (EBV, CMV, HPV 6)
  - Stress
  - Nikotin
  - neuroendokrine/neuroimmunologische
    Veränderungen
- hormonelle Einflüsse
- Assoziation mit HLA-B8, DR3,
  Dw52 → Immungedächtnis und Unterhaltung der Autoimmunreaktion in Drüsen
- vermehrte Expression von TNF-α, IL-1,
  IFN-γ in Drüsenepithelzellen
- in Speicheldrüsenbiopsaten mehr
  TH1-Helferzellen (→ Produktion von
  IFN-γ, IL-2, TNF-α → Krankheitsinduktion und Krankheitsunterhaltung)
  als Th2-Helferzellen (→ Produktion von
  IL-4, IL.5, IL-13 → Krankheitsprogression
  und B-Zellaktivierung)
- B-Zell-Proliferation im Gewebeinfiltrat → erhöhtes Risiko von Entwicklung von malignen Lymphomen

4.6.5 Therapie

- interdisziplinäre Therapie nötig
- keine kausaltherapeutischen Ansätze derzeit, keine Heilung

- symptomatische Therapie:
  - Keratokonjunktivitis sicca mit TEM,
    Punctum plugs, Ciclosporin A, Sertmaugentropfen, lokale Steroide
  - Mundtrockenheit mit Pilokarpin oral,
    Speichelersatzmittel
  - Rhinitis sicca mit Ölen, Salben,
    Inhalation
  - Tracheobronchitis sicca mit Bromhexin
    oral
  - Parotisschwellung mit Kortikoteroiden
    oral
  - Gelenkaffektion mit NSAR; Hydroxychloroquin
  - Raynaud-Syndrom mit Wärme,
    Kalziumantagonisten, Nitrate
  - interstitielle Nephritis mit Natriumhydrogencarbonat
- Lymphomtherapie hämatologisch
- systemische Immunsuppression (Hydroxychloroquin, Ciclosporin A, Methotrexat,
  Azathioprin, Glukokortikoide)

❯ Beim Sjögren-Syndrom übernimmt die GKV die Kosten für die lokale Therapie der Keratokonjunktivitis sicca mittel TEM.

Hydroxychloroquin

Aufgrund möglicher Nebenwirkungen am Auge (Hornhauteinlagerung, toxische Makulopathie, Netzhautdystrophie) sollten bei Therapie mit Hydroxychloroquin regelmäßige ophthalmologische Kontrolluntersuchungen erfolgen.

4.7 Rheumatoide Arthritis (RA) und Kollagenosen

Sowohl die Rheumatoide Arthritis als auch die im Vergleich selteneren Kollagenosen stellen immunologische Systemerkrankungen dar. Sie haben häufig eine okuläre Beteiligung in Form einer Keratokonjunktivitis sicca, die auch der Systemerkrankung vorausgehen kann.

4.7.1 Rheumatoide Arthritis (RA)

- Definition: chronisch entzündliche Systemerkrankung, manifestierend an synovialen Gelenken mit folgender Gelenkdestruktion
- Epidemiologie:
    - Prävalenz von bis 3 %
    - häufigste entzündliche Gelenkerkrankung
    - gehäuft 30. bis 40. Lebensjahr
    - Frauen: Männer = 3:1
- Pathogenese:
    - genetische Prädisposition, familiäre Häufung
    - HLA-DR4, HLA-Dw4
    - exogene Einflussfaktoren als Trigger
- Klinik:
    - zunächst Morgensteifigkeit der Gelenke, Gelenkschmerzen
    - später bilaterale, symmetrische periphere Gelenkarthritis (Hand, Knie, Sprunggelenk, Ellenbogen, Schulter)
    - Gelenksdeformierung
    - langsam progredienter Verlauf
    - subkutane Granulome (sog. Rheumaknoten)
    - Perikarditis, Myokarditis, obstruktive Lungenerkrankung, Vaskulitis, Anämie
- Diagnostik (4 von 7 Kriterien):
    - >1 h Morgensteifigkeit der Gelenke
    - Arthritis von mind. 3 Gelenken
    - Hand- und Fingergelenksarthritis
    - symmetrische Arthritis
    - sog. Rheumaknoten
    - Nachweis von Rheumafaktoren (bei 70 % nachweisbar, Anti-IgG-Autoantikörper vom IgM-Typ)
    - Veränderungen im Röntgenbild
- Augenbeteiligung:
    - Keratokunjunktivitis sicca als häufigste Augenmanifestation
    - Episkleritis (nodulär und diffus)
    - Skleritis
    - sterile, schmerzfreie Hornhautrandulzera → Perforation möglich
    - gehäuft Skleromalazia perforans: verdünnte Sklera mit bläulichem

Durchschimmern der Uvea → Staphylomentwicklung möglich (sehr selten auch Perforation)
- Therapie:
    - symptomatische Therapie
    - TEM
    - NSAR lokal und Kortikosteroide bei Episkleritis
    - ggf. systemische Steroide und NSAR
    - ggf. Immunsuppressiva (Methotrexat, Leflunomid, Sulfasalazin bei schweren Verläufen)
    - ggf. Umstellung auf Biologika

> **Besonders wichtig bei der Diagnostik und Behandlung der rheumatoiden Arthritis ist die interdisziplinäre Zusammenarbeit zwischen Rheumatologen und Ophthalmologen. Erst die Zusammenschau aller Befunde, kein Einzelbefund am Auge, kann die Diagnosestellung Rheumatoide Arthritis ergeben.**

> **Eine Skleritis und eine Entwicklung von Hornhautrandulzera sprechen für eine schwere, systemische Vaskulitis und gelten als prognostisch ungünstig.**

4.7.2 Progressiv systemische Sklerodermie (PSS)

- Definition: progressive, erworbene Multisystemerkrankung des Bindegewebes, Beteiligung von haut, inneren Organen und Gelenken
    - diffuse Form (am Körperstamm)
    - limitierte Form (an den Akren)
    - Mischform
- Epidemiologie:
    - Inzidenz etwa 4–12/1 Mio. Einwohner/Jahr
    - Frauen häufiger betroffen als Männer (3–5-mal so häufig)
    - zwischen 30. bis 50. LJ Erstmanifestation
- Pathogenese:
    - genetische Prädisposition
    - HLA-DR, HLA-B8

4

- Triggerfaktoren wahrscheinlich
- vaskuläre, immunologische Veränderungen, Kollagensynthese gestört
- Klinik:
  - initiale Manifestation als Raynaud-Phänomen
  - später Hautmanifestationen: Gesichtshautstraffung, verkleinerte Mundöffnung, verkleinerte Lidspalte, Sklerose der Hände, Ulzerationen, Teleangiektasien, Zungenbandsklerose
  - Kälteintoleranz, Müdigkeit, Gewichtsverlust
  - Gelenksteifigkeit, Dysphagie, Magenblutungen, Dyspnoe, Obstipation
  - Lungenfibrose, Ösophagusmotilitätsstörung, Niereninsuffizienz, renale Hypertonie
- Diagnostik:
  - ANA-Nachweis (unspezifisch)
  - Nagelfalzkapillarangiografie
  - Antizentromer-AK (spezifisch)
  - Scl70-AK
- Augenbeteiligung:
  - Keratokunjunktivitis sicca als häufigste Augenmanifestation
  - Lidverdickung
  - Lidspaltenverkürzung
  - Fornixverkürzung
  - Teleangiektasien von Lidern und Bindehaut
  - verminderte Tränensekretion durch Tränendrüsenfibrose
  - Pigmentatrophien der Iris bei 15 % → Transilluminationseffekt
  - choroidale Gefäßbeteiligung
  - Retinopathia hypertensiva
- Therapie:
  - symptomatische Therapie durch Dermatologen
  - D-Penicillamin zur Progressionsverlangsamung
  - Kalziumantagonisten, Sympathikolytika zur Therapie des Raynaud-Phänomens
  - systemisch Kortikosteroide, Antazida, H2-Blocker, Antihypertensiva
  - ophthalmologisch: TEM

4.7.3 Systemischer Lupus erythematodes (SLE)

- Definition: akut oder chronisch schubhaft verlaufende Multisystemerkrankung mit Autoimmungenese und Autoantikörperproduktion
- Epidemiologie:
  - Inzidenz etwa 1,8–7,6/100.000 Einwohner/Jahr
  - Prävalenz von 15–50/100.000 Einwohner
  - 80–90 % Frauen
  - mittleres Manifestationsalter 30. LJ
- Pathogenese:
  - Autoimmungenese
  - Autoantikörper gegen nukleäre, zytoplasmatische und Zellmembran-Komponenten
  - Triggerfaktoren wahrscheinlich (Bakterien, Parasiten, UV-Licht, Viren, Nahrung)
  - genetische Prädisposition
  - HLA-B8, HLA-Dw2, HLA-Dw3
  - Ablagerung von Antigen-AK-Komplexen an Gefäßwänden der kleinen Gefäße
- Klinik:
  - Müdigkeit, Gewichtsverlust, Fieber
  - Arthritis, Myalgie
  - diskoides Erythem, Schmetterlingserythem, Alopezie
  - Anämie, Leukopenie, Thrombozytopenie, Thrombosen, Vaskulitis
  - Kopfschmerzen, Psychosen, Anfallsleiden
  - Perikarditis, Myo- und Endokarditis
  - Proteinurie, Nierenversagen, nephrotisches Syndrom
  - Diarrhoe, Kolitis
- Diagnostik (4 von 11 Kriterien):
  - Schmetterlingserythem
  - diskoide Hautveränderungen
  - Schleimhautulzera
  - Photosensibilität
  - Arthritis
  - Pleuritis, Perikarditis

- Nierenbeteiligung
- ZNS-Beteiligung
- hämatologische Beteiligung
- ANA (unspezifisch, aber in 99 % vorhanden)
- immunologische Befunde (Anti-ds-DNA-AK, Anti-ss-DNA-AK, Anti-Histon-AK, Anti-Kardiolipin-AK, Anti-Phospholipidantikörper)
- Augenbeteiligung:
  - in 20 % Augenbeteiligung
  - 5 % retinale Beteiligung mit Gefäßokklusion → Minderperfusion → Gefäßneubildungen
  - Augenmuskellähmung, Diplopie, Ptosis, Gesichtsfelddefekte, Nystagmus, Papillenödem (Pseudotumor cerebri)
  - Lidödem, Blepharitis
  - Liderythem
  - Keratokonjunktivitis sicca
- Therapie:
  - Grundtherapie durch Dermatologen
  - systemisch Kortikosteroide, Immunsuppressiva bei Skleritis (da Hinweis auf systemische Vaskulitisaktivität)
  - Sicca-Therapie

4.7.4 Dermatomyositis

- Definition: chronisch-entzündliche Skelettmuskulaturerkrankung, begleitet von Hautveränderungen, nur Skelettmuskulatur betroffen: Polymyositis
- Epidemiologie:
  - Inzidenz etwa 1/1 Mio. Einwohner/Jahr
  - juvenile Form: 5. bis 14. LJ Manifestationsalter, vermehrt männliches Geschlecht betroffen
  - adulte Form: 45. bis 64. LJ Manifestationsalter, vermehrt weibliches Geschlecht betroffen
- Pathogenese:
  - Autoimmungenese
  - Autoantikörper
  - Immunkomplex-Vaskulopathie
- genetische Komponente, HLA-B8, HLA-DR3
- Klinik:
  - Muskelschwäche, bevorzugt proximale Gliedmaßen
  - Hautbeteiligung: fliederfarbenes Periorbitalödem, Schmetterlingserythem, Handerythem mit Schuppung, Teleangiektasien, Nagelhautverdickung
  - Myokarditis
  - adulte Form: paraneoplastisch (Männer: Bronchialkarzinom, Karzinome des Gastrointestinaltraktes; Frauen: Mammakarzinom, Ovarialkarzinom) und idiopathisch
  - juvenile Form: Kalzifizierung subkutaner Sehnen
- Diagnostik (3 von 5 Kriterien):
  - proximale Muskelschwäche
  - Hautbeteiligung
  - Muskelfasernekrosen in Muskelbiopsie
  - erhöhte Kreatinkinase, Aldolase, Myoglobin
  - Myopathie in Elektromyographie
- Augenbeteiligung:
  - fliederfarbenes Periorbitalödem
  - Bindehautchemosis → Folge verminderter Tränensekretion
  - selten Retinopathie, Optikusatrophie → ursächlich okklusive Vaskulopathie
- Therapie:
  - systemisch Kortikosteroide
  - ggf. immunsuppressive Therapie (Methotrexat, Azathioprin)
  - ggf. Tumortherapie
  - Benetzungstherapie am Auge

4.8 Graft-versus-Host-Disease (GvHD)

Eine mögliche Komplikation nach allogener Knochenmarkstransplantation oder Stammzelltransplantation ist die GvHD mit eventueller Beteiligung der Augen.

4.8.1 Definition

- bei aplastischer Anämie, lymphatischer und myeloischer Leukämie und diversen Tumoren (z. B. Lymphom) erfolgt therapeutisch Knochenmarkstransplantation
- Zerstörung des patienteneigenen Knochenmarks durch Chemotherapie, ggf. mit Ganzkörperbestrahlungstherapie
- mögliche Folge der Knochenmarkstransplantation: Spender-gegen-Empfänger-Reaktion
  1. Aktivierung antigen-präsentierender Zellen durch Grunderkrankung → Freisetzung proinflammatorischer Zytokine (z. B. IL-1, IL-6, TNF-α)
  2. Proliferation von T-Lymphozyten des Spenders
  3. T-Zellen erkennen Empfänger-Alloantigene → zytotoxische T- und Natural-Killer-Zellen schädigen Gewebe
- akute GvHD:
  - innerhalb 100 Tage nach Knochenmarkstransplantation
  - bei 10–50 % der Erwachsenen und Kinder
  - Dermatitis, Hepatitis, Gastroenteritis
- chronische GvHD:
  - nach 100 Tagen nach Knochenmarkstransplantation

- bei 42–46 % >20-Jährigen
- bei 28 % zw. 10–19-Jährigen
- bei 13 % <10-Jährigen
- lichenoide-sklerodermiforme Hautveränderungen, Trockenheit, Schleimhautulzerationen, Cholestase, Bronchiolitis obliterans und Immundefizit

4.8.2 Therapie

- Immunsuppressiva-Gabe:
  - Cyclosporin A
  - Kortikosteroide
  - Methotrexat
  - Mycophenolatmofetil

4.8.3 Augenbeteiligung bei GvHD

- bei 50–80 % der Patienten (◘ Tab. 4.5, 4.6 und 4.7)
- häufig auch persistierend nach Remission der GvHD
- Keratokonjunktivitis sicca, Katarakt, Retinitiden, Endophthalmitis, Mikrovaskulopathien der Netzhaut
- akute GvHD:

◘ **Tab. 4.5**   Diagnosekriterien für Augenbeteiligung bei GvHD

Distinkte Befunde der okulären chronischen GvHR → alleine nicht ausreichend für Diagnose einer chronischen GvHR	Neu aufgetretene Symptome/Befunde – trockene, schmerzende Augen – Fremdkörpergefühl – vernarbende Konjunktivitis – Keratoconjunctivitis sicca – Keratopathia superficialis punctata mit konfluenten Arealen – Ausschluss von Infektionen
Weitere Befunde, die im Zusammenhang einer GvHR stehen können → weitere Bestätigung der Diagnose einer chronischen GvHR	– Photophobie – periorbitale Hyperpigmentierung – Blepharitis (Erythem, Ödem der Lider)
Diagnostische Kriterien bei Patienten mit GvHR an einem anderen Organsystem → alleine dann ausreichend für Diagnose einer chronischen GvHR	– Schirmer-Test <5 mm/5 min – Schirmer-Test 5–10 bei neu aufgetretener Keratokonjunktivitis

☐ Tab. 4.6 Klinisches Grading der GvHR. (Nach NIH)

Klinisches Grading	Prozent der Patienten	% der Patienten
Score 0	Keine Symptome	0 %
Score 1	Milde Sicca-Symptome oder asymptotische Zeichen einer KCS	0 %
Score 2	Moderate Sicca-Symptome mit beginnenden Einschränkungen des Lebensalltags, mehr als drei Anwendungen von Tränenersatzmitteln pro Tag oder Punctum Plugs, keine Visusbeeinträchtigung	43 %
Score 3	Schwere Sicca-Symptome mit erheblichen Einschränkungen des Lebensalltags oder Arbeitsunfähigkeit, Visusbeeinträchtigung	57 %

☐ Tab. 4.7 Augenbeteiligung bei GvHR. (Modifiziert nach Dietrich/Ntoukas)

Lokalisation	Befunde und Symptome
Allgemein am Auge	Lichtscheuheit, Visusminderung, Pseudoptosis, Brennen/Schmerzen
Tränendrüsen	Vernarbung, verminderte Tränenbildung
Tränenwege	Vernarbung der Tränenpünktchen
Lider	Periorbitale Hyperpigmentierung, Lidödem, Meibomdrüsendysfunktion, anteriore und posteriore Blepharitis, Narbenentropium, Trichiasis
Konjunktiva	Hyperämie, Chemosis, pseudomembranöse Konjunktivitis, subtarsale Vernarbung/Fibrose mit Symblephara, Nekrosen mit Becherzellverlust, lid-kantenparallele Falten (LIPCOF)
Sklera	Episkleritis, (posteriore) Skleritis
Kornea	Hypästhesie, Keratopathia superficialis punctata, Keratopathia filiformis, rezidivierende Erosio corneae, Stromaausdünnung, Ulkus mit/ohne Perforation, superiore limbale Keratitis, Neovaskularisation, Kalzifikation, Cave: sekundäre Infektion
Vorder-kammer	Schrankenstörung mit Tyndall, Zellen, Cave: virale Keratouveitis
Glaskörper	Sekundäre zelluläre Infiltration, Cave: virale und parasitäre (T. gondii) Retinitis bei Immunsuppression
Aderhaut	Aderhautschwellung, seröse Aderhautabhebung

- sekundäre Fibrosierung nach Konjunktivitis
- Pseudomembranbildung der Konjunktiva
- Tränendrüseninfiltration
- chronische GvHD:
    - lymphozytäre Tränendrüsen-infiltration → Obstruktion Tränen-drüsenausführungsgänge, Fibrosierung, Atrophie → Benetzungsstörung, entzündliche Aktivität
    - pemphigoid-ähnliche Narbenbildung der Bindehaut
    - Keratitis
    - Hornhautneovaskularisation, Ulzerationen
- Chemotherapie:
    - Fibrosierung des Tränendrüsengewebes

- Sezernierung über Tränen-
  drüse → Bindehautveränderungen
- Bestrahlung:
  - Affektion der Tränendrüse
- Therapie der Symptome am Auge:
  - topische Steroide
  - Cyclosporin A
  - Tränenersatzmittel

> **Wichtig**
> - **Gestörter wässriger Tränenfilmanteil durch Tränendrüsenaffektion.**
> - **Gestörter Muzinanteil des Tränenfilms durch gestörte Funktion der Becherzellen der Konjunktiva.**
> - **Gestörter Lipidanteil des Tränenfilms durch Meibomdrüsendysfunktion.**

> **Die Beteiligung der Augen bei GvHD ist Zeichen für eine Generalisierung der Immunreaktion und damit auch Indiz für den Schweregrad der Erkrankung. Eine schwere, therapieresistente Keratokonjunktivitis sicca kann Hinweis auf eine GvHD sein. Bei V. a. eine isolierte okuläre GvHD-Manifestation (selten) kann eine Bindehautbiopsie hilfreich sein.**

4.9 Medikamenteneinflüsse

Zum einen können Ophthalmika Ursache einer Sicca-Symptomatik sein, zum anderen auch die systemisch Gabe von Arzneimitteln. Dauer, Dosis, Wirkstoff, Zusatzstoffe, Interaktionen mit anderen Medikamenten und die Stoffwechselaktivität des Patienten spielen dabei eine Rolle.

4.9.1 Ophthalmika

- Antiglaukomatosa
  - chronisch entzündliche Augenoberflächenveränderungen durch Antiglaukomatosa

- Applikation von >3 Präparaten und steigende Dauer der Anwendung verstärken Auftreten von Sicca-Symptomen
- passagere Hornhaut- und Bindehautanästhesie bei Betablockern
- verstärkte Bindehautrötung bei Prostaglandinderivaten
- Monopräparate zeigen weniger Sicca-Symptomatik als Kombinationstherapeutika
- squamöse Metaplasie
- Becherzellverlust
- Entzündungszellen
- Konservierungsmittel BAC (Benzalkoniumchlorid)
  - am häufigsten in Ophthalmika verwendet
  - hohe Membranproteinaffinität
  - Halbwertzeit von 20 h
  - Akkumulation im Gewebe und dosisabhängige Schädigung der Zellen von Horn- und Bindehaut
  - Verlust von Becherzellen, chron. entzündliche Veränderungen der Bindehaut → Tränenfilmdestabilisierung
  - Verstärkung der Toxizität von BAC durch Hyperosmolarität → gehäuft bei bereits präexistentem trockenen Auge
- andere Konservierungsmittel
  - geringere zytotoxische Effekte
  - Purite: Zerfall bei Kontakt mit UV-Licht in Sauerstoff, Wasser, Kochsalz
  - Polyquad (Polidroniumchlorid): Natriumperborat → Wasserstoffperoxid → Zerfall in Sauerstoff und Wasser bei Kontakt mit Augenoberfläche
- siehe Therapie (▶ Kap. 6)

> **Die Verwendung konservierungsmittelfreier Augentropfen reduziert das Auftreten von Belastungssymptomen der Augenoberfläche wie Keratokonjunktivitis superficialis punctata. Insbesondere bei Langzeittherapie mit Ophthalmika, wie bei der lokal-**

medikamentösen Glaukomtherapie, verursachen konservierungsmittelfreie Präparate weniger Sicca-Beschwerden.

4.9.2 Systemische Medikamente

- Amiodaron:
  - innerhalb weniger Monate Ablagerung in Hornhaut → Cornea verticillata
  - Ablagerung in Tränendrüsen und Tränendrüsen-Gefäßendothel → Sicca-Symptomatik
  - selten kann es auch zum Optikusschaden oder zu Makulaveränderungen führen
- Betarezeptorenblocker
  - Reduktion der Tränenproduktion → Induktion von Sicca-Symptomatik
  - bis zu 30 % der Patienten zeigen Sicca-Symptomatik
  - Reversibilität nach Absetzen der Therapie wird angenommen
  - selten auch Induktion von okulärem Pemphigoid
- Anticholinerg wirkende Medikamente
  - parasympatholytisch: verminderte Tränensekretion
  - Atropin, Scopolamin, Homatropin
  - trizyklische Antidepressiva, Neuroleptika, Phenothiazine, Antihistaminika
  - Monoaminooxidasehemmer, Antiparkinsonmittel
- Niacin/Nikotinsäure
  - Lipidsenker, der Sicca-Symptomatik bewirken kann
  - Reversibilität nach Absetzen des Medikaments
- Zytostatika
  - toxische Wirkung auf Tränendrüse → toxische Irritation der Bindehaut → Konjunktivitis
  - dauerhafte Fibrose der Tränendrüse, auch nach Therapieende
  - dauerhafte TEM-Therapie nötig

- synthetische Retinoide
  - häufige Therapie bei Akne oder Psoriais
  - Prävention und Therapie von Präkanzerosen und einigen Malignomen
  - Ausscheidung über Tränendrüse in Tränenfilm → führt zu MDD, Atrophie der Meibomdrüsen und Meibomdrüsensekretveränderung → Sicca-Symptomatik
  - verminderte Expression Androgenrezeptors → verminderte Sekretmenge der Meibomdrüsen, veränderte Sekretzusammensetzung
- Botulinumtoxin A
  - Anwendung in kosmetisch-ästhetischer Chirurgie (z. B. Behandlung von Gesichtsfalten)
  - ggf. Induktion eines Lagophthalmus durch Lähmung des Orbicularis oculi → Benetzungsstörung
  - Paralyse der Tränendrüse → Reduktion der Tränenproduktion
  - Therapie mit TEM bis Botulinumtoxin A-Wirkung nachlässt
- Antiandrogene
  - Reduktion der Aktivität und Sekretion der Meibomdrüsen
- postmenopausale Hormonersatztherapie, Kontrazeptiva
  - Östrogene supprimieren Meibomdrüsenfunktion → Reduktion der Drüsengröße, Reduktion der Drüsenaktivität, Reduktion der Lipidproduktion
- selektive Alphablocker
  - Therapie der benignen Prostatahyperplasie
  - Risikofaktor für MDD

> **Die sorgfältige Betrachtung aller vom Patienten eingenommenen Medikamente ist wegweisend für eine individuelle Beratung des Patienten hinsichtlich sowohl TEM-Therapie, als auch u. U. Umstellung der Therapie auf konservierungsmittelfreie Präparate.**

4.10 Weitere Assoziationen

Nicht nur diverse Allgemeinerkrankungen können eine Sicca-Symptomatik hervorrufen, auch die Basisuntersuchung auf eventuelle Refraktionsanomalien, Tropien oder Phorien darf nicht fehlen. Weiterhin stellt das Leitsymptom „gerötetes Auge" die Herausforderung für differenzialdiagnostische Überlegungen.

4.10.1 Erkrankungen

- Diabetes mellitus
    - bei Typ I und Typ II mit Assoziation Keratokonjunktivitis sicca
    - Korrelation zwischen erhöhten HbA1C-Werten und Keratokonjunktivitis sicca
    - Zusammenhang mit diabetischer autonomer Neuropathie
    - ggf. Autoimmunpathogenese
- Schilddrüsenerkrankungen
    - Autoimmunerkrankungen (M. Basedow, Hashimoto-Thyreoiditis) assoziiert mit Keratokonjunktivitis sicca
    - häufig auch Sjögren-Syndrom
- Infektionskrankheiten
    - VZV, HTLV-1, HIV → chronische Tränendrüsenentzündung
    - Tuberkulose, Syphilis → Destruktion und Infiltration von Drüsengewebe
    - EBV → Fibrose des Tränendrüsengewebes, Atrophie
    - Hepatitis C → Sensibilisierung auf körpereigene Antigene mit Kreuzreaktion z. B. im Tränendrüsengewebe
    - Lepra → Lähmung N. facialis
    - Amyloidose, Non-Hodgkin-Lymphom → Tränendrüseninfiltration → Keratokonjunktivitis sicca
    - Keratokonjunktivitis epidemica (sog. Augengrippe), Augenbeteiligung bei VZV-Infektion, chronische Chlamydieninfektion (Trachom)

Das Leitsymptom „rotes Auge" kann auch durch eine Episkleritis/Skleritis, Iridozyklitis, Glaukomanfall, Verletzung/Verätzung hervorgerufen werden. Eine Hornhautbeteiligung im Rahmen einer HSV-Infektion kann eine differenzialdiagnostische Überlegung bei Keratitis punctata/filiformis im Rahmen des Sicca-Syndroms sein. Auch eine Infektion mit HSV kann durch neurotrophe Störungen eine Sicca-Symptomatik zur Folge haben.

4.10.2 Asthenopische Beschwerden

- Refraktionsanomalien
    - unausgeglichene Refraktionsfehler können zur Sicca-Symptomatik führen oder sie verstärken
- Schielstellungen
    - Phorien und Tropien können Sicca-Beschwerden hervorrufen oder verstärken

> **Jede ophthalmologische Untersuchung bei Sicca-Beschwerden sollte daher mit der Bestimmung der Refraktion und eventueller Phorien oder Tropien beginnen und im Anschluss sollte ggf. ein Ausgleich erfolgen.**

Weiterführende Literatur

Arocker-Mettinger E, Skorpik F, Grabner G, Hinterberger W, Gadner H (1990) Manifestations of graft-versus-host disease following allogenic bone marrow transplantation. Eur J Ophthalmol 1(1):28–32

Bernauer W, Gratwohl A, Keller A, Daicker B (1991) Microvasculopathy in the ocular fundus after bone marrow transplantation. Ann Intern Med 115(12):925–930

Bernauer W, Wright P, Dart JK, Leonard JN, Lightman S (1993) Cytokines in the conjunctiva of acute and chronic mucous membrane pemphigoid: an immunohistochemical analysis. Graefe's Arch Clin Exp Ophthalmol 231(10):563–570

Bialasiewicz AA, Fuisting B, Grasedyck K, Richard G (1995) Ophthalmochirurgische Aspekte bei chronischer Polyarthritis. Aktuelle Augenheilkd 20(5):254–262

Bray LC, Carey PJ, Proctor SJ, Evans RG, Hamilton PJ (1991) Ocular complications of bone marrow transplantation. Br J Ophthalmol 75(10):611–614

Brewitt H (1997) Das trockene Auge. ZFA-Z Allg-Ausg A 73(13):729–735

Brewitt H, Kaercher T, Rüfer F (2008) Trockenes Auge und Blepharitis. Klin Mon Augenheilkd 225(2):R15–R36

Chiou AG-Y, Florakis GJ, Kazim M (1998) Management of conjunctival cicatrizing diseases and severe ocular surface dysfunction. Surv Ophthalmol 43(1):19–46

de la Maza MS, Foster CS, Jabbur NS (1995) Scleritis associated with systemic vasculitic diseases. Ophthalmology 102(4):687–692

de Marco R, Dassio DA, Vittone P (1996) A retrospective study of ocular side effects in children undergoing bone marrow transplantation. Eur J Ophthalmol 6(4):436–439

Deeg HJ, Flournoy N, Sullivan KM, Sheehan K, Buckner CD, Sanders JE et al (1984) Cataracts after total body irradiation and marrow transplantation: a sparing effect of dose fractionation. Int J Radiat Oncol Biol Phys 10(7):957–964

Dietrich-Ntoukas T, Pleyer U (2014) Graft-Versus-Host Disease. Entzündliche Augenerkrankungen, S 134–140

Dietrich-Ntoukas T, Cursiefen C, Westekemper H, Eberwein P, Reinhard T, Bertz H et al (2012) Diagnosis and treatment of ocular chronic graft-versus-host disease: report from the German-Austrian-Swiss Consensus Conference on Clinical Practice in Chronic GVHD. Cornea 31(3):299–310

Doerner T, Hiepe F (1993) Zu aktuellen klinisch-immunologischen Aspekten des Sjoegren-Syndroms. Z Arztl Fortbild Jena 87:279

Domingo I, Coll J, Ribas-Montobio J, Marrugat J, Rubiés-Prat J (1997) Lacrimal immunoglobulins in rheumatoid arthritis patients with or without Sjögren's syndrome. Ophthalmologica 212(1):30–33

Dörner T (1998) Ätiologische und immunpathogenetische Aspekte des SJÖGREN-Syndroms. Aktuelle Rheumatol 23(03):69–77

Dunn JP, Jabs DA (1992) Ocular microvasculopathy after bone marrow transplantation. Ann Intern Med 116(11):956–957

Elder M, Pleyer U, Hartmann C, Sterry W (1997) The immunology of ocular cicatricial pemphigoid. Æolus, Buren

Ferrara JLM, Deeg HJ (1991) Graft-versus-host disease. N Engl J Med 324(10):667–674

Filipovich AH, Weisdorf D, Pavletic S, Socie G, Wingard JR, Lee SJ et al (2005) National Institutes of Health consensus development project on criteria for clinical trials in chronic graft-versus-host disease: I. Diagnosis and staging working group report. Biol Blood Marrow Transplant 11(12):945–956

Foulks GN et al (2007) Report of the international dry eye workshop (DEWS). Ocul Surf 5(2):65–204

Fox RI, Maruyama T (1997) Pathogenesis and treatment of Sjogren's syndrome. Curr Opin Rheumatol 9(5):393–399

Frith PA, Venning VA, Wojnarowska F, Millard PR, Bron AJ (1989) Conjunctival involvement in cicatricial and bullous pemphigoid: a clinical and immunopathological study. Br J Ophthalmol 73(1):52–56

Gold DH, Weingeist TA (1990) The eye in systemic disease. Lippincott Williams & Wilkins, Philadelphia

Grennan DM, Forrester J (1977) Involvement of the eye in SLE and scleroderma. A study using fluorescein angiography in addition to clinical ophthalmic assessment. Ann Rheum Dis 36(2):152–156

Harrison SM, Frenkel M, Grossman BJ, Matalon R (1973) Retinopathy in childhood dermatomyositis. Am J Ophthalmol 76(5):786–790

Heiligenhaus A, Shore JW, Rubin PAD, Foster CS (1993) Long-term results of mucous membrane grafting in ocular cicatricial pemphigoid: implications for patient selection and surgical considerations. Ophthalmology 100(9):1283–1288

Hoffmann F, Wiederholt M (1985) Local treatment of necrotizing scleritis with cyclosporin A. Cornea 4(1):3–7

Hong JW, Kim HM (1997) The changes of tear break up time after myopic excimer laser photorefractive keratectomy. Korean J Ophthalmol 11(2):89–93

Horan EC (1969) Ophthalmic manifestations of progressive systemic sclerosis. Br J Ophthalmol 53(6):388

Jones DT, Monroy D, Ji Z, Atherton SS, Pflugfelder SC (1994) Sjögren's syndrome: cytokine and Epstein-Barr viral gene expression within the conjunctival epithelium. Invest Ophthalmol Vis Sci 35(9):3493–3504

Juanes JB, Theischen M, Beelen DW, Pauleikhoff D, Koch JM, Waubke TN, Wessing A (1993) Okuläre Komplikationen bei Langzeitüberlebenden nach Knochenmarktransplantation – Eine prospektive Studie mit 21 Patienten. Klin Mon Augenheilkd 202(2):110–115

Kiang E, Tesavibul N, Yee R, Kellaway J, Przepiorka D (1998) The use of topical cyclosporin A in ocular graft-versus-host-disease. Bone Marrow Transplant 22(2):147–151

Kirkham TH (1969) Scleroderma and Sjögren's syndrome. Br J Ophthalmol 53(2):131

Kirtschig G, Marinkovich MP, Burgeson RE, Yancey KB (1995) Anti-basement membrane autoantibodies in patients with anti-epiligrin cicatricial pemphigoid bind the α subunit of laminin 5. J Invest Dermatol 105(4):543–548

Kruize AA, van Bijsterveld OP, Hene RJ, de Wilde PCM, Feltkamp TEW, Kater L, Bijlsma JWJ (1997) Long term course of tear gland function in patients with keratoconjunctivitis sicca and Sjögren's syndrome. Br J Ophthalmol 81(6):435–438

Lindstrom RL, Linebarger EJ, Hardten DR, Houtman DM, Samuelson TW (2000) Early results of hyperopic and astigmatic laser in situ keratomileusis in eyes with secondary hyperopia. Ophthalmology 107(10):1858–1863

Locatelli F, Giorgiani G, Pession A, Bozzola M (1992) Late effects in children after bone marrow transplantation: a review. Haematologica 78(5):319–328

Maier P, Lapp T, Reinhard T (2017) Augenbeteiligung bei atopischer Dermatitis. Klinik und Therapie. Der Ophthalmologe 114(6):514–524

Marks ES, Adamczyk DT, Thomann KH (1995) Primary eyecare in systemic diseases. McGraw-Hill/Appleton & Lange, New York/Norwalk

Matsuo T, Kono R, Matsuo N, Ezawa K, Natsumeda M, Soda K, Ezawa H (1997) Incidence of ocular complications in rheumatoid arthritis and the relation of keratoconjunctivitis sicca with its systemic activity. Scand J Rheumatol 26(2):113–116

Mencucci R, Rossi FC, Bosi A, Volpe R, Guidi S, Salvi G (1996) Ophthalmological aspects in allogenic bone marrow transplantation: Sjogren-like syndrome in graft-versus-host disease. Eur J Ophthalmol 7(1):13–18

Messmer EM (2015) The pathophysiology, diagnosis, and treatment of dry eye disease. Dtsch Ärztebl Int 112(5):71

Mittelviefhaus H (2000) Augenbeteiligung bei Graft-versus-Host-Erkrankung nach Knochenmarktransplantation. Der Ophthalmologe 97(3):228–242

Mondino BJ (1990) Cicatricial pemphigoid and erythema multiforme. Ophthalmology 97(7):939–952

Mondino BJ (1991) Bullous diseases of the skin and mucous membranes. Clin Ophthalmol 4:1–16

Mondino BJ, Pleyer U (1991) Host defence against bacterial and fungal disease. Duane's Clin Ophthalmol 2:1–11

Pleyer U, Baykal HE, Sönnichsen K, Zierhut M, Thiel H-J (1994) Chronische Verlaufsformen blasenbildender Erkrankungen der Haut und Bindehaut. II. Aktuelle Augenheilkd 19(4):129–137

Pleyer U, Bergmann L, Krause A, Hartmann C (1996) Autoimmunerkrankungen der peripheren Hornhaut-Immunpathologie, Klinik und Therapie. Klin Mon Augenheilkd 208(2):73–81

Power WJ, Mullaney P, Farrell M, Collum LM (1993) Effect of topical cyclosporin A on conjunctival T cells in patients with secondary Sjogren's syndrome. Cornea 12(6):507–511

Reddy SC, Rao URK (1996) Ocular complications of adult rheumatoid arthritis. Rheumatol Int 16(2):49–52

Schein OD, Muño B, Tielsch JM, Bandeen-Roche K, West S (1997) Prevalence of dry eye among the elderly. Am J Ophthalmol 124(6):723–728

Seifart U, Strempel I (1994) The dry eye and diabetes mellitus. Der Ophthalmologe: Z Dtsch Ophthalmol Ges 91(2):235–239

Spires R (1992) Ocular manifestations in bone marrow transplantation. J Ophthalmic Nurs Technol 12(5):208–210

Sullivan DA, Wickham LA, Krenzer KL, Rocha EM, Toda I (1997) Aqueous tear deficiency in Sjögren's syndrome: possible causes and potential treatment. Oculodermal Dis Immunol Bullous Oculo-Muco-Cutaneous Disord 1997:95–152

Tervo T, Mustonen R, Tarkkanen A (1993) Management of dry eye may reduce haze after excimer laser photorefractive keratectomy. J Refract Surg 9(4):306

Tichelli A, Duell T, Weiss M, Socie G, Ljungman P, Cohen A et al (1996) Late-onset keratoconjunctivitis sicca syndrome after bone marrow transplantation: incidence and risk factors. European Group or Blood and Marrow Transplantation (EBMT) Working Party on Late Effects. Bone Marrow Transplant 17(6):1105–1111

van Bijsterveld OP (1998) The Sjögren Syndrome and Tear Function Profile. Lacrimal Gland, Tear Film, and Dry Eye Syndromes 2 1998:949–952

Vitali C, Bombardieri S, Moutsopoulos HM, Coll J, Gerli R, Hatron PY et al (1996) Assessment of the European classification criteria for Sjögren's syndrome in a series of clinically defined cases: results of a prospective multicentre study. The European Study Group on Diagnostic Criteria for Sjögren's Syndrome. Ann Rheum Dis 55(2):116–121

Warren DW (1994) Hormonal influences on the lacrimal gland. Int Ophthalmol Clin 34(1):19–25

Diagnostik

© Springer-Verlag GmbH Deutschland, ein Teil von Springer Nature 2019
C. Dahlmann, *Sicca-Syndrom*, https://doi.org/10.1007/978-3-662-56409-7_5

5.1 Grunddiagnostik

Die Komplexität des Sicca-Syndroms erfordert eine differenzierte Wahl der diagnostischen Maßnahmen. Grunddiagnostische Mittel wie Anamnese, Inspektion und insbesondere die Spaltlampenuntersuchung sind Methoden der Grunddiagnostik, die bereits bei der Grunddifferenzierung des Sicca-Syndroms wegweisend sind.

5.1.1 Anamnese

- subjektiv hoher Patientenleidendruck erfordert insbesondere, die Beschwerden ernst zu nehmen, vor allem bei häufiger psychischer Überlagerung
- erste Hinweise geben Äußerungen wie tränende Augen (Epiphora), Brennen, Stechen, Drücken, schmerzhafte, gerötete Augen, Kratzen, Fremdkörpergefühl, Ermüdbarkeit, Lichtempfindlichkeit, Trockenheitsgefühl, morgendliches Verklebtsein der Lider, Schweregefühl, retrobulbäres Druckgefühl, Augenschmerzen
- aktuelle Beschwerden, Augenanamnese, Allgemeinanamnese, Medikamentenanamnese, Berufs- und Freizeitanamnese liefern wichtige Fakten (◻ Tab. 5.1)
- standardisierte, validierte Fragebögen helfen, Symptome zu objektivieren und im Verlauf zu vergleichen (◻ Tab. 5.2, 5.3 und 5.4); kürzere Fragebögen eignen sich besser für den Einsatz in der Praxis (z. B. SPEED-Fragebogen, ◻ Abb. 5.1)

> **Das vermehrte Tränen (Epiphora) bei Keratokonjunktivitis sicca kann auf eine vermehrte Reflextränenproduktion bei sehr trockenem Auge zurückzuführen sein (▶ Abschn. 2.2.4).**

- OSDI: Sensitivität von 60 %, Spezifität von 83 %
- McMonnies: Sensitivität von 98 %, Spezifität von 97 %.

> **Wichtig**
- **Bei Reduktion der wässrigen Komponente tritt häufig eine Symptomverschlechterung im Tagesverlauf auf.**
- **Bei Blepharitis und Meibomdrüsendysfunktion (Störung der Lipidkomponente) treten die Beschwerden meist bereits früh morgens auf.**

5.1.2 Inspektion

- Lidhaut: dermatologische Grunderkrankung (Acne rosacea, seborrhoische oder atopische Dermatitis), herpetische Effloreszenzen, Kontaktdermatitis, Blepharitis
- Lidschluss: kompletter Lidschlag, 98 % komplette Lidschläge, 15–20 Lidschläge/min, Bell'sches Phänomen, Lidschlussdefizit (Lagophthalmus bei Fazialisparese)
- Lidspalte und Bulbus: vertikale Lidspaltenhöhe (9–10 mm), Limbusabdeckung (oben + unten 0,5 mm), Exophthalmus
- Tränenapparat: Tränendrüsenvergrößerung, Tränensackvergrößerung (z. B. Dakryozystitis).

> **Eine hohe Lidschlagfrequenz und ein geringes Lidschlagintervall (Zeit zwischen den Lidschlägen) findet sich bei innerer Aufregung, Reizung des Auges durch äußere Einflüsse oder als Ausgleich bei evaporativer Keratokonjunktivitis sicca. Eine verminderte Lidschlagfrequenz und ein verlängertes Lidschlagintervall tritt auf bei M. Parkinson, Bildschirmarbeit („Office-Eye-Syndrom"). Eine evaporative Form des Sicca-Syndroms verschlechtert sich damit.**

> **Bei vergrößerter vertikaler Lidspaltenweite (z. B. durch endokrine Orbitopathie, Pseudotumor orbitae, Phlegmone, hohe Myopie) steigt auch der evaporative Tränenfilmverlust.**

Tab. 5.1 AnamneseübersichtSicca-Syndrom

Aktuelle Anamnese		
Fragen nach Symptomen und Beschwerden		
– Fremdkörper- oder Sandkorngefühl	– Epiphora	– Stechen
– „Müde Augen"	– Augen- und Lidrötung	– Juckreiz
– Trockenheitsgefühl	– Zeitweise Verschwommensehen	– Lichtscheuheit
– Lidverkrustung	– Schleimbildung	
– Brennen	– Lidschwellung	
Fragen nach zeitlichem Auftreten und Verlauf		
– Beschwerden am Tag zunehmend → hyposekretorische-hypo-volämische KCS	– Beschwerden gleich nach Aufstehen → hyperevaporative KCS	– Nur am Arbeitsplatz
Augenanamnese		
Vorerkrankungen mit Augenbezug		
– Vorausgegangene Augenerkrankungen (Infektionen, Glaukom)	– Ist ein trockenes Auge bekannt?	– Affektionen des Tränenapparates
– Augenmedikamente	– Augenoperationen (Chalazion-OP, LASIK, PRK)	– Augenerkrankungen bei Verwandtschaft
– Bindehaut oder Hornhauterkrankungen	– Allergien (Heuschnupfen, atopisches Ekzem/Neurodermitis, Kosmetika)	– Liderkrankungen (Blepharitis, Lidekzeme, Hordeola/Chalazion)
– Lid- oder Gesichtslähmungen	– Augenverletzungen	
Bekannte Beschwerden		
– Regelmäßige Augenbeschwerden in bestimmten Umgebungen oder bei bestimmten Tätigkeiten	– Kontaktlinsenunverträglichkeit	
Allgemeinanamnese		
Vorerkrankungen		
– Infektionskrankheiten (HIV, Lepra, Hepatitis C, Zytomegalie, Mumps, Diphterie, Mononukleose, Trachom, M. Reiter)	– Haut und Schleimhaut (Akne, Rosazea, Acne vulgaris, Allergien, atopisches Ekzem, Sklerodermie, seborrhoische Dermatitis)	– Hashimoto-Thyreoiditis

◻ Tab. 5.1 (Fortsetzung)

Chronische Erkrankungen		
– Hormonelle Störungen (Androgenmangel, Östrogentherapie)	– Arterielle Hypertonie	– Schwangerschaft
– Xerostomie und Speicheldrüsen-vergrößerung (Sjögren-Syndrom)	– Diabetes mellitus	– Lymphome und andere Tumore
– Autoimmunerkrankungen (Graft-versus-Host-Erkrankung)	– Allergien allgemein	– Sarkoidose (M. Boeck)
– Schilddrüsenerkrankungen (Hyperthyreose, Hypothyreose)	– Rheumatoide Arthritis, Kollagenosen	
– Neurologische Erkrankungen (Parkinson, zentrale und periphere Läsionen des N. facialis und trigeminus)	– Avitaminosen (insbesondere Vitamin-A-Mangel	

Medikamentenanamnese

Topisch angewandte Medikamente		
– Betablocker	– Adrenalinderivate	– Konservierungsmittel
– Kosmetika	– Antibiotika	– Lokalanästhetika
– Kontaktlinsenpflegemittel		

Systemisch angewandte Medikamente		
– Betarezeptorenblocker	– Analgetika, Migränemittel	– Retinoidtherapie
– Immunsuppressiva, Chemotherapeutika, Zytostatika	– Antiandrogentherapie	– Antiarrhythmika
– Östrogentherapie (Kontrazeptiva, postmenopausale Supplementierung)	– Antihypertonika	– Psychopharmaka
– Anticholinergika, Antimuscarinergika	– Virustatika	– Lipidsenker

Alltagsanamnese

Berufsanamnese		
Trockene Umgebung, Großraumbüros, Klimaanlage	Office-Eye-Syndrom	Kontakt mit Allergenen (z. B. Landwirtschaft, Kosmetika)
Heiße, kalte oder staubige Umgebung	Kontakt mit Reizstoffen	Nachtarbeit
Zugluft (Autofahren)	Längere Tätigkeit an Bildschirmen	

Freizeitanamnese		
Nikotinkonsum	Kontakt mit Reizstoffen (Rauch, Chlorwasser)	Kosmetika
Längere Tätigkeit an Bildschirmen	Kontaktlinsentragen	

◘ Tab. 5.2 KCS-Fragebögen

Bezeichnung	Zahl der Fragen	Autoren (Herausgeber)
CANDEES	13	Doughty et al.
Contact Lens Dry Eye Questionnaire (CLDEQ)	36	Nichols et al.
Dry Eye Questionnaire (DEQ)	21	Begley et al.
Impact of Dry Eye on Everyday Life Questionnaire (IDEEL)	57 (in 3 Modulen und 6 Skalen)	Grubbs et al. Rajagopalan
International Sjögrens Classification	3	Vitali et al.
McCarty (Dry Eye) Symptoms Questionnaire		McCarty et al.
McMonnies	12	McMonnies und Ho
National Eye Institute Visual Functioning Questionnaire – 25 (NEI-VFQ25)	25 und 13 Zusatzfragen	National Eye Institute
Ocular Comfort Index (OCI)	12	
Ocular Surface Disease Index (OSDI)	12	Schiffman et al. (Allergan Inc.)
Schein	6	Schein et al.
Standard Patient Evaluation (for) Eye Dryness (SPEED)	7	Finis et al. (Tear Science Inc.)
Womens Health Study (WHS)	3	Schaumberger et al.

◘ Tab. 5.3 Auswertung des OSDI-Fragebogens

OSDI-Score	Level	Einstufung	Auftreten von Symptomen
0	0	Normal	Nie
0–12	1	Subklinisch	Nie bis zeitweise
0–12	2	Leicht symptomatisch	Zeitweise, abhängig von Umweltbedingungen
13–22	3	Mild symptomatisch	Etwa die Hälfte der Zeit, teils mit Einschränkungen
23–32	4	Moderat symptomatisch	Die meiste Zeit, mit häufigen Einschränkungen
33–100	5	Schwer symptomatisch	Die ganze Zeit, stark einschränkend

5.1.3 Spaltlampenuntersuchung

— Lidkante: Vollständigkeit, Stellungsanomalie (Entropium/Ektropium), Rötung, Verdickung, Tumore, Verkrustung, Ulzerationen, Teleangiektasien, Wimpernfehlstellung, -anomalien, Collaretten, Fehlstellung des unteren/oberen Tränenpünktchens, Morphologie mukokutaner Übergang, Lidrandunregelmäßigkeiten (häufig bei Meibomdrüsenproblematik)

❯ Bei 60 % der Sicca-Patienten ist die Meibomdrüsendysfunktion (MDD) ursächlich und fördert die Verdunstung (hyperevaporative Form des Sicca-Syndroms). Schaumbildung an der Oberfläche des Tränenfilms ist ein Hinweis auf MDD. Collaretten beschreiben eine Fibrinummantelung der Wimpernbasis und bedecken die Lidkante, sog. Pouting.

5

□ Tab. 5.4 LIPCOF-Schweregradeinteilung

Stufe	Spaltlampenbefund	Beurteilung
Grad 0	Bindehautfalten treten nie oder nur selten auf	Normal
Grad 1	Einzelne, einfaltige Bindehautfalte, die wesentlich niedriger als der normale Tränenmeniskus ist und lidkantenparallel verläuft, tritt häufiger auf	Leichte KCS
Grad 2	Einzelne, auch mehrfaltige Bindehautfalte, die etwa so hoch wie der Tränenmeniskus ist und lidkantenparallel verläuft, tritt permanent auf	Mittlere KCS
Grad 3	In der Regel mehrfaltige Bindehautfalte, die höher als der Tränenmeniskus ist und lidkantenparallel verläuft, tritt permanent auf	Schwere KCS
Grad 4	In der Regel mehrfaltige Bindehautfalte, die sehr viel höher als der Tränenmeniskus ist und sich von der inneren bis zur äußeren Lidkante vorwölbt, tritt permanent auf	Sehr schwere KCS

- Meibomdrüsen:
  - Anzahl, Sekretretention, Sekretkonsistenz (verdickt, Farbe?), Expression auf Fingerdruck möglich (10–15 s Druck)?, ggf. mittels Wattestäbchen, Spatel, Glasstäbchen
  - weniger als 10 offene Drüsen weisen auf Meibomdrüsendysfunktion
- Tränenfilm: Schaumbildung, Zelldetritus, Schleimfäden
- Tränenfilmdynamik:
  - spiegelnde Beleuchtung an Spaltlampe, Spalthöhe größer als -breite, mittlere Vergrößerung
  - 45° Auslenkung des Beobachtungsmikroskops, 45° Auslenkung Spaltlichtarm in andere Richtung
  - Beobachtung der im Tränenfilm befindlichen Partikel (Staub, Kosmetika, Luftbläschen, abgestorbene Epithelzellen)
  - Beurteilung der Partikelfließgeschwindigkeit um lichtintensiven Bereich: langsam = visköser Tränenfilm; schnell = wässriger Tränenfilm
  - Beurteilung sehr abhängig von Untersuchererfahrung
- Tränenmeniskus (□ Abb. 5.2): Beurteilung, ob ausreichende Menge an wässriger Tränenfilmphase
  - normaler Tränenmeniskus: 0,3–0,1 mm, Vergleich mit unterer Lidrandbreite (0,5–0,7 mm)
  - Messung an 3 Positionen (Lidrand bei Pupillenmitte, nasaler und temporaler Limbusrand)
  - 0,2 mm Spalt der Spaltlampe, 10 x Vergrößerung

- **Hintergrundinformation**
  - Erhöhter Tränenmeniskus: bei Hypersekretion des wässrigen Tränenfilmanteils z. B. durch Hornhaut-Fremdkörper, Konjunktivitis, Erosio, Augentropfenapplikation, Tränenweg-oder pünktchenverschluss
  - Erniedrigter Tränenmeniskus: bei allen Formen der Keratokonjunktivitis sicca

- Lipidfilm: bedeutsam für die Tränenfilmstabilität; Beurteilbarkeit an Spaltlampe bei hoher Vergrößerung (16-fach, bei 45° Ausschwenkung des Spalts) im Spiegelreflex an der Luft-Lipidfilm-Grenzschicht:
  - fehlender Lipidfilm erscheint schwarz
  - normaler Lipidfilm erscheint gräulich-gelblich gehämmert
  - farbige Interferenzmuster bei Verdopplung (von 68 nm auf 132 nm) der Lipidschichtdicke (bei Lidspaltenverengung provozierbar)
  - fehlende Interferenzmuster bei Verengung auf 20 % bedeutet verdünnten Lipidfilm (z. B. bei Sekretionsstörung)
  - Interferenzmuster (rot-bläulich) bei weiter Lidspalte bedeutet Lipidfilmverdickung (z. B. bei chron. Blepharokonjunktivitis)

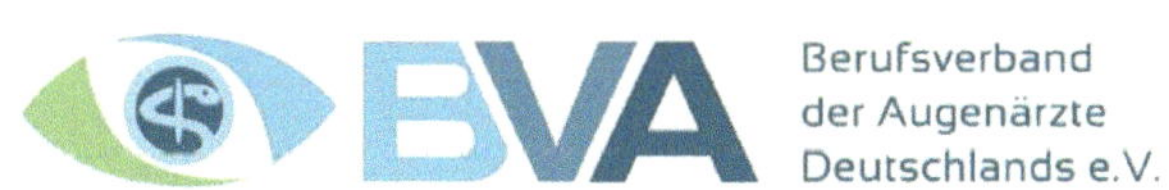

Anamnesebogen „Trockenes Auge"

PRAXISLOGO/STEMPEL O.Ä.

Name des Patienten

Geschlecht: □ weiblich   □ männlich

Alter: □ unter 25 Jahre   □ 25 bis 45 Jahre   □ über 45 Jahre

Symptome (Beschwerden)

□ Trockenheit	□ Schmerzen	□ Schnelle Ermüdbarkeit
□ Fremdkörpergefühl	□ Druckgefühl	□ Lid-/Lidrandrötung
□ Brennen	□ „Empfindliche Augen"	□ Lidschwellung
□ Bindehautrötung	□ Tränenfluss bei Wind oder Lichtwechsel	□ Jucken der Lidränder

Häufigkeit der Symptome

morgens	am Arbeitsplatz	abends
□ nie	□ nie	□ nie
□ manchmal	□ manchmal	□ manchmal
□ oft	□ oft	□ oft
□ ständig	□ ständig	□ ständig

Kontaktlinsen	KontaktlinsenVerträglichkeit	Tragezeit
□ keine	□ gut	□ <8 Stunden
□ formstabile (harte) Linsen	□ mittel	□ 8-12 Stunden
□ flexible (weiche) Linsen	□ schlecht	□ >12 Stunden
□ Eintages-/Austauschlinsen		

Kontaktlinsenpflegemittel

welche?   □ Nachbenetzung der Kontaktlinsen   welche?

_______________________   _______________________

Benutzung von Kosmetika

□ nein   □ ja   welche?______________ _______________________

□ **Abb. 5.1** **a** Sicca-Fragebogen BVA, **b** SPEED-Fragebogen, **c** McMonnies-Fragebogen. (© Berufsverband der Augenärzte Deutschlands e. V. und © Fa. Tearscience, mit freundlicher Genehmigung)

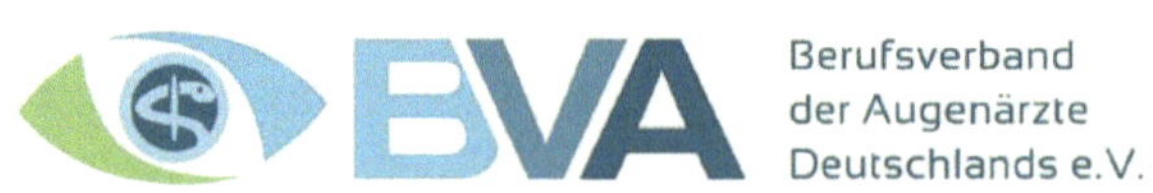

Anamnesebogen „Trockenes Auge"

Besondere Empfindlichkeit gegenüber

☐ Rauch   ☐ Umwelteinflüssen (Sonne/Wind)

☐ Kosmetika   ☐ Klimaanlage, trockene Luft, Luftzug

Sonstige Empfindlichkeiten?

Arbeitsplatzbelastung

☐ Klimaanlage ☐ Beschwerden nur am Arbeitsplatz

☐ Bildschirmarbeit   ☐ Beschwerden nur zu Hause

☐ Staub/Gase/lösungsmitteldämpfe/Luftzug

Sonstige Empfindlichkeiten?

Medikamentöse Vorbehandlung des Auges

☐ ja   ☐ nein   ☐ unklar

welche Augenmedikamente?

Allgemeinerkrankungen

☐ Rheumatoide Arthritis   ☐ Tumorerkrankungen

☐ Zuckerkrankheit (Diabetes)   ☐ Depressive Verstimmung

☐ Schilddrüsenfunktions-   ☐ Trockenheit von
   störung   Mund, Nase, Haut

sonstige /welche Erkrankungen?

Allergien

☐ Pollen   ☐ Lebensmittel

☐ Hausstaub   ☐ Kosmetika

☐ Medikamente

sonstige / welche Allergien?

Allgemeinmedikation

☐ Antihistaminika (Allergiebehandlung)

☐ Diuretika (Wassertabletten)

☐ Psychopharmaka (z.B. Schlaftabletten)

☐ orale Kontrazeptiva (Pille)

☐ Betablocker (Bluthochdruck)

☐ Analgetika (Schmerztabletten)

☐ Anticholinergika (gegen Magengeschwüre oder -krämpfe)

welche Medikamente?

◘ Abb. 5.1   (Fortsetzung)

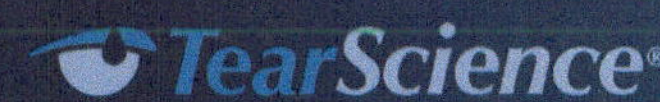

SPEED Fragebogen

(Standard Patient Evaluation Eye Dryness)

Vorname, Nachname: _______________________________   Datum: _____ / _____ / _____

Geburtsdatum: _____ / _____ / _____   Geschlecht: ☐ m ☐ w   ☐ Rechtes Auge ☐ Linkes Auge

Benutzen Sie Augentropfen und/oder Salben?   ☐ Ja ☐ Nein

Wenn ja, welche Tropfen/Salben wenden Sie an und wie oft?

____

Wann haben Sie das letzte Mal Tropfen/Salben angewendet?

____

Tragen Sie Kontaktlinsen?   ☐ Ja ☐ Nein

Welche **SYMPTOME** treten/traten bei Ihnen auf und wann?

Symptome	Heute		Innerhalb der letzten 72 std		Innerhalb der letzten 3 Monate	
	JA	NEIN	JA	NEIN	JA	NEIN
Trockenheit, Sandkorngefühl						
Augenschmerzen, Irritationen						
Augenbrennen/-tränen						
Müde Augen						

Diese **SYMPTOME TRETEN AUF**

☐ wenn ich keine Tropfen/Salben angewendet habe.   ☐ auch wenn ich Tropfen/Salben angewendet habe.

WIE OFT leiden Sie an den Symptomen **TROCKENER AUGEN?**

Bitte kreuzen Sie die Symptome an, wie sie auftreten, wenn Sie **keine** Augentropfen/Salben genommen haben.

Symptome	NIE (0)	MANCHMAL (1)	HÄUFIG (2)	STÄNDIG (3)
Trockenheit, Sandkorngefühl				
Augenschmerzen, Irritationen				
Augenbrennen/ -tränen				
Müde Augen				

WIE SCHWERWIEGEND sind Ihre Symptome?

Bitte kreuzen Sie die Symptome an, wie sie Sie empfinden, wenn Sie **keine** Augentropfen/Salben genommen haben.

Symptome	Keine Probleme (0)	Erträglich Nicht perfekt, aber nicht störend (1)	Missbehaglich Irritierend, beeinflusst aber nicht meinen Tagesablauf (2)	Unangenehm Irritierend, beeinflusst meinen Tagesablauf (3)	Unerträglich Tägliche Aktivitäten können nicht ausgeübt werden (4)
Trockenheit, Sandkorngefühl					
Augenschmerzen, Irritationen					
Augenbrennen/ -tränen					
Müde Augen					

SPEED Ergebnis/Punkte
(Häufigkeit + Schweregrad) = _____________

◼ **Abb. 5.1**   (Fortsetzung)

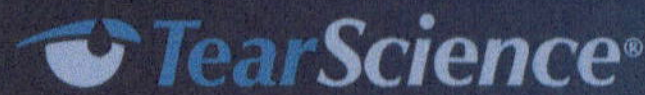

SPEED Fragebogen

(Standard Patient Evaluation Eye Dryness)

Beurteilung durch den untersuchenden Arzt: :

Name:		Patient ID:	
Beurteilung der Meibomdrüsen		Behandlung:	

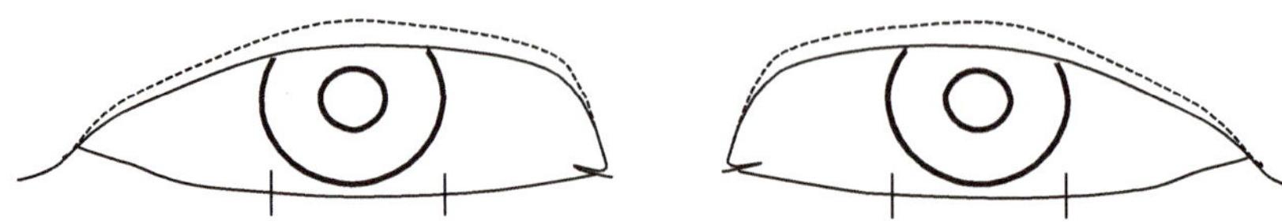

TEMPORAL	ZENTRAL	NASAL		NASAL	ZENTRAL	TEMPORAL
			DRÜSEN			
			SEKRET			
			LIDSCHLAG			

Datum: _____ / _____ / _____

MEIBOMDRÜSEN-SEKRET		
TYP		**FARBE**
Flüssig (3) (2)	Normal – flüssiges Sekr et um Drüsenausgänge während der Beobachtungszeit (10 Sek.) Mäßig – kein flüssiges Sekret während der Beobachtungszeit	Klar-Trüb
Fest (1)	Globulär – festes globuläres Sekret Säulenförmig – Fadenartiges Sekret Obstruktion – Festes Sekret blockiert Drüsenausführgang	Weiß-Gelb
Atrophie (0)	Kein Sekret sichtbar, weder flüssig noch fest Atrophie – Keine Drüsenöffnungen sichtbar Drop Out – Mulden/Dellen an der Lidkante sichtbar	

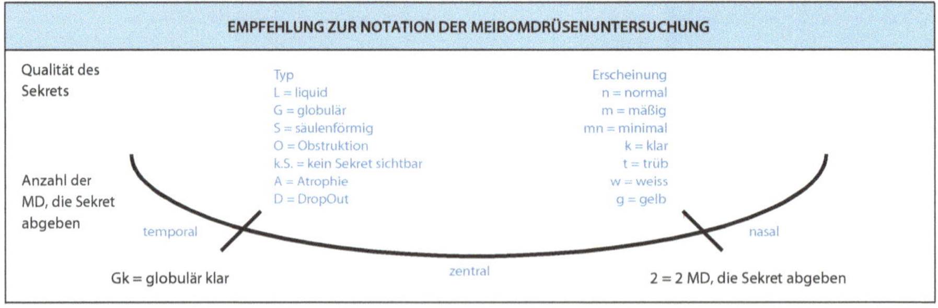

©TearScience.Inc. REV02-07-2014

◼ **Abb. 5.1** (Fortsetzung)

DEWS		
	DRY EYE: DIAGNOSTIC TEST TEMPLATE	
RAPPORTEUR	Barbara Caffery	Date: 22/10/04
TEST	**McMonnies questionnaire**	
TO DIAGNOSE	Presence or absence of dry eye	REFERENCES
VERSION of TEST	[V2]	Mc Monnies 1987
DESCRIPTION	The test is used to screen patients for the possibility of dry eye disease so that the index of suspicion of the practitioner is raised for those at risk and therefore further testing would be performed.	
CONDUCT of TEST	The test is self administered: A questionnaire with 14 questions is given to the patient to fill out. The weighted values for questions are as follows. **Previous treatment** of dry eye: yes=2, no=0, uncertain=1 **Experience of symptoms** : the presence of each symptom=1 **Frequency of symptoms** : never=0, sometimes =1, often=2, constantly=3 **Unusual sensitivity of the eyes** : yes=2, no=0, sometimes=1 **Swimming irritation of the eyes** : yes=2, no=0, sometimes=1 **Alcohol use:** yes=2, no=0, sometimes=1 **Medication side effects:** each medication =1 **Arthritis:** yes=2, no=0,uncertain=1 Mucous membrane dryness: never=0, sometimes=1, often=2, constantly=3 **Thyroid abnormality:** yes=2, no=0, uncertain=1 **Nocturnal lagophthalmos** : yes=2, o=0, uncertain=1 **Waking irritation:** yes=2, no=0, uncertain=1	

◘ Abb. 5.1 (Fortsetzung)

Web Video	NA	
Materials:	A single sheet of paper with the questionnaire on it that includes the weighted scores.	
Variations of technique	Some practitioners may not use the scoring system but just use the answers directly, in their decision making.	
Diagnostic value	This version [v2]: [1987] To discriminate between normals and sicca syndrome. See below for sensitivity Other version [V1]: [1986] Not as good on its own at identifying marginal dry eye.. .	Mc Monnies 1986; 1987.
Repeatability	Intra-observer agreement. [ ] Inter-observer agreement. [ ]	
Sensitivity	**(true positives)** [98%]	
Specificity	**(100 – false positives)** [97%]	
Other Stats	Mc Monnies 1986 refers to a different weighting system for the same questionnaire that was used to discriminate marginal dry eye from normals and more severe dry eye. The authors determined that neither history nor biomicroscopy alone were adequate to determine marginal dry eye. However, using the history to identify the top 10% of total scores, a high level of sensitivity was obtained..	
Test problems	The questionnaire is not good at categorizing the patients as mild, moderate or severe.	

References

McMonnies C, Ho A, Marginal dry eye diagnosis, in Holly F (ed). *The preocular tear film in health, disease and contact lens wear*. 1986, Dry Eye Institute Inc: Lubbock, p 32-38.

McMonnies C, Ho A. Patient history in screening for dry eye conditions. *J Am Optom Assoc* 1987;58(4): 296-301.

McMonnies C. Responses to a dry eye questionnaire from a normal population. *J Am Optom Assoc* 1987;**58**: 588-589.

The McMonnies questionnaire:

Please answer the following by underlining the response most appropriate to you.

Age: under 25 years   25-45 years   over 45 years

Currently wearing: no contact lenses   hard contact lenses   soft contact lenses

◘ Abb. 5.1   (Fortsetzung)

1. Have you ever had drops prescribed or other treatment for dry eye?

   Yes (2)　　No (0)　　Uncertain (1)

2. Do you ever experience any of the following symptoms? (Please underline those that apply to you)

   1. soreness (1)　2. scratchiness (1)　3. dryness (1)　4. grittiness (1)
   5. burning (1)

3. How often do your eyes have these symptoms? (Underline)

   Never (0)　Sometimes (1)　Often (2)　Constantly (3)

4. Do you regard your eyes as being unusually sensitive to cigarette smoke, smog, air conditioning, central heating?

   Yes (2)　No (0)　Sometimes (1)

5. Do your eyes easily become very red and irritated when swimming in chlorinated fresh water?

   Nor applicable　　Yes (2)　No (0) Sometimes (1)

6. Are your eyes dry and irritated the day after drinking alcohol?

   Not applicable　　Yes (2)　No (0)　Sometimes (1)

7. Do you take (please underline) antihistamine tablets (1), antihistimine eye drops(1). diuretics (fluid tablets) (1), sleeping tablets (1), tranquilizers (1), oral contraceptives (1), medication for duodenal ulcer (1) or digestive problems (1) or for high blood pressure (1) or ___________ (1)

8. Do you suffer from arthritis?

   Yes (2)　No (0)　Uncertain (1)

9. Do you experience dryness of the nose, mouth, throat, chest or vagina?

   Never (0)　Sometimes (1)　Often (2)　Constantly (3)

10. Do you suffer from thyroid abnormality?

    Yes (2)　No (0)　Uncertain (1)

11. Are you know to sleep with your eyes partly open?

Yes (2)　No (0)　Uncertain (1)

12. Do you have eye irritation as you wake from sleep?

    Yes (2)　No (0)　Uncertain (1)

◘ Abb. 5.1　　(Fortsetzung)

— **Bindehaut: Gefäßinjektion, lidkantenparallele konjunktivale Falten (LIPCOF), Narben, Zysten, Symblephara, Konkremente**

LIPCOF (◘ Abb. 5.3, ◘ Tab. 5.4)
Lidkantenparallele konjunktivale Falten sind Ausdruck erhöhter Reibungskräfte zwischen den Augenlidern und der Bindehaut. Veränderungen der Bindehaut und Störungen von Lipid-, Muzin- oder wässriger Tränenfilmphase können ursächlich sein. LIPCOFs sind in allen 4 Quadranten parallel zu den hinteren Lidkanten nachweisbar, die temporal untere Lidkante wird zur Bestimmung der LIPCOF-Ausprägung gewählt.
Mit einem positiven prädiktiven Vorhersagewert von 93,1 % sind sie ein sicheres Zeichen zur Diagnostik des trockenen Auges. Allerdings liegen LIPCOFs nicht bei allen Patienten mit Sicca-Syndrom vor. LIPCOFs sind objektiv beschreibbar mittels OCT-Scans.

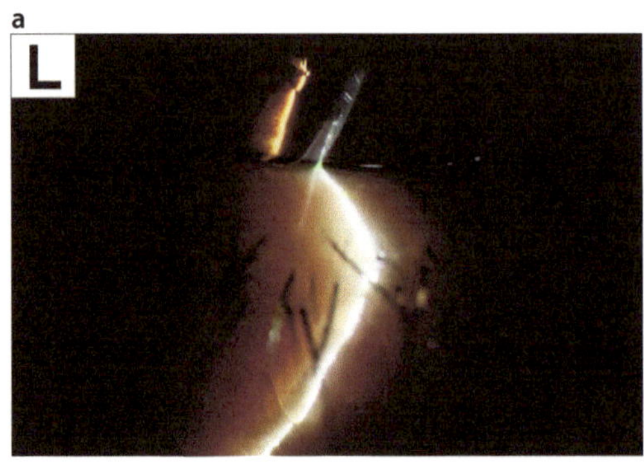

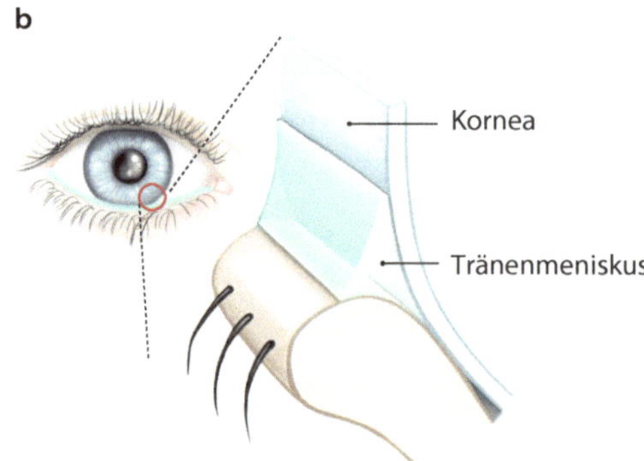

Abb. 5.2   a Tränenmeniskus. (© Karsten Bronk, mit freundlicher Genehmigung) und **b** Tränenmeniskus schematisch

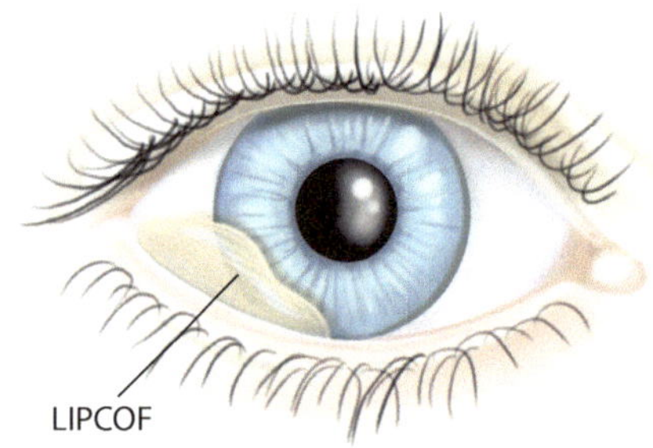

Abb. 5.3   LIPCOF schematisch

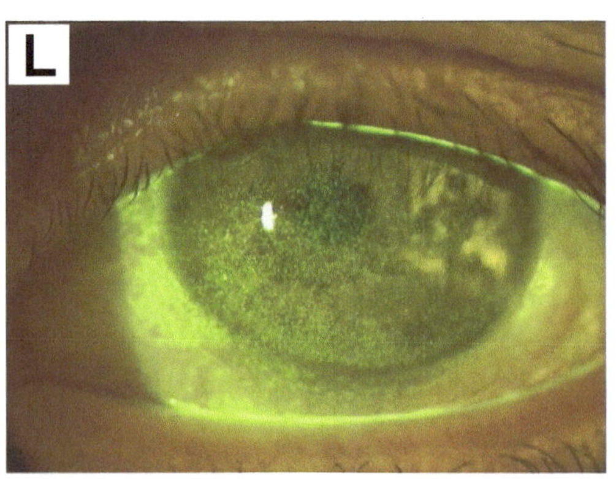

Abb. 5.4   Keratitis superficialis punctata. (© Karsten Bronk, mit freundlicher Genehmigung)

- Hornhaut: klar, spiegelnd, Narben, Transparenz, Vaskularisation, Ulzera, Dellen, Epitheldefekte (z. B. Keratitis superficialis punctata, **Abb. 5.4**), muköse Plaques, Fädchenbildung (Keratitis filiformis)

5.2 Standarddiagnostik

Mittels einfacher Hilfsmittel lässt sich die Grunddiagnostik in jeder augenärztlichen Praxis mit der vorhandenen apparativen Basiseinrichtung erweitern. Somit ist es möglich, die Diagnostik des Sicca-Syndroms weiter zu verfeinern und zu spezifizieren.

5.2.1 Tränenfilmaufreisszeit

- BUT = Break-Up-Time
- Standardtest zur Messung der Tränenfilmqualität
- nach Fluoreszeingabe in den unteren Bindehautsack ohne topische Anästhesie: Messung der Zeit, nach der Tränenfilm aufbricht (sichtbar an dunklen Flecken auf sonst grüner Hornhaut an Spaltlampe im blauen Licht, sog. „dry spots", Trockenstellen, **Abb. 5.5**)
  - leichtes Blinzeln nach Einträufeln für bessere Verteilung, dann Aufforderung, das Blinzeln aktiv zu unterdrücken
  - Messung der Zeit zwischen letztem Lidschlag und Auftreten von „dry spots" bei direkt fokaler Beleuchtung und geringer Vergrößerung
  - stark pathologisch: <5 s; pathologisch = 5–10 s; normal >10 s (Mittelwert nach 3-maliger Messwiederholung)

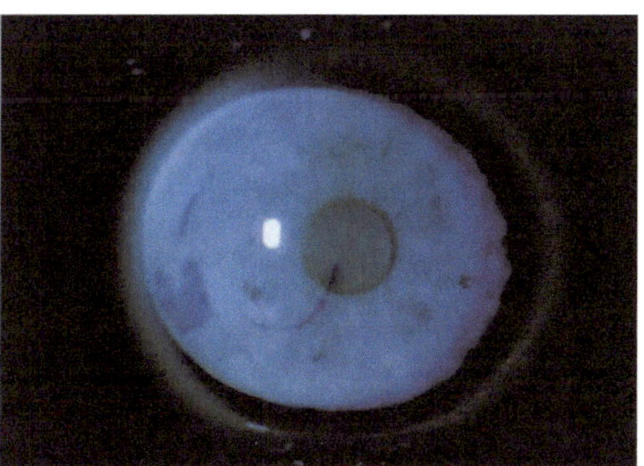

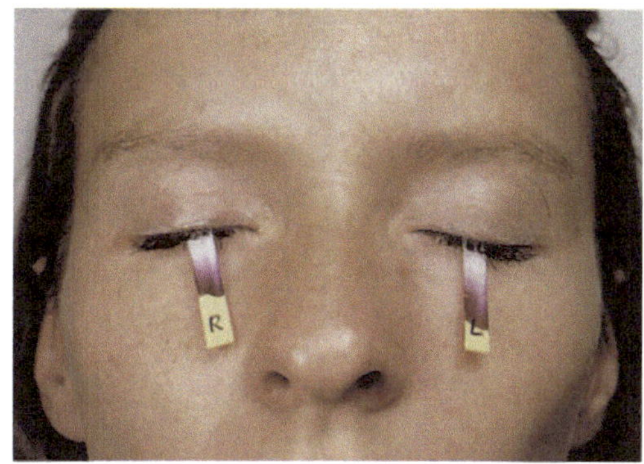

Abb. 5.5 Tränenfilmaufriss, kommaförmiges Areal parazentral, fleckförmige „dry spots". (Aus Krieglstein G, Jonescu-Cuypers C, Severin M: Atlas der Augenheilkunde. Springer-Verlag Berlin Heidelberg 1999)

Abb. 5.6 Schirmer-Test. (Aus Krieglstein G, Jonescu-Cuypers C, Severin M: Atlas der Augenheilkunde. Springer-Verlag Berlin Heidelberg 1999)

— pathologische BUT bei Störungen der Lipid- oder Muzinphase des Tränenfilms

BUT-Ergebnisse
Der positive prädiktive Wert der BUT liegt bei 25–33 %, Sensitivität bei 72 %, Spezifität bei 62 %. Die Tränenfilmaufreißzeit muss stets **vor** der Oberflächenfärbung mit Vitalfarbstoffen und **vor** dem Schirmer-1-Test durchgeführt werden, vorher auch keine Applanationstonometrie durchführen und keine Meibomdrüsendiagnostik, um Ergebnisverfälschungen zu vermeiden. Sollte der Tränenfilm immer an einer identischen Stelle aufreißen, muss an eine Epitheliopathie gedacht werden, die BUT ist eher nicht verwertbar.
Schnelle Auflösung der Fluoreszenz weist auf hohe Tränenfilmerneuerungsrate hin, hingegen eine längere Fluoreszenzerscheinung auf eine geringe Tränenfilmerneuerungsrate, welche zu Ablagerungen bei Kontaktlinsenträgern führen kann.

5.2.2 Tränensekretionsteste

— dienen der Abschätzung von Reflex-, Basal- und Reizsekretion der (akzessorischen und Haupt-)Tränendrüse
— Schirmer-Test (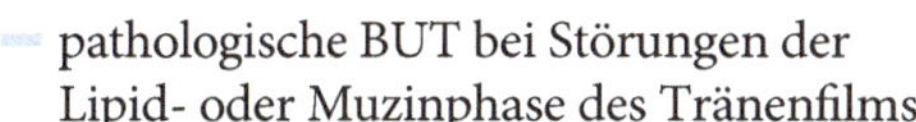 Abb. 5.6): Anfeuchtung eines trockenen, genormten Filterpapierstreifens (5 × 35 mm, Whatmann Nr. 41)
  – Schirmer-1-Test: Reflexsekretion und Basalsekretion, vorne umgeknickten Streifen ohne Oberflächenanästhesie in untere temporale Lidkante legen, Blick des Patienten geradeaus, leicht oben,

Ablesen der angefeuchteten mm nach 5 min
Verstärkte Reflexsekretion durch Reibung des Filterpapiers.
  – Norm: ≥10 mm; pathologisch: <5 mm; >35 mm = Hypersekretion (z. B. bei hyperevaporativer Benetzungsstörung)
— Schirmer-2-Test: Bestimmung der Reflexsekretion, topische Oberflächenanästhesie, nach Einlegen (1 min nach Lokalanästhesie) des Teststreifens erfolgt Stimulation der Nasenschleimhaut zur Reizung des 2. Trigeminusastes mittels Baumwolltupfer, Blick des Patienten geradeaus, leicht oben, Ablesen des befeuchteten Teststreifens nach 2 min
  – Norm: ≥10–15 mm; pathologisch: <10–15 mm
— Jones-Test: Messung der Basalsekretion der akzessorischen Tränendrüsen, topische Oberflächenanästhesie, Einlegen (1 min nach Lokalanästhesie) des Teststreifens, Patient hält Lider locker geschlossen, Ablesen des befeuchteten Teststreifens nach 5 min
  – Norm: ≥10–15 mm; pathologisch: <5 mm
— Phenolrot-Fadentest nach Hamano: Abgrenzung evaporativ trockenes Auge von Tränenmangel

- 3 mm langer Teil eines 7,5 cm langen Baumwollfadens (mit pH-sensitivem Phenolrot getränkt) in laterales 1/3 der Lidkante hängen, ohne Oberflächenanästhesie
- Patient schließt 15 s die Augen
- Messung der verfärbten Fadenlänge
- misst bei weniger Reflexsekretion eher die basale Ruhesekretion
- Norm: 10–30 mm; pathologisch: <10 mm

Aussagekraft

Schirmer-1-Test: Sensitivität von 25 % und Spezifität von 90 %, große Ergebnisstreubreite, mangelhafte Wiederholbarkeit, positiver Vorhersagewert von 45 %.
Schirmer-2-Test: seltene Anwendung, da unangenehm für Patienten.
Jones-Test: Ausschluss paradoxer Epiphora (Reflexhypersekretion der Tränendrüse bei normalem Testergebnis); hohe Ergebnisstreubreite, positiver Vorhersagewert von 30 %.
Phenolrot-Fadentest: Sensitivität und Spezifität ≥80 %, positiver Vorhersagewert von 45 %, allerdings bei hoher Ergebnisstreubreite.

> **Der Schirmer-1-Test kann bei hyposekretorisch trockenem Auge absolut geringer sein als beim hyperevaporativ trockenen Auge, da bei Affektion der Tränendrüse die reflektorische Tränensekretion vermindert ist. Bei MDD ist eher die BUT vermindert.**

5.2.3 Vitalfarbstoffe

- Fluoreszein: Anfärbung von Oberflächendefekten des Hornhautepithels oder der Bindehaut, beim Sicca-Syndrom häufige Anfärbung im unteren 1/3 oder im Lidspaltenbereich (pathologisch: mehr als 10 anfärbbare Loci), die Defekte leuchten gelbgrün im blauen Licht, hellgelb bei vorgeschaltetem Orangefilter
  - Verwendung finden farbstoffimprägnierte Papierstreifen (Anfeuchtung vor Verwendung!)

- konservierungsmittelfreier Farbstoff aus Einzeldosis-Tropfbehältern zum Einträufeln in den Bindehautsack
- auch Verwendung bei BUT und Beurteilung des Kontaktlinsensitzes
- Anfärbung des Tränenmeniskus: methodenbedingt fällt Tränenmeniskushöhe größer aus als bei Nativuntersuchung
- Verwendung bei BUT (Break-Up-Time, Tränenfilmaufreißzeit)

> **Inkompletter Lidschlag (◘ Abb. 5.7): Beobachtung des fluoreszeingefärbten Tränenfilms an der Spaltlampe am Übergang vom Meniskus zum präkornealen Tränenfilm; nur bei kompletten Lidschlägen ist ein homogener fluoreszeingefärbter Tränenfilm sichtbar. Mehr als 5 % inkompletter Lidschläge fördern eine Benetzungsstörung. Komplette Lidschläge können bewusst trainiert werden.**

- Bengalrosa: 1 %iger Farbstoff, der devitalisierte und keratinisierte Zellen färbt, beim Sicca-Syndrom meist in unterer Hälfte von Horn- und Bindehaut, auch Mukus- und Schleimpartikel werden angefärbt
  - Beurteilung im weißen oder rotfreien (grünen) Licht

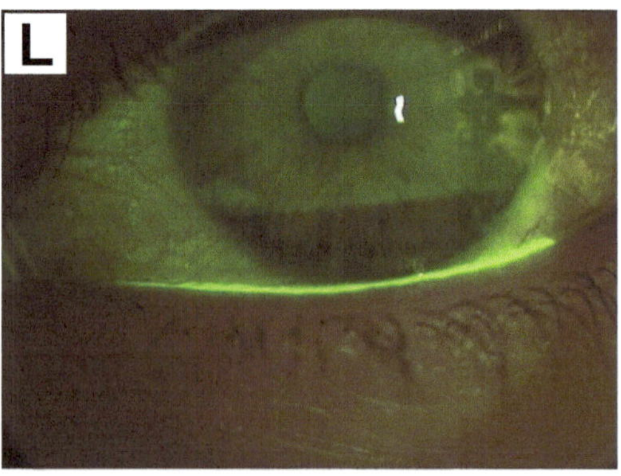

◘ **Abb. 5.7**   Inkompletter Lidschlag. (© Karsten Bronk, mit freundlicher Genehmigung)

- Auswertungsschema nach van Bijsterveld, NEI-Klassifikation, CLEK-Schema, Oxford-Grading-Schema (■ Abb. 5.8, 5.9, 5.10 und 5.11, ■ Tab. 5.5)

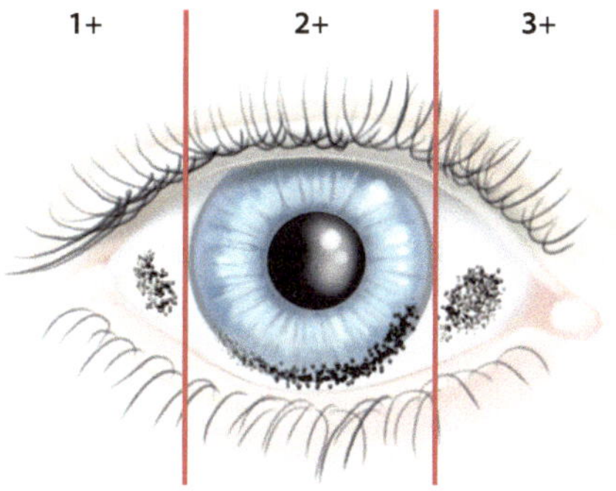

■ Abb. 5.8 van-Bijsterveld-Auswertungsschema

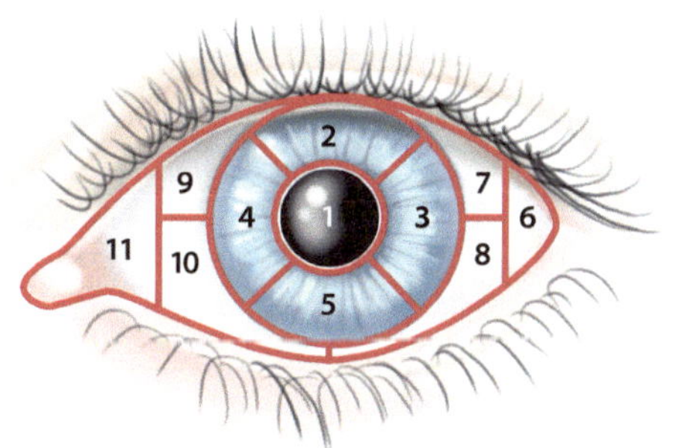

■ Abb. 5.9 NEI-Klassifikation

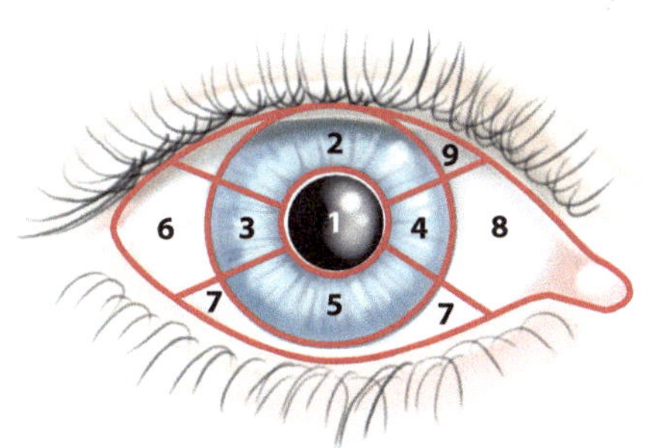

■ Abb. 5.10 CLEK-Schema

- längeres Bestehen der Anfärbung macht Ausspülung mit 0,9 % NaCl-Lösung sinnvoll
- Lissamingrün: 1 %iger Farbstoff, Anfärbemuster wie Bengalrosa, besser verträglich
  - volle Beurteilbarkeit nach 1–4 min nach Eintropfen
  - verfügbar auch als Filterstreifen
  - Beurteilung in weißem oder rotfreiem Licht

Vitalfärbung bei MDD
Die Öffnung der Meibomdrüse liegt vor der Marx'-schen Linie (Haut-Schleimhaut-Grenze). Diagnostisch ist diese Linie anfärbbar mittels Vitalfarbstoffen wie Fluoreszein, Lissamingrün oder Bengalrosa (bessere Anfärbbarkeit bei Kombination von 2 % Fluoreszein und 1 % Lissamingrün).
Wandert die Marx'sche Linie nach vorn (über die Meibomdrüsenöffnungen), so zeigt sich eine reduzierte Meibomdrüsenfunktion.

Aussagekraft
Der positive prädiktive Wert des Anfärbetests der Augenoberfläche mit Vitalfarbstoffen liegt bei 30–31 %. Im Gegensatz zu Bengalrosa und Lissamingrün bleibt die Leuchtkraft von Fluoreszein im blauen Licht nur kurze Zeit nach dem Eintropfen bestehen, es ist gut verfügbar und gut verträglich. Bengalrosa brennt und wird daher gern mit Oberflächenanästhesie verwendet. Aufgrund seiner Toxizität wird heute häufig lieber Lissamingrün verwendet. Der positive prädiktive Wert der Tränenmeniskushöhenbestimmung liegt bei 30 %, Sensitivität bei 89 %, Spezifität bei 78 %.

5.2.4 Hornhautsensibilität/ Ästhesiometrie

- verminderte Hornhaut-Sensibilität führt oft zur Keratokonjunktivitis sicca (KCS), ebenso vermindert eine lang bestehende KCS die HH-Sensibilität
- neurogene Tränendrüsenhyposekretion der wässrigen Phase durch Blockade des afferenten, sensorischen Reflexbogens zum ZNS
- Durchführung stets beidseits und im Seitenvergleich

Auswertung der Fluoreszein- (HH-Beurteilung) bzw. Bengalrosa-/Lissamingrün- (BH-Beurteilung) Färbung

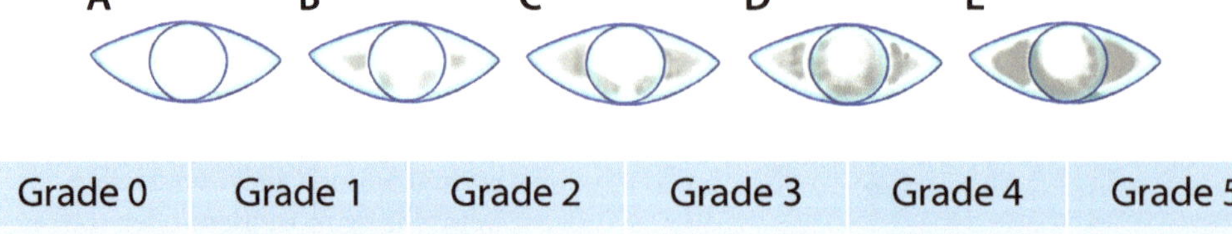

◱ Abb. 5.11   Oxford-Grading-Schema

- qualitativ: mittels ausgezogenen Watte-tupfers und Vergleichs der Blinzelreaktion oder Sensibilitätsangabe des Patienten R/L
- quantitativ: Ästhesiometer
- Ursachen: Exophthalmus, Sjögren-Syndrom, KL-Tragen, topische Betablocker (auch systemisch), Carboanhydrasehemmer, NSAID, Anästhetika, HSV-Infektion, okulärer Herpes Zoster, PRK, LASIK, Trigeminusläsionen, okuläres Schleimhautpemphigoid, Diabetes, Alter, Keratopathia neuroparalytica, Steroideinnahme, Analgetikaeinnahme, Vitamin-A-Mangel, Alkohol- oder Rauschgiftabusus

5.3   Spezialdiagnostik

Die Spezialdiagnostik erfordert meist Analysen mittels spezieller Apparate. Viele der Ergebnisse erlauben eine objektive Analyse mit Graduierung der Schwere der erhobenen Befunde. Sie liefern über die Grunddiagnostik (als Basis zur folgenden Sicca-Therapie) hinausgehende Messergebnisse für eine gut dokumentierbare Diagnostik.

5.3.1   Messung der Tränenfilmosmolarität

- Osmolarität: Gehalt einer Flüssigkeit an darin gelösten Teilchen
- Isoton: 270–310 mOsmol/l
- Hypoton (hypoosmolar): <270 mOsmol/l
- Hyperton (hyperosmolar) >310 mOsmol/l
- Osmolarität des Tränenfilms korreliert mit Schweregrad des Sicca-Syndroms
- >8 mOsmol/l Schwankungen Tränenfilmosmolarität: instabiler Tränenfilm → Hinweis auf Sicca-Syndrom

Werte
Der Normalwert der Tränenfilmosmolarität liegt bei ca. 300 mOsmol/l, bei Keratokonjunktivitis sicca kann sie auf 330 mOsmol/l erhöht sein. Hyperosmolarität ist Ausdruck eines Ungleichgewichts zwischen Tränenproduktion und Verdunstung. Hyperosmolarität reizt die kornealen Nervenendigungen und führt zur Entzündungskaskade mit konsekutiver Apoptose von Becher- und Epithelzellen. Die Sensitivität und Spezifität der Bestimmung der Tränenfilmosmolarität liegen bei ca. 91–94 %, der positive Prädiktive Wert bei ca. 86 %.

5.3.2   Prüfung der Meibomdrüsen

- Meibomian Gland Evaluator (Fa. Tear Science):
  - standardisierte Untersuchungsoption
  - konstante Druckausübung (ähnlich der beim Blinzeln auf die Meibomdrüsen ausgeübten Kraft) auf definierter Lidrandfläche für 10–15 s an 3 Bereichen des Unterlids (◱ Abb. 5.12)
  - Ergebniseintragung in standardisiertes Untersuchungsprotokoll mit Anzahl der Sekretabgebenden Meibomdrüsen (◱ Tab. 5.6, 5.7 und 5.8), Sekretmenge, -typ, -qualität (Farbe, Konsistenz, Form)

■ **Tab. 5.5** Vergleich der Auswertungsschemata für Bindehaut- und Hornhautanfärbung mittels Vitalfarbstoffen

Van-Bijsterveld-Schema

Das Van-Bijsterveld-Auswertungsschema ist das älteste Schema für die Bewertung der Anfärbungsbefunde

Vorteil	Nachteil	Beurteilte Zonen	Grade pro Areal	Maximalwert
– Übersichtlichkeit – Leicht erlernbar	– Geringe Differenzierung	3: nasale und temporale Bindehaut, Hornhaut	4: 0–3 Punkte	9

Anmerkung: pathologisch ab 3,5; Sensitivität = 95 %, Spezifität = 96 %

National-Eye-Institute-Schema

Das NEI-Auswertungsschema führte eine detaillierte topografische Einteilung des Auges ein

Vorteil	Nachteil	Beurteilte Zonen	Grade pro Areal	Maximalwert
– Differenziertere Bewertung	– Komplexes System mit größerem Aufwand bei der Auswertung	11: 2 × 3 Bindehaut- und 5 Hornhaut-Zonen	4: 0–3 Punkte	33

CLEK-Schema

Das CLEK-Auswertungsschema ist eine Abwandlung des NEI-Schemas und geeignet für die Auswertung von FL sowie BR- und LG-Färbungen

Vorteil	Nachteil	Beurteilte Zonen	Grade pro Areal	Maximalwert
- Differenzierte Auswertung der BH und Hornhaut-Anfärbung	- Komplexes System mit größerem Aufwand bei der Auswertung	9: 4 Bindehaut- und 5 Hornhaut-Zonen	5: 0–4 (in 0,5er Einteilung)	36

Oxford-Grading-Schema

Der Befund wird in 6 Sicca-Stadien eingestuft, entsprechend des Einfärbemusters im Vergleich mit Beurteilungstafeln. Geeignet für Anfärbungen mit Fluoreszein-Natrium, Bengalrosa oder Lissamingrün

Vorteil	Nachteil	Beurteilte Zonen	Grade pro Areal	Maximalwert
– Leicht einsetzbar, schnell zu erlernen		3: nasale und temporale Bindehaut, Hornhaut	6: 0–5	15

Anmerkung: pathologisch ab Stadium 2, Stadium 0 ist normal, Stadium 1 ist grenzwertig

— weniger als 5 von 24 Drüsen mit Sekretion spricht für Meibomdrüsenstörung

— Meiboskopie:
  — mittels Infrarotlicht werden Ausfälle, Verkürzungen, morphologische Veränderungen am ektropionierten Lid sichtbar
  — direkter Kontakt mit Untersuchungsgerät

— Meibographie:
  — Phoenix-Videokeratograph, bon-Optik; LipiView®, Fa. Tear Science
  — Infrarotphotograpie oder -videographie
  — Non-Kontaktmethode am ektropionierten Lid
  — Schweregradeinteilung möglich
  — Messung des Anteils der Meibomdrüsenausfälle (■ Abb. 5.13)

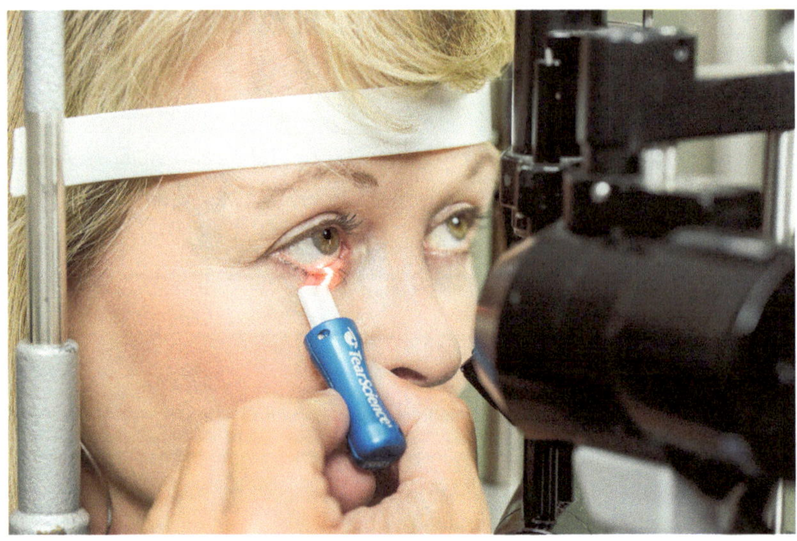

■ **Abb. 5.12**   Meibomian Gland Evaluator – Sekretprüfung der Meibomdrüsen. (© Fa. Tearscience, mit freundlicher Genehmigung)

■ **Tab. 5.6**   Klassifikation der Expression des Meibomdrüsensekrets

Art der Expression	Anwendung	Klassifikation
Manuelle Expression mit der Fingerkuppe	Expressionsfähigkeit	Grad 0: mit leichtem Druck möglich Grad 1: mit mittlerem Druck möglich Grad 2: mit starkem Druck möglich Grad 3: nicht möglich
	Eigenschaft des Sekrets	Grad 0: klar Grad 1: trüb Grad 2: trüb, körnig Grad 3: verdickt
Expression mit standardisiertem Druck	Eigenschaft des Sekrets	Grad 0: klar, wenige Partikel Grad 1: milchig mit normaler Viskosität Grad 2: milchig mit erhöhter Viskosität Grad 3: pastenartig

■ **Tab. 5.7**   Klassifikation der Non-Kontakt-Meibographie

Anwendung	Klassifikation
Untersuchung der Meibomdrüsen hinsichtlich morphologischer Veränderungen	Grad 0: keine Ausfälle Grad 1: Weniger als 25 % der Drüsen sind ausgefallen Grad 2: Weniger als 75 % der Drüsen sind ausgefallen Grad 3: Mehr als 75 % der Drüsen sind ausgefallen

◘ Tab. 5.8 Sicca-Symptomwahrscheinlichkeit in Abhängigkeit von der Anzahl offener Meibomdrüsen

Druckausübungs-methode	Geprüfter Unterlid-Bereich	Anzahl offener Meibomdrüsen	Sicca-Symptom-Wahrscheinlichkeit
Finger	Gesamtes Unterlid	>= 10 von insg. 24	Gering
MGE n. Korb	Zentrales Unterlid	>= 3 von insg. 6–8	Gering
MGE n. Korb	Gesamtes Unterlid	>= 6 von insg. 24	Gering
MGE n. Korb	Gesamtes Unterlid	<= 4 von insg. 24	Hoch

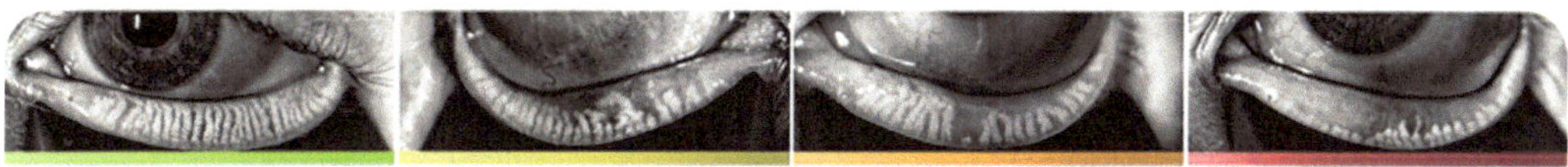

◘ Abb. 5.13 Meibographie: Drop-out von Meibomdrüsen. (© Lipiview®, Fa. Tearscience, mit freundlicher Genehmigung)

- Meibometrie:
  - Ermittlung der Menge des Meibums im Reservoir auf Lidrand
  - Andrücken eines Kunststoffbandes auf Lidrand
  - Quantifizierung der Lipidmenge mittels photometrischer Messungen
  - Norm: 300 ± 121; pathologisch: $127{,}24 \pm 24{,}4$ (optische Dichteeinheiten)

Reservekapazität

Etwa 30-mal mehr Volumen des Öls der Lipidschicht befindet sich im Lidrandreservoir als auf dem Tränenfilm notwendig. Diese hohe Reservekapazität könnte erklären, warum ein Ausfall mehrerer Meibomdrüsen häufig keine Symptomatik verursacht und somit lange unentdeckt bleibt. Allerdings entsteht durch die Drüsenverstopfung eine chronische Druckatrophie der Drüsen, welche eine reduzierte Ölproduktion im Verlauf nach sich zieht.

5.3.3 Video-keratographische Bildanalyse

- verfügbar sind Module für Meibographie, Tränenfilmanalyse, Lidschlaganalyse, Hornhautbefundung etc.

- Lidschlaganalyse:
  - mittels LipiView® (Fa. Tears Science Inc.) Analyse von Lidschlagdauer, -frequenz, -intervall
  - Berechnung des „Ocular Protection Index" mithilfe der non-invasiven BUT (NIBUT) → Expositionsrisikoabschätzung
  - „Partial Blink ratio" als Anteil inkompletter Lidschläge in %: minimal: 0–20 %; mäßig: 20–40 %; schwer: 40–60 %; sehr schwerwiegend: 80–100 %
- non-invasive BUT (NIBUT):
  - Bestimmung des Tränenfilmaufreißens mittels Kaltlicht (Tearscope, Fa. Keeler, Polaris, bon-Optik)
  - Projektion eines Rasters auf Hornhaut
  - NIBUT = Zeit zwischen letztem vollständigen Lidschlag und Auftreten eines gestörten Rasters auf HH-Oberfläche
  - Messung allerdings untersucherabhängig, kein Fluoreszein nötig
- non-invasive Keratograph-BUT (NIKBUT oder NITBUT):
  - Bestimmung des Tränenfilmaufreißens mittels Kaltlicht oder Infrarotlicht

(Antaris ■ Abb. 5.14, bon-Optik; Keratograph K5M, Fa. Oculus)
- Veränderung der Placido-Projektionsringe auf Hornhautoberfläche werden gemessen sowohl das erste Auftreten einer Verformung, als auch Verformung mehrerer Kreissegmente
- zeitliche und örtliche Zuordnung auf farbkodierter Grafik
- untersucherunabhängige Methode, kein Fluoreszein nötig

NIBUT/NIKBUT
- genauere, reproduzierbarere Messergebnisse als an Spaltlampe, kein Fluoreszein nötig, welches Tränenfilmdestabilisierung bewirkt
- NORM: ≥20 s (40–60 s), pathologisch ≤10 s
- Sensitivität von 83 %, Spezifität von 85 %, positiver Vorhersagewert von 49 %

- Video-Meniskometrie:
  - am Videobild eines Keratographen wird mittels normiertem Lineal Tränenmeniskushöhe und Tränenmeniskusradius vermessen
  - bei Option von Infrarotlicht: kaum Einfluss der Reflexsekretion
  - Abschätzung Tränenfilmvolumen

- genauer als Messmethode an Spaltlampe
- normaler Tränenmeniskusradius: 0,3; Pathologisch: ≤0,25
- pathologische Tränenmeniskushöhe: <0,2 mm
- die Messung der Tränenmeniskushöhe ist ebenso mittels SD-OCT möglich
- Messung der Tränenfilmdynamik:
  - Aufzeichnung einer Videosequenz
  - standardisierte weiße LED-Beleuchtung an konstantem Messort der Hornhaut
  - Beurteilung der Fließgeschwindigkeit durch Beobachtung der Bewegung der Tränenfilmpartikel
  - noch keine automatische Beurteilung von Geschwindigkeit und Dynamik möglich

> **Ocular Protection Index (OPI)**
> - **Augenschutzindex als Ausdruck des Expositionsrisikos der Augenoberfläche**
> - **normale BUT = 10–15 s; normale Blinzelfrequenz = 10–15/min; Blinzelintervall (BI) somit: 4–6 s**
> - **OPI = BUT/BI = 2,5 bis 8,75**

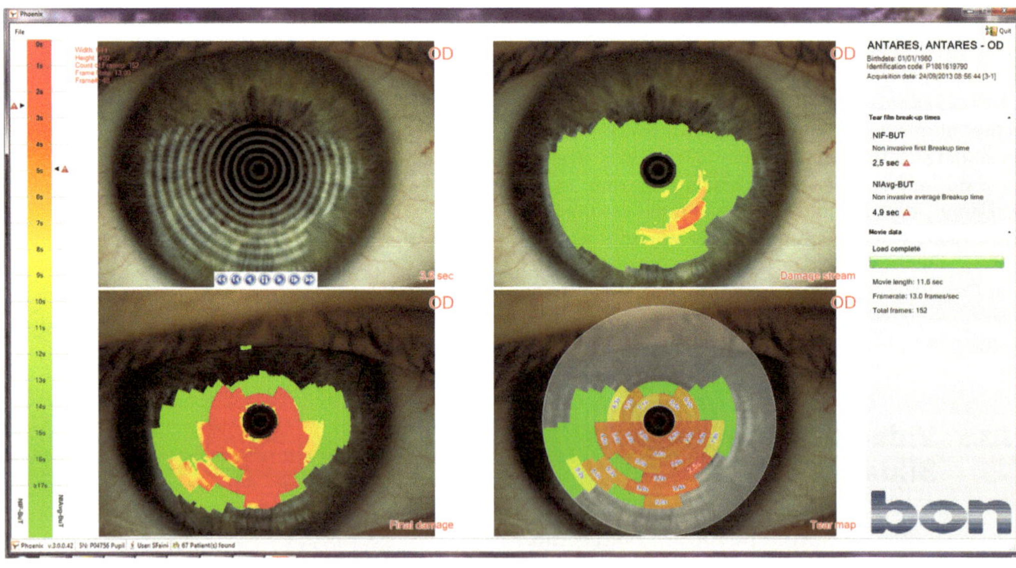

■ **Abb. 5.14**   Non-invasive Keratograph-BUT mittels Antares Keratographen, bon-Optik. (© Fa. bon Optic, mit freundlicher Genehmigung)

=== pathologisch: OPI <1 (durch hohe
Tränenfilminstabilität oder langes
Blinzelintervall)

5.3.4 Interferometrie

— mittels Kaltlichtquelle:
- mittels Polaris Tearscope, Fa. Bon-Optik; Keratograph 5M, Oculus
- an Beobachtungseinheit der Spaltlampe anbringbar
- Beobachtung der Lipidkomponente dynamisch zwischen Lidschlägen
- Beurteilung der Interferenz-erscheinungen, -struktur, -farben
- Interferenzfarben: dicke Lipidschicht
- kein farbiges Muster, aber wellige Strukturen: normale oder kritische Lipid-schichtdicke
- weiß oder grau, ohne Strukturen: dünne Lipidkomponente
— mittels Interferometer:
- mittels LipiView®, Fa. Tear Science
- objektive, untersucherunabhängige Beurteilung der Lipidkomponente
- dynamisch/kinetische Analyse
- je dicker die Lipidkomponente, desto farbiger das Interferenzmuster (◘ Abb. 5.15)
- NORM: >70 nm

Beispiele
Beispiel 1: verdünnte Lipidschicht, normaler Schirmer-1-Test, erniedrigter Tränenmeniskus, erhöhte Tränenfilmosmolarität: eher hyperevaporative Keratokonjunktivitis sicca (häufig durch Meibomdrüsendysfunktion)

Beispiel 2: verdünnte Lipidschicht, erniedrigter Schirmer-1-Test, erniedrigter Tränenmeniskus, erhöhte Tränenfilmosmolarität: eher hyposekretorisch-hypovolämische Keratokonjunktivitis sicca

5.4 Labor-/mikroskopische Diagnostik

Die Komplexität dieser Untersuchungen und der Aufwand führen meist dazu, dass diese Untersuchungen im Auftrag durchgeführt werden und nicht routinemäßig in der Praxis.

5.4.1 Farnkrauttest

— Kristallisation von Tränen auf einer Glasplatte → muzinbedingtes Farnkrautphänomen
— Durchführung: Konjunktivalsekret mittels Mikropipette aus Bindehautumschlagsfalte entnehmen und auf Objektträger austrocken lassen → Beurteilung unter dem Mikroskop bei 40–100-facher Vergrößerung
— Beurteilung nach Dichte, Gleichmäßigkeit, Verzweigungseigenschaften (Klassifikation nach Rolando (◘ Tab. 5.9)
— Farnkrautmuster entsteht abhängig vom Protein-Gehalt im Verhältnis zur Osmolarität

> **Der positive prädiktive Wert des Farnkrauttests liegt bei 40 %, die Sensitivität bei 94 % und die Spezifität bei 75 %.**

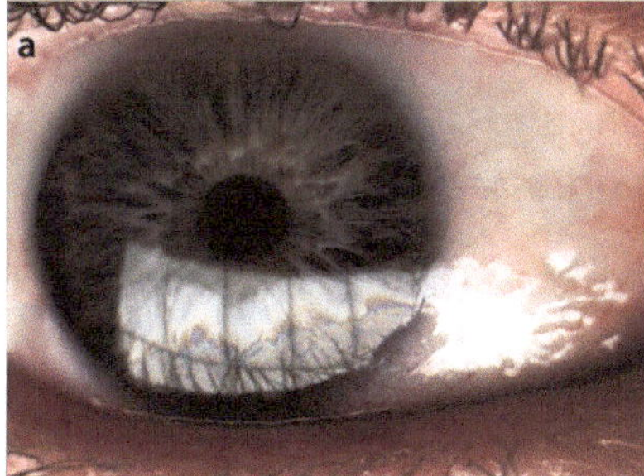
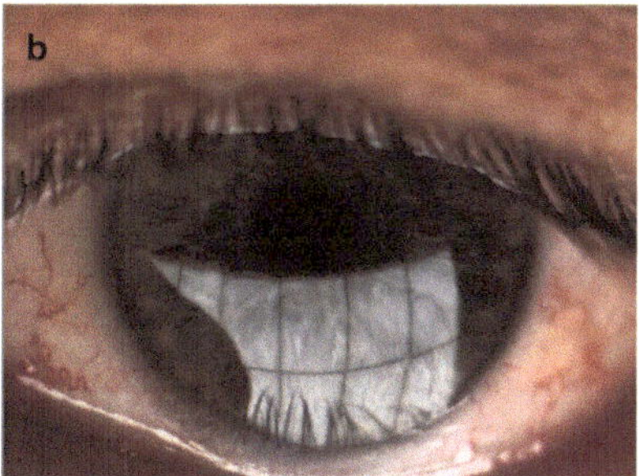

◘ **Abb. 5.15** Interferometrie mittels LipiView®. **a** Normale Lipidschichtdicke (100 nm). **b** Verdünnte Lipidschicht (35 nm). (© Fa. Tearscience, mit freundlicher Genehmigung)

◻ Tab. 5.9	Klassifikation des Farnkrautphänomens nach Rolando	
Stufe	**Befund mit Lichtmikroskop**	**Beurteilung**
Grad 1	Farne zeigen sich gleichförmig und großflächig mit vielen großen, spitzwinkligen Verzweigungen und gefiederten Enden	Normalwert
Grad 2	Farne zeigen sich gröber mit kleineren Lücken und noch vielen meist rechtwinkligen Verzweigungen	Grenzwert ($<0,06$ mm^2/µl)
Grad 3	Farne zeigen sich sehr grob und unvollständig mit großen Lücken bei verkleinerten Kristallen	Pathologischer Befund
Grad 4	Farne zeigen sich stark reduziert in verteilten Kristallresten oder die Farnkrautbildung fehlt vollständig	Pathologischer Befund

5.4.2 Bindehautimpressionszytologie

- mittels Nitrozellulosefilter wird ein „Abklatschpräparat" der bulbären Bindehaut gewonnen (oberflächliche Epithellage), mind. 3–5 mm Abstand zum Hornhautlimbus
- nach PAS-Färbung erfolgt zytologische Beurteilung nach:
  - squamöse Metaplasie
  - Becherzellverlust
  - Entzündungszellen
  - Kern-Zytoplasma-Relation
- Zellkernveränderungen → gehäuft „snakelike chromatin" (snakes) bei Keratokonjunktivitis sicca
- pathologisch: Stadien ≥ 1 (◻ Tab. 5.10).

5.4.3 Tränenproteinbestimmung

- insbesondere Lysozym und Lactoferrin sind relevante Enzyme, werden von der Tränendrüse produziert und wirken bakteriostatisch
- Bestimmung mittels ELISA (Enzyme Linked Immunoabsorbent Assay)-Verfahren möglich

◻ Tab. 5.10	Stadieneinteilung impressionszytologischer Befunde	
Stadium	**Beschreibung**	**Kern-Zytoplasma-Relation**
0	Konjunktivale Becherzellen zeigen sich zahlreich, Epithelverband ist zusammenhängend, Epithelzellen sind klein, rund und zahlreich, keine Zelldesquamation	1:1
1	Konjunktivale Becherzellen zeigen sich vermindert, Epithelzellverbund ist weniger zusammenhängend, Epithelzellen sind vergrößert	1:3
2	Konjunktivale Becherzellen zeigen sich weiter vermindert, Epithelzellen zeigen sich einzeln, vergrößert und polygonal, einsetzende Keratinisierung (Metaplasie)	1:4–1:5
3	Konjunktivale Becherzellen bleiben aus, Epithelzellen zeigen sich nur noch vereinzelt zusammenhängend, wobei pyknotische Zellkerne oder schlangenförmig kondensiertes Zellkern-Chromatin („Snakes") auftreten, teilweise filiforme Keratinisierung	>1:6

= Lysozym-Test: Tränenprobeentnahme mittels Filterpapierblatts, Beimpfung auf Agarplatte mit Micrococcus lysodeicticus, Inkubation und Messung des Hemmhofs → pathologisch: hemmhof <21,5 mm

= Lactoferrin-Test: Tränenprobeentnahme mittels Filterpapierblatts, Auftragen auf Gel mit Antikörpern, Ablesen der Menge an Lactoferrin nach 72 h am Präzipitationsring → pathologisch: ≤9,5 mm

> **Wichtig**

= **Herabsetzung des Lysozym-Spiegels oder des Lactoferrin-Spiegels weist auf hyposekretorisch-hypovolämische Sicca-Form hin. Die Spezifität und Sensitivität beim**

Lysozymtest liegen bei 99 %, der positive Vorhersagewert bei 95 %.

= **Beim Lactoferrin-Test liegt die Sensitivität bei 35 %, die Spezifität bei 70 % und der positive prädiktive Wert bei 17 %.**

5.4.4 Biomarkeranalyse

= proentzündliche und protektive Biomarker spielen eine Rolle

= diagnostische und prognostische Faktoren für Gewebsveränderungen beim Sicca-Syndrom

= proinflammatorische Enzyme

= Entzündungs- und Apoptose-Biomarker (z. B. Kinektin, Pyruvatkinase)

◘ Tab. 5.11 Grund- und Standarddiagnostik sowie erweiterte Diagnostik im empfohlenen Ablauf

Ablauf	Grund- und Standarddiagnostik	Erweiterte Diagnostik
1	– Anamnese und Fragebogen	– Erweiterte Fragebögen
2	– Visusbestimmung	
3	– Spaltlampenuntersuchung: Lidkante/Meibomdrüsen, Tränenfilm, Tränenmeniskus, Bindehaut, Hornhaut	– Spaltlampenuntersuchung wie Basis, ergänzt durch Video-Meniskometrie
4	– Messung/Berechnung von Lidschlags-/Blinzelfrequenz bzw. -intervalls, Berechnung des „Ocular Protection Index"	– Videographische Lidschlaganalyse, Bestimmung des Anteils unvollständiger Schläge, Berechnung des „Ocular Protection Index"
5	– Fluoreszein-Eintropfung: Untersuchung Tränenmeniskus und Messung Aufreißzeit des Tränenfilms	– NIBUT- oder NIKBUT-Messung der Tränenfilmaufreißzeit
6	– Beurteilung der Anfärbung der Binde- und Hornhaut (Lissamingrün) – Beurteilung des „Ocular Protection Index"	– ggf. Videographische Bindehautrötungs- und Hornhautstippungsanalyse
7	5–10 min. Pause	– Interferometrie der Tränenfilmlipidschicht
8	– Schirmer-1-Test oder Phenolrot-Fadentest ohne Anästhesie oder Schirm-2-Test mit nasaler Stimulation – ggf. Tropfanästhesie und Basalsekretionstest	– Messung der Tränenfilmosmolarität (minimalinvasiv)
9	– ggf. diagnostische Auspressung des Meibomdrüsensekrets, möglichst mit MG-Evaluator (MGE)	– Meibographie und Meibometrie
10	– Bei Verdacht auf Meibomdrüsendysfunktion Meiboskopie	– ggf. konfokale Laserscanning-Mikroskopie der Meibomdrüsen

- Entzündungszellen (z. B. T-Lymphozyten)
- Entzündungsfaktoren (z. B. Interleukine)
- Antigene
- aktivierte interzelluläre enzymatische Signalmoleküle (MAP-Kinasen, z. B. Matrix-Metalloproteinase 9)

MMP-9 (Matrix-Metallo-Proteinase 9)

Empfindlicher Entzündungsmarker, der beim Sicca-Syndrom verstärkt ausgeschüttet wird und in höherer Konzentration im Tränenfilm nachweisbar ist. Die verstärkte Ausschüttung hat eine gestörte Barrierefunktion der Hornhaut zur Folge. Ein 10-min-Schnelltest ist verfügbar („InflammaDry"-Schnelltest, Fa. Bon-Optik)

5.5 Vorschlag zur praktischen Testreihenfolge (◘ Tab. 5.11)

Weiterführende Literatur

Abelson MB, Ousler GW, Nally LA, Welch D, Krenzer, K (2002) Alternative reference values for tear film break up time in normal and dry eye populations. In: Lacrimal gland, tear film, and dry eye syndromes 3. Springer, New York, S 1121–1125

Ahn SS, Nam HS, Heo JH, Kim YD, Lee SK, Han K, Kim EY (2013) Quantification of intracranial internal carotid artery calcification on brain unenhanced CT: evaluation of its feasibility and assessment of the reliability of visual grading scales. Eur Radiol 23(1):20–27

Alsuhaibani AH, Carter KD, Abràmoff MD, Nerad JA (2011) Utility of meibography in the evaluation of meibomian glands morphology in normal and diseased eyelids. Saudi J Ophthalmol 25(1):61–66

Arita R, Itoh K, Inoue K, Amano S (2008) Noncontact infrared meibography to document age-related changes of the meibomian glands in a normal population. Ophthalmology 115(5):911–915

Bacher LF, Smotherman WP (2004) Systematic temporal variation in the rate of spontaneous eye blinking in human infants. Dev Psychobiol 44(2):140–145

Bandeen-Roche K, Munoz B, Tielsch JM, West SK, Schein OD (1997) Self-reported assessment of dry eye in a population-based setting. Invest Ophthalmol Vis Sci 38(12):2469–2475

Baumann A, Cochener B (2014) Évaluation des moyens modernes de prise en charge du dysfonctionnement meibomien. J Français d'Ophtalmologie 37(4):303–312

Begley CG, Caffery B, Chalmers RL, Mitchell GL (2002) Use of the dry eye questionnaire to measure symptoms of ocular irritation in patients with aqueous tear deficient dry eye. Cornea 21(7):664–670

Bernard F, Deuter CE, Gemmar P, Schachinger H (2013) Eyelid contour detection and tracking for startle research related eye-blink measurements from high-speed video records. Comput Methods Programs Biomed 112(1):22–37

Blackie CA, Solomon JD, Scaffidi RC, Greiner JV, Lemp MA, Korb DR (2009) The relationship between dry eye symptoms and lipid layer thickness. Cornea 28(7):789–794

Brewitt H (1997) Das trockene Auge. ZFA-Zeitschrift fur Allgemeinmedizin-Ausgabe A 73(13):729–735

Brewitt H, Höh H, Kaercher T, Stolze T (1997) Das Trockene Auge: Diagnostik und Therapie. Zeitschrift für praktische Augenheilkunde 18:371–379

Bron AJ (2007) Methoden zur Diagnose und zum Monitoring des Trockenen Auges: Bericht des Diagnostic Methodology Subcommittee des International Dry Eye WorkShop (2007). Ocul Surf 5(2):113–133

Chalmers R, Begley C (2005) Use your ears (not your eyes) to identify CL-related dryness. Optician 229(6000):25–31

Chalmers RL, Begley CG (2006) Dryness symptoms among an unselected clinical population with and without contact lens wear. Cont Lens Anterior Eye 29(1):25–30

Chalmers RL, Begley CG, Moody K, Hickson-Curran SB (2012) Contact Lens Dry Eye Questionnaire-8 (CLDEQ-8) and opinion of contact lens performance. Optom Vis Sci 89(10):1435–1442

Chew CKS, Jansweijer C, Tiffany JM, Dikstein S, Bron AJ (1993) An instrument for quantifying meibomian lipid on the lid margin: the Meibometer. Curr Eye Res 12(3):247–254

Dougherty BE, Nichols JJ, Nichols KK (2011) Rasch analysis of the ocular surface disease index (OSDI). Invest Ophthalmol Vis Sci 52(12):8630–8635

Doughty MJ, Naase T, Donald C, Hamilton L, Button NF (2004) Visualisation of ‚Marx's line' along the marginal eyelid conjunctiva of human subjects with lissamine green dye. Ophthalmic Physiol Opt 24(1):1–7

Driver PJ, Lemp MA (1996) Meibomian gland dysfunction. Surv Ophthalmol 40(5):343–367

Egbert PR, Lauber S, Maurice DM (1977) A simple conjunctival biopsy. Am J Ophthalmol 84(6):798–801

Eliason JA, Maurice DM (1990) Staining of the conjunctiva and conjunctival tear film. Br J Ophthalmol 74(9):519–522

Erb C, Horn A, Günthner A, Saal JG, Thiel Hans-Jürgen (1996) Psychosomatische Aspekte bei Patienten mit primärer Keratoconjunctivitis sicca. Klin Monatsbl Augenh 208(2):96–99

Finis D, Pischel N, Schrader S, Geerling G (2013) Evaluation of lipid layer thickness measurement of the tear film as a diagnostic tool for Meibomian gland dysfunction. Cornea 32(12):1549–1553

Finis D, Pischel N, König C, Hayajneh J, Borrelli M, Schrader S, Geerling G (2014) Vergleich des OSDI- und SPEED-Fragbogens zur Evaluation des Sicca-Syndroms in der klinischen Praxis. Ophthalmologe 111(11):1050–1056

Finis D, A P, Pischel N, König C, Hayajneh J, Borrelli M et al (2015) Evaluation of meibomian gland dysfunction and local distribution of meibomian gland atrophy by non-contact infrared meibography. Curr Eye Res 40(10):982–989

Foulks GN, Bron AJ (2003) Meibomian gland dysfunction: a clinical scheme for description, diagnosis, classification, and grading. Ocul Surf 1(3):107–126

Gabbriellini G, Baldini C, Varanini V, Ferro F, Pepe P, Luciano N et al (2012) Ocular Surface Disease Index (OSDI): a potential useful instrument for the assessment of vision-targeted health-related quality of life (VT-HRQ) in primary Sjögren's syndrome (pSS) clinical trials? Clin Exp Rheumatol 30(5):812

Goto E, Tseng SCG (2003) Kinetic analysis of tear interference images in aqueous tear deficiency dry eye before and after punctal occlusion. Invest Ophthalmol Vis Sci 44(5):1897–1905

Götz ML, Jaeger W, Kruse FE (1986a) Die Impressionszytologie als nicht invasive Methode der Bindehaut-Biopsie und ihre Ergebnisse. Klin Monatsbl Augenh 188(01):23–28

Götz ML, Jaeger W, Kruse FE (1986b) Die Impressionszytologie der Bindehaut – Eine nichtinvasive Untersuchungsmethode. II. Lichtmikroskopische Befunde bei normaler Conjunctiva, bei Keratoconjunctivits sicca und Kontaktlinsenträgern. Fortschr Ophthalmol 83:34–38

Guillon JP (1998a) Non-invasive tearscope plus routine for contact lens fitting. Cont Lens Anterior Eye 21:S31–S40

Guillon JP (1998b) Use of the Tearscope Plus and attachments in the routine examination of the marginal dry eye contact lens patient. In: Lacrimal gland, tear film, and dry eye syndromes 2. Springer, New York, S 859–867

Gumus K, Crockett CH, Rao K, Yeu E, Weikert MP, Shirayama M et al (2011) Noninvasive assessment of tear stability with the tear stability analysis system in tear dysfunction patients. Invest Ophthalmol Vis Sci 52(1):456–461

Höh H, Schirra F, Kienecker C, Ruprecht KW (1995a) Lidkantenparallele conjunctivale Falten (LIPCOF) und trockenes Auge – ein diagnostisches Hilfsmittel für den Kontaktologen. Contactologia 17:104–117

Höh H, Schirra F, Kienecker C, Ruprecht KW (1995b) Lidparallele konjunktivale Falten (LIPCOF) sind ein sicheres diagnostisches Zeichen des trockenen Auges. Ophthalmologe 92(6):802–808

Horwath-Winter J, Berghold A, Schmut O, Floegel I, Solhdju V, Bodner E et al (2003) Evaluation of the clinical course of dry eye syndrome. Arch Ophthalmol 121(10):1364–1368

Hosaka E, Kawamorita T, Ogasawara Y, Nakayama N, Uozato H, Shimizu K et al (2011) Interferometry in the evaluation of precorneal tear film thickness in dry eye. Am J Ophthalmol 151(1):18–23, e1

Hykin PG, Bron AJ (1992) Age-related morphological changes in lid margin and meibomian gland anatomy. Cornea 11(4):334–342

Janssen PT, Bijsterveld OP (1983) A simple test for lacrimal gland function: a tear lactoferrin assay by radial immunodiffusion. Graefe's Arch Clin Exp Ophthalmol 220(4):171–174

Knop, E (1989) Impressions-Cytologische Untersuchung der Conjunctiva bei Trägern weicher Kontaktlinsen unter besonderer Berücksichtigung des „Snake-like-Chromation"

Knop N, Knop E (2009) Meibom-Drüsen: Teil I: Anatomie, Embryologie und Histologie der Meibom-Drüsen (Leitthema). Ophthalmologe 106(10):872–883

Knop E, Knop N, Brewitt H, Pleyer U, Rieck P, Seitz B, Schirra F (2009a) Meibom-Drüsen: Teil III: Dysfunktion (MGD)-Plädoyer für ein eigenständiges Krankheitsbild und wichtige Ursache für das trockene Auge (Leitthema). Ophthalmologe 106(11):966–979

Knop E, Knop N, Schirra F (2009b) Meibomian glands. Part II: physiology, characteristics, distribution and function of meibomian oil. Der Ophthalmologe: Zeitschrift der Deutschen Ophthalmologischen Ges 106(10):884–892

Knop E, Knop N, Millar T, Obata H, Sullivan DA (2011a) The international workshop on meibomian gland dysfunction: report of the subcommittee on anatomy, physiology, and pathophysiology of the meibomian gland. Invest Ophthalmol Vis Sci 52(4):1938–1978

Knop E, Knop N, Zhivov A, Kraak R, Korb DR, Blackie C et al (2011b) The lid wiper and muco-cutaneous junction anatomy of the human eyelid margins: an in vivo confocal and histological study. J Anat 218(4):449–461

Knop E, Reale E (1994) Fine structure and significance of snakelike chromatin in conjunctival epithelial cells. Invest Ophthalmol Vis Sci 35(2):711–719

Komuro A, Yokoi N, Kinoshita S, Tiffany JM, Bron AJ, Suzuki T (2002) Assessment of meibomian gland function by a newly-developed laser meibometer. Adv Exp Med Biol 506(Pt A):517

Korb DR, Blackie CA (2008) Meibomian gland diagnostic expressibility: correlation with dry eye symptoms and gland location. Cornea 27(10):1142–1147

Korb DR, Blackie CA (2010) Marx's line of the upper lid is visible in upgaze without lid eversion. Eye Cont Lens 36(3):149–151

Korb DR, Herman JP, Greiner JV, Scaffidi RC, Finnemore VM, Exford JM et al (2005) Lid wiper epitheliopathy and dry eye symptoms. Eye Cont Lens 31(1):2–8

Korb DR, Herman JP, Blackie CA, Scaffidi RC, Greiner JV, Exford JM, Finnemore VM (2010) Prevalence of lid wiper epitheliopathy in subjects with dry eye signs and symptoms. Cornea 29(4):377–383

Krieglstein G, Jonescu-Cuypers C, Severin M (1999) Atlas der Augenheilkunde. Springer, Berlin

Kuntz J, Michel M, Sickenberger W (2012) Novel method to evaluate the tear flow velocity by using a corneal topographer. Cont Lens Anterior Eye 35:e32

Lamberts DW, Foster CS, Perry HD (1979) Schirmer test after topical anesthesia and the tear meniscus height in normal eyes. Arch Ophthalmol 97(6):1082–1085

Lemp A (1995) Report of the national eye institute/industry workshop on clinical trials in dry eyes. Eye Cont Lens 21(4):221–232

Lemp MA, Bron AJ, Baudouin C, del Castillo JMB, Geffen D, Tauber J et al (2011) Tear osmolarity in the diagnosis and management of dry eye disease. Am J Ophthalmol 151(5):792–798, e1

Mathers WD, Lane JA (1998) Meibomian gland lipids, evaporation, and tear film stability. Adv Exp Med Biol 438:349–360

Mathers WD, Shields WJ, Sachdev MS, Petroll WM, Jester JV (1991) Meibomian gland dysfunction in chronic blepharitis. Cornea 10(4):277–285

McMonnies CW (1986) Key questions in a dry eye history. J Am Optom Assoc 57(7):512–517

Michel M, Sickenberger W, Pult H (2009) The effectiveness of questionnaires in the determination of contact lens induced dry eye. Ophthalmic Physiol Opt 29(5):479–486

Nelson JD, Havener VR, Cameron JD (1983) Cellulose acetate impressions of the ocular surface: dry eye states. Arch Ophthalmol 101(12):1869–1872

Nichols JJ, Berntsen DA, Mitchell GL, Nichols KK (2005a) An assessment of grading scales for meibography images. Cornea 24(4):382–388

Nichols JJ, Mitchell GL, Curbow B (2006) Relation between mood and self-reported dry eye in contact lens wearers. Cornea 25(8):937–942

Nichols JJ, Sinnott LT (2006) Tear film, contact lens, and patient-related factors associated with contact lens-related dry eye. Invest Ophthalmol Vis Sci 47(4):1319–1328

Nichols JJ, Ziegler C, Mitchell GL, Nichols KK (2005) Self-reported dry eye disease across refractive modalities. Inves Ophthalmol Vis Sci 46(6):1911–1914

Nichols KK, Nichols JJ, Mitchell GL (2004) The reliability and validity of McMonnies dry eye index. Cornea 23(4):365–371

Norn MS (1970) Rose bengal vital staining. Acta Ophthalmol 48(3):546–559

Norn M (1985) Meibomian orifices and Marx's line studied by triple vital staining. Acta Ophthalmol 63(6):698–700

Özcura F, Aydin S, Helvaci MR (2007) Ocular surface disease index for the diagnosis of dry eye syndrome. Ocul Immunol Inflamm 15(5):389–393

Pult H, Riede-Pult BH (2012) Non-contact meibography: keep it simple but effective. Cont Lens Anterior Eye 35(2):77–80

Pult H, Riede-Pult B (2013) Comparison of subjective grading and objective assessment in meibography. Cont Lens Anterior Eye 36(1):22–27

Pult H, Korb DR, Blackie CA, Knop E (2010) About vital staining of the eye and eyelids. I. The anatomy, physiology, and pathology of the eyelid margins and the lacrimal puncta by E. Marx. Optom Vis Sci 87(10):718–724

Ramamoorthy P, Nichols JJ (2014) Compliance factors associated with contact lens-related dry eye. Eye Cont Lens 40(1):17–22

Rolando M (1984) Tear mucus ferning test in normal and keratoconjunctivitis sicca eyes. Chibret Int J Ophthalmol 2(4):32–41

Saleh TA, McDermott B, Bates AK, Ewings P (2006) Phenol red thread test vs Schirmer's test: a comparative study. Eye 20(8):913

Schein OD, Muño B, Tielsch JM, Bandeen-Roche K, West S (1997a) Prevalence of dry eye among the elderly. Am J Ophthalmol 124(6):723–728

Schein OD, Tielsch JM, Muñoz B, Bandeen-Roche K, West S (1997b) Relation between signs and symptoms of dry eye in the elderly: a population-based perspective. Ophthalmology 104(9):1395–1401

Schiffman RM, Christianson MD, Jacobsen G, Hirsch JD, Reis BL (2000) Reliability and validity of the ocular surface disease index. Arch Ophthalmol 118(5):615–621

Shapiro A, Merin S (1979) Schirmer test and break-up time of tear film in normal subjects. Am J Ophthalmol 88(4):752–757

Shimazaki J, Sakata M, Tsubota K (1995) Ocular surface changes and discomfort in patients with meibomian gland dysfunction. Arch Ophthalmol 113(10):1266–1270

Sickenberger W, Pult H, Sickenberger B (2000) LIPCOF and contact lens wearers: a new tool to forecast subjective dryness and degree of comfort of contact lens wearers. Contactologia 22(2):74–79

Sullivan B (2014) Challenges in using signs and symptoms to evaluate new biomarkers of dry eye disease. Ocul Surf 12(1):2–9

Sullivan BD, Whitmer D, Nichols KK, Tomlinson A, Foulks GN, Geerling G et al (2010) An objective approach to dry eye disease severity. Invest Ophthalmol Vis Sci 51(12):6125–6130

Thatcher RW, Darougar S, Jones BR (1977) Conjunctival impression cytology. Arch Ophthalmol 95(4):678–681

Tomlinson A, Bron AJ, Korb DR, Amano S, Paugh JR, Pearce EI et al (2011) The international workshop on meibomian gland dysfunction: report of the diagnosis subcommittee. Invest Ophthalmol Vis Sci 52(4):2006–2049

Tomlinson A, McCann LC, Pearce EI (2010) Comparison of human tear film osmolarity measured by electrical impedance and freezing point depression techniques. Cornea 29(9):1036–1041

Tseng SC (1984) Topical retinoid treatment for dry eye disorders. Trans Ophthalmol Soc U.K. 104:489–495

Tsubota K, Nakamori K (1995) Effects of ocular surface area and blink rate on tear dynamics. Arch Ophthalmol 113(2):155–158

van Bijsterveld OP (1969) Diagnostic tests in the sicca syndrome. Arch Ophthalmol 82(1):10–14

van Bijsterveld OP (1974) Standardization of the lysozyme test for a commercially available medium: its use for the diagnosis of the sicca syndrome. Arch Ophthalmol 91(6):432–434

Varikooty J, Srinivasan S, Jones L (2008) Atypical manifestation of upper lid margin staining in silicone hydrogel lens wearers with symptoms of dry eye. Cont Lens Anterior Eye 31(1):44–46

Vashisht S, Singh S (2011) Evaluation of phenol red thread test versus Schirmer test in dry eyes: a comparative study. Int J Appl Basic Med Res 1(1):40

Versura P, Campos EC (2013) TearLab® Osmolarity System for diagnosing dry eye. Expert Rev Mol Diagn 13(2):119–129

Vitale S, Goodman LA, Reed GF, Smith JA (2004) Comparison of the NEI-VFQ and OSDI questionnaires in patients with Sjögren's syndrome-related dry eye. Health Qual Life Outcomes 2(1):44

Walsh NP, Fortes MB, Raymond-Barker P, Bishop C, Owen J, Tye E et al (2012) Is whole-body hydration an important consideration in dry eye? Whole body dehydration and dry eye. Invest Ophthalmol Vis Sci 53(10):6622–6627

Walsh NP, Fortes MB, Purslow C, Esmaeelpour M (2013) Author response: is whole body hydration an important consideration in dry eye? Letters. Invest Ophthalmol Vis Sci 54(3):1713–1714

Wang J, Palakuru JR, Aquavella JV (2008) Correlations among upper and lower tear menisci, non-invasive tear break-up time, and the Schirmer test. Am J Ophthalmol 145(5):795–800, e1

Wiedemann D, Sickenberger W, Michel M, Marx S (2010) Entwicklung und Erprobung neuer nichtinvasiver Untersuchungsmethoden des Tränenfilms mittels Videokeratographen. Die Kontacktlinse 7:1–25

Wiedemann D, Sinnig M, Sickenberger W (2013) Development of the tear film analysis system of a modified topographer (Keratograph5 M, Oculus) for the assessment of the lipid layer. Cont Lens Anterior Eye 36:e46

Wise RJ, Sobel RK, Allen RC (2012) Meibography: a review of techniques and technologies. Saudi J Ophthalmol 26(4):349–356

Wolkoff P, Nøjgaard JK, Troiano P, Piccoli B (2005) Eye complaints in the office environment: precorneal tear film integrity influenced by eye blinking efficiency. Occup Environ Med 62(1):4–12

Yamaguchi M, Kutsuna M, Uno T, Zheng X, Kodama T, Ohashi Y (2006) Marx line: fluorescein staining line on the inner lid as indicator of meibomian gland function. Am J Ophthalmol 141(4):669–669, e8

Yokoi N, Komuro A, Yamada H, Maruyama K, Kinoshita S (2007) A newly developed video-meibography system featuring a newly designed probe. Jpn J Ophthalmol 51(1):53–56

Therapie

© Springer-Verlag GmbH Deutschland, ein Teil von Springer Nature 2019
C. Dahlmann, *Sicca-Syndrom*, https://doi.org/10.1007/978-3-662-56409-7_6

6.1 Tränensubstitutionstherapie

Die Vielschichtigkeit der Erkrankung Kerato-conjunktivitis sicca und ihr multifaktorielles, verzahntes Geschehen machen eine kausale Therapie schwierig und zur Aufgabe der weiteren Forschung. Häufig wird eine symptomatische Tränensubstitutionstherapie Mittel der Wahl sein, um dem Patienten wieder eine bessere Lebensqualität zu ermöglichen. Die Patientenführung spielt eine bedeutende Rolle in der individualisierten Dauertherapie des Sicca-Syndroms.

6.1.1 Tränensubstitutionsmittel

- je nach Schweregrad des Sicca-Syndroms und Form der Störung des Tränenfilms → Therapievorschlag anpassen, ggf. individualisiertes Konzept (■ Tab. 6.1, 6.2 und 6.15) und optische Augenoberflächenqualität
- TEM
  - reduzieren Beschwerden → verbesserte Lebensqualität
  - verringern Scherkräfte beim Blinzeln → verringerte mechanisch induzierte Entzündung

■ **Tab. 6.1**   Stadien des trockenen Auges

Stadium I (mild)

– Reduzierter Tränenmeniskus	– Zeitweilige Bindehautrötung
– Sehr vereinzelt Epithelaufbrüche	– Kaum Augenreizungen
– Aufreißzeit des Tränenfilms >15 sec	
– LIPCOF: Grad I, diskret	
– Schirmer-Test: >10–15 mm/5 min	
– MDD kann vorliegen	

Stadium IIa (leicht)

– Reduzierter Tränenmeniskus	– Rötungen im Lidspaltenbereich
– Gehäufte Epithelaufbrüche	
– Aufreißzeit des Tränenfilms 10–15 sec	
– LIPCOF: Grad I, Einzelfalte	
– Schirmer-Test: 5–10 mm/5 min.	
– MDD kann vorliegen	

Stadium IIb (mittelschwer)

– Reduzierter und unregelmäßiger Tränenmeniskus	– Rötungen im Lidspaltenbereich und unteren Fornix
– Viele Epithelaufbrüche bzw. ausgeprägte Ephitelschädigungen	– Fluoreszein bleibt in der unteren Umschlagfalte hängen
– LIPCOF: Grad 2, Mehrfaltig	– Schaumbildung
– Aufreißzeit des Tränenfilms 5–10 sec	
– Schirmer-Test: 2–5 mm/5 min	
– MDD liegt häufiger vor	

Stadium III (schwer)

– Reduzierter und unregelmäßiger Tränenmeniskus	– Ausgeprägte Bindehautrötung
– Intensive Epithelerosion und Fädchenbildung	– Fluoreszein bleibt auf Bulbus und Fornixbindehaut hängen
– Aufreißzeit des Tränenfilms <5 sec	– Schaumbildung
– LIPCOF: Grad 3–4, mehrfaltig und höher als Tränenmeniskus	
– Schirmer-Test: <2 mm/5 min	
– MDD liegt häufiger vor	

□ Tab. 6.2 Schweregrade des trockenen Auges

	Normal	Schweregrad 1 (subklinisch)	Schweregrad 2 (leicht)	Schweregrad 3 (mittelschwer)	Schweregrad 4 (schwer)
Beschwerden	Ohne	Mild	Stärkere Reizungen	Schwer	Schwere Beschwerden mit behindernden Ausmaßen
Häufigkeit	Nur bei starker Belastung	Episodisch	Episodisch oder chronisch	Häufig oder ständig	Ständig
Belastungs-abhängigkeit (ext. Faktoren)	Stark	In der Regel nach Belastung	Teils auch ohne Belastung	In der Regel belastungs-unabhängig	Belastungs-unabhängig
Sehstörungen	Keine	Keine oder episodisch, Ermüdung	Episodisch und störend, leicht aktivitätseinschränkend	Chronisch oder ständig	Ständig
Auswirkungen	Keine	Leichtere Ermüdung	Lästig bis leicht einschränkend	Sehr störend und aktivitätseinschränkend	Anhaltend und behindernd
Bindehautrötung	Keine	Keine oder geringe	Geringe Rötungen des Lidrandbereichs	Deutliche Rötungen des Lidrandbereichs	Starke Rötung aller Bindehaut-bereiche
Bindehautanfärbung	Keine	Keine oder geringe	Variabel	Mittel bis ausgeprägt	Ausgeprägt
Hornhautanfärbung	Keine	Keine oder geringe	Variabel	Deutlich und zentral, KPS	Ausgeprägte KPS
Hornhautaspekte	Normal	Normal bis glanzlos	Glanzlos, ggf. KPS	Ggf. KPS	KPS
OSDI-Score	0	15 (0–12)	30 (13–22)	45 (23–32)	100 (33–100)
LIPCOF-Grad	0	1 (diskret)	1 (Einzel)	2 (deutlich mehrfaltig)	3–5 (mehrfaltig, TM überragt)
Tränenfilm-aspekte	Normal	Normal oder reduzierter Tränenfilm	Tränenfilm zurückgetreten, wenig Beimengungen	Tränenfilm stärker zurückgetreten, Beimengungen und Debris, Schaum und Schleimbildung	Stark zurückgetretener Tränenfilm, viel Beimengungen und viel Debris, Schaum- oder Schleimbildung
Aufreißzeit des Tränenfilms	20–40 s	15–20 s (variabel)	10–15 s (<= 10)	5–10 s (<= 5)	<5 s (oder sofort)
Schirmer-Test	>= 15 mm/5 min	10–15 mm/5 min (variabel)	5–10 mm/5 min (<= 10)	<= 5 mm/5 min (2–4)	<2 mm/5 min (0–1)
Tränenfilmosmolarität	270–300 mOsmol/l	300–320 mOsmol/l	320–340 mOsmol/l	340–370 mOsmol/l	370–400 mOsmol/l

◘ Tab. 6.3 Filmbildner mit Povidon

Anbieter	Marke	Menge (ml)	AVP (€)	Inhaltsstoff	Darr.-Form.	Behältnis	Kons.M.	Puffer	Viskosität	ph-Wert	Osmolarität (mOsm/kg)
Bausch + Lomb	Vidisept® 2 %	1 x 10	7,89	Povidon 20 %	AT	TF	Cetrimid	Borat	1,4 mPa·s	7,0–8,0	275–325
		3 x 10	15,45								
	Vidisept® EDO®	30 x 0,6	14,15	Povidon 20 %	AT	EDO	Unkonserviert		1,6 mPa·s	7,0–8,0	275–325
		60 x 0,6	22,90								
		120 x 0,6	37,07								
Novartis	Lacrisic® SE	30 x 0,6	19,78	Hypromelose 2 %, Glycerol-85 10 %, Povidon 20 %, Natriumchlorid, Kaliumchlorid, Natriummonohydrogenphosphat-Dihydrat, Kaliumhydrogenphosphat, gereinigtes Wasser	AT	EDO	Unkonserviert	Phosphat	4–6,5 cP	6,8–7,7	275–305
		60 x 0,6	31,45								
		120 x 0,6	56,12								
	Oculotect® Fluid PVD	1 x 10	4,47	Povidon (K 25) 5 %	AT	TF	BAC	Borat	2,0–2,5 cP	5,4–7,6	290–330
		3 x 10	8,89								
	Oculotect® Fluid sine PVD	120 x 0,4	37,46	Povidon (K 25) 5 %	AT	EDO	Unkonserviert	Borat	2,0–2,5 cP	6,0–7,6	280–340
	Protagent®	1 x 10	8,31	Povidon 20 %, Natriumchlorid, Natriumhydroxid, Kaliumchlorid, gereinigtes Wasser	AT	TF	BAC	Borat	≤3 cP	6,8–7,5	275–315
		3 x 10	19,69								
	Protagent® SE	20 x 0,5	19,96	Povidon 20 %, Natriumchlorid, Natriumhydroxid, gereinigtes Wasser	AT	EDO	BAC	Borat	≤1–2 cP	6,8–7,5	280–340
		80 x 0,5	49,96								
Pharma Stulln	Lacri-Stulln® UD	30 x 0,5	7,24	Povidon 10 mg/0,5 ml, Natriumedetat, Natriummonohydrogenphosphat-Dodecahydrat, Natriumdihydrogenphosphat-Dihydrat, Natriumchlorid, Wasser	AT	EDO	Unkonserviert	Phosphat	1,24–1,26 mPa·s	*	*
		60 x 0,5	13,44								
		120 x 0,5	24,41								
Ursapharm	Wet COMOD®	1 x 10	8,45	Povidon 2 %, Sorbitol	AT	TF	Unkonserviert	Citrat	1,5 mPa·s	7,3	300

Übersicht über verfügbare Substitutionstherapeutika. Aufgeführt sind die gängigsten Therapeutika, alphabetisch sortiert primär nach Hersteller, sekundär nach Produktnamen. Stand 09/2017: Alle in der Tabelle aufgeführten Produktmerkmale entstammen Angaben der Hersteller oder den jeweiligen Beipackzetteln
Abkürzungen: AT = Augentropfen/ Augentr.; EDO = Einzeldosisophtiole; TF = Tropfflasche; o.K. = ohne Konservierungsmittel; BAC = Benzalkoniumchlorid; Kons.M. = Konservierungsmittel
*Hersteller hat auf direkte Anfrage keine Daten zur Verfügung gestellt

- erhöhen Tränenfilmstabilität
- verbessern Kontrastsensibilität
- Polyvinylalkohol
  - klare Lösung niedriger Viskosität
  - erniedrigt Oberflächenspannung
  - Viskositätszunahme mit steigender Konzentration von Polyvinylalkohol
  - geringer viskös als Zellulosederivate
  - relativ geringe Verweildauer am Auge
  - Therapie für mildes bis moderat trockenes Auge
- Povidon
  - steigende Viskosität mit steigendem Molekulargewicht
  - oberflächenaktive Eigenschaften
  - verbessern Benetzung der wässrigen Lösung (muzinähnliche Eigenschaften)
  - tränenfilmähnliche Osmolarität und Viskosität
  - Therapie für mildes bis moderat trockenes Auge
- Polyacrylsäure (Carbomer)
  - Viskositätsänderung auf Augenoberfläche in Abhängigkeit von Scherkräften (Verringerung unter Lidschlag führt zur besseren Verteilung, verlängerte Verweildauer durch erhöhte Viskosität zwischen Lidschlägen, ähnlich dem natürlichen Tränenfilm)
  - längere Verweildauer auf Augenoberfläche, bessere Wirksamkeit, geringere Tropfhäufigkeit als Polyvinylalkohol
  - muzinähnlich
- Zellulosederivate
  - klare Lösung
  - bei niedrigen Konzentrationen gute Viskosität
  - schnellere Abheilung von Oberflächendefekten
  - etwas längere Verweildauer am Auge als Polyvinylalkohol
- Polymer-Kombinationen
  - z. B. Polyvinylalkohol + Povidon; Cellulose + Dextran; Cellulose + Povidon
  - Versuch der besseren Anpassung an natürlichen Tränenfilm
  - kein Ersatz der Lipidkomponente

- Hyaluronsäure
  - Wasserbindung steigt mit steigender Molekularmasse des Hyaluronan
  - Hyaluronan höherer Molmasse hat anti-angiogenetische und immunsuppressive Eigenschaften
  - mukoadhäsive Eigenschaften→ bessere Verteilung auf Augenoberfläche
  - verlängerte Verweildauer auf Augenoberfläche bei steigender Konzentration
  - viskoelastische Eigenschaften (Verringerung der Viskoelastizität unter Lidschlag führt zur besseren Verteilung, verlängerte Verweildauer durch erhöhte Viskosität zwischen Lidschlägen)
  - höhere Konzentration an Hyaluronsäure führt zu längerer Tränenfilmaufreißzeit
  - wundheilungsfördernde Eigenschaften
  - Tränenfilmstabilisierung bei mind. 0,1 % Konzentration
  - quervernetzte Hyaluronsäure verweilt länger an Augenoberfläche als lineare Hyaluronsäure
- Vitamin A
  - Einsatz zum Epithelschutz
  - bei Patienten mit Becherzellverlust (Muzinphasenstörung bei okulärem Pemphigoid, Stevens-Johnson-Syndrom)
  - bei Vitamin-A-Mangel (Xerophthalmie)
- Dexpanthenol
  - möglicher Zusatz in TEM
  - wichtig für Zellstoffwechsel
  - Hornhautepithelregeneration
- Coenzym Q10
  - möglicher antiinflammatorischer Effekt
  - unterstützt korneale Wundheilung
- Hydroxypropylguar
  - muzinartiges Gel
  - in Lösung flüssig, bei Tränenfilmkontakt Ausbildung einer Gelform
- Tamarindensamenextrakt
  - ähnlich Oberflächenmuzin
  - relativ hohe Viskosität

- verlängert BUT
- Trehalose
  - hohe Wasserbindung
  - vermindert Verlust von Epithelzellen der Hornhaut durch Schutzeffekt
- Lipidkomponenten als Zusatz
  - dem natürlichen Tränenfilm ähnlicher
  - 3-Phasen-Präparate verfügbar
  - mittelkettige Triglyzeride, Rizinusöl, Mineralöl in Emulsion (allerdings nicht entsprechend dem natürlichen Lipidsystem)
  - Triglyzeride unterstützen äußere, unpolare Lipidschicht
- Liposomenspray
  - Tröpfchen umhüllt von Lipidmembarn
  - auf geschlossene Lid sprühen
  - sinnvoll bei evaporativ trockenem Auge
  - polare Phospholipide stabilisieren Tränenfilm
- kationische Nanoemulsion
  - 3-Phasen-Präparate verfügbar
  - positiv geladene Emulsion haftet lange auf negativ geladener Augenoberfläche
  - gute und gleichmäßige Benetzung von Hornhaut und Bindehaut
- wasserfreie, niedrigvisköse TEM
  - semifluorierte Alkane (Perfluorohexyloctan)
  - wasserfrei, damit konservierungsmittelfrei
  - lipophile Eigenschaften
  - niedrige Oberflächenspannung für gute Benetzungsfähigkeit
  - ohne Emulgatoren oder Phosphate, welche die Augenoberfläche beeinträchtigen könnten

6.1.2 Idealer Tränenersatz

- konservierungsmittelfrei
- tränenähnliche Zusätze (Elektrolyte: Natrium, Kalium, Kalzium, Magnesium, Bikarbonat)
- neutraler bis leicht alkalischer pH-Wert
- niedrige Osmolarität
- lange Verweildauer am Auge (niedrige Tropffrequenz)
- keine Visusbeeinträchtigung

6.1.3 Verschreibungsfähigkeit

- synthetische Tränenflüssigkeit ist bei folgenden Erkrankungen verordnungsfähig:
  - Sjögren-Syndrom mit deutlicher Funktionsstörung (trockenes Auge Grad 2)
  - Epidermolysis bullosa
  - okuläres Pemphigoid
  - Fehlen oder Schädigung der Tränendrüse
  - Lagophthalmus
  - Faszialisparese
- gültig für Präparate mit Arzneimittelzulassung
- gültig für Medizinprodukte, die in der Anlage der Arzneimittelrichtlinien aufgeführt sind (Hylo-Gel, Vismed, Vismed multi)

6.1.4 Stadienadaptierte Therapie

- ◪ Tab. 6.1, 6.2, 6.3, 6.4, 6.5, 6.6, 6.7, 6.8, 6.9, 6.10, 6.11, 6.12, 6.13, 6.14, 6.15, 6.16, 6.17 und 6.18
- Eine Excel-Tabelle mit der Übersicht zu den gängigsten Produkten, ihren Eigenschaften, sowie einigen Zusatzinfos steht zum Download und Gebrauch für Ihre Beratung bereit. Filterfunktionen ermöglichen individuelle Übersichten zum schnelleren Auffinden der passenden Produkte. Diese Übersicht über die verfügbaren Substitutionstherapeutika kann als zusätzliches Material auf springer.com unter folgendem Link (▶ https://www.springer.com/de/book/9783662564080) heruntergeladen werden.

> **Eine zu hohe Viskosität erschwert die Durchmischung mit der natürlichen Tränenflüssigkeit, führt zu Verklebungen und beeinträchtigt das Sehen. Eine Salbenbasis stört tagsüber die Lipidkomponente, bricht damit den Tränenfilm auf, beeinträchtigt den Visus und bildet eine Sauerstoffbarriere, eine Anwendung zur Nacht kann erwogen werden bei schwereren Fällen des Sicca-Syndroms. Gegen das häufiger in Salben enthaltene Wollwachs können Allergien auftreten.**

Stimulation der Tränensekretion

Eledoisin: Polypeptid aus Speicheldrüsen mediteraner Tintenfische, Einsatz bei reduziertem Schirmer-Test und nach Ausschöpfen aller anderen Therapieoptionen.

Scherkräfte

Vermehrte Scherkräfte wirken auf der Augenoberfläche, wenn das Tränenvolumen reduziert ist sowie die Muzinexpression an der Augenoberfläche vermindert ist.

Beim Blinzeln sind die Scherkräfte höher als in den Phasen zwischen dem Blinzeln. Reduzierte Viskosität bei TEM unter hohen Scherkräften verbessert den Komfort am Auge. Unter geringen Scherkräften verbessert eine erhöhte Viskosität des TEM die Tränenfilmstabilität. Dies ist die Eigenschaft von Hyaluronsäure.

Patientenaufklärung

Die Information des Patienten über die Chronizität der Sicca-Erkrankung ist besonders wichtig. Eine Therapie, die nur in Phasen von Beschwerden erfolgt, kann langfristig nicht zum Erfolg führen. Eine feste Dosierungsempfehlung ist wichtig. Weiterhin ist die Aufklärung und Beratung hinsichtlich der Einflussfaktoren und erhöhter Risiken für das trockene Auge bei bestimmten Allgemeinerkrankungen essenziell.

TEM bei MDD

Sinnvoll ist die Tränensubstitutionstherapie mit lipidhaltigen TEM. Allerdings haben Triglyzeride den Mangel, dass diese apolar sind (wasserunlöslich). Demnach wären auch polare Lipide nötig, oder z. B. Proteine, die eine Verbindung zwischen den apolaren Lipiden mit der darunter befindlichen wässrig-muzinösen Phase erlauben. Allerdings zeigt auch die alleinige Substitution mit polaren Phospholipiden (z. B. Liposomenspray) gute Erfolge bei MDD.

> **Physiologische Kochsalzlösung ist unzureichend als Tränenersatzmittel aufgrund zu kurzer Verweildauer auf der Augenoberfläche und unzureichender Zusammensetzung. Es können Muzine von der Augenoberfläche gespült werden und damit die Oberfläche weiter gestört und die Benetzung vermindert werden.**

6.1.5 Konservierungsmittel

- nötig bei wasserhaltigen Präparaten zum Schutz vor Keimkontamination während des Gebrauchs
- Anforderung:
  - unschädlich, verträglich
  - kompatibel mit Augentropfenformulierung
  - ausreichend konservierend
  - ausreichend antimikrobielles Spektrum
- dosisabhängige Unverträglichkeitsreaktion
- angewandt werden: quaternäre Ammoniumsalze (Benzalkoniumchlorid =BAC, Cetrimid, Polyquad®), Alkohole, Phenole, Biguanide

Einzeldosis und konservierungsmittelfreie Mehrdosisbehälter

Anzuwenden bei: Konservierungsmittelunverträglichkeit, Tropffrequenz >4 x tgl., Kontaktlinsennachbenetzung, nach operativen Eingriffen am Auge, Langzeittherapie, Epithelschäden, immunologischen Grunderkrankungen (z. B. Pemphigoid), Erkrankungen von Hornhaut- und Bindehautepithel.

◻ Tab. 6.4 Auflistung der Präparate mit Wirkstoff Polyvenylalkohol

Anbieter	Marke	Menge (ml)	AVP (€)	Inhaltsstoff	Darr. Form.	Behältnis	Kons.M.	Puffer	Viskosität (mPa·s)	ph-Wert	Osmolarität
Omnivision	**Dispatenol®**	1 x 10	5,76	Dexpanthenol 0,3 %, Polyvenylalkohol 0,14 %	AT	TF	**BAC**	Phosphat	4	*	*
		3 x 10	8,48								
Ursapharm	**Siccaprotect®**	1 x 10	4,13	Dexpanthenol 30 mg/ml, Polyvenylalkohol 14 mg/ml, Benzalkoniumchlorid, Kaliumhydrogenphosphat, Kalium-monohydrogenphosphat, Wasser	AT	TF	**BAC**	Phosphat	3,5	7,2	275 mOsm/kg

Übersicht über verfügbare Substitutionstherapeutika. Aufgeführt sind die gängigsten Therapeutika, alphabetisch sortiert primär nach Hersteller, sekundär nach Produktnamen. Stand 09/2017: Alle in der Tabelle aufgeführten Produktmerkmale entstammen Angaben der Hersteller oder den jeweiligen Beipackzetteln
Abkürzungen: AT = Augentropfen/ Augentr.; EDO = Einzeldosisophtiole; TF = Tropfflasche; BAC = Benzalkoniumchlorid; Kons.M. = Konservierungsmittel; Flüssiggeltropfen = Flüssiggeltr.
*Hersteller hat auf direkte Anfrage keine Daten zur Verfügung gestellt

☐ Tab. 6.5 Filmbildner mit Hyaluronsäure (*Hersteller hat auf direkte Anfrage keine Daten zur Verfügung gestellt)

Anbieter	Marke	Menge (ml)	AVP (€)	Inhaltsstoff	Darr.-Form.	Behältnis	Kons.M.	Puffer	Viskosität	ph-Wert	Osmolarität
Abbot	blink® intensive tears	20x0,4	12,79	PEG-400 0,25 %, Natriumhyaluronat 0,2 %, Elektrolyte	AT	EDO	Unkonserviert	Borat	10 cps	7,3	171 mOsm/kg
	blink® intensive tears	1x10	13,49	PEG-400 0,25 %, Natriumhyaluronat 0,2 %, Elektrolyte	AT	TF	OcuPur QRE	Borat	10 cps	7,3	171 mOsm/kg
	blink®intensive tears PLUS Gelaugentropfen	1x10	13,49	PEG-400 0,25 %, Natriumhyaluronat 0,38 %, Elektrolyte	Flüssig-geltr.	TF	OcuPur QRE	Borat	50 cps	7,3	170 mOsm/kg
Bausch + Lomb	Artelac® Rebalance	1x10 2x10	15,95 27,69	Hyaluronsäure 0,15 %, 0,5 % Polyethylenglycol 8000 (PEG-8000), Elektrolyte, Vitamin B12	AT	TF	Oxyd	Borat	5 mPa·s	7,0	250–300 mOsm/kg
	Artelac® Rebalance EDO®	30x0,5	15,99	Hyaluronsäure 0,15 %, 0,5 % Polyethylenglycol 8000 (PEG-8000), Elektrolyte, Vitamin B12	AT	EDO	Unkonserviert	Borat		7,0–8,0	250–300 mOsm/kg
	Artelac® Splash MDO®	1x10 2x10 2x15	14,95 25,95 34,45	Hyaluronsäure 0,24 %	AT	Konservierungsmittelfreie Multidosisflasche	Unkonserviert	Phosphat	12 mPa·s	7,0–8,0	200–300 mOsm/kg
	Artelac® Splash EDO®	10x0,5 30x0,5 60x0,5	8,29 15,99 30,99	Hyaluronsäure 0,2 %	AT	EDO	Unkonserviert	Phosphat	7,5 mPa·s	7,2	275 mOsm/kg
	Hya® Ophthal® system	1x10 2x15	13,25 31,00	Hyaluronsäure 0,24 %	AT	Konservierungsmittelfreie Multidosisflasche	Unkonserviert	Phosphat	7,5 mPa·s		
Bausch + Lomb (Dr. Winzer)	Oxyal®	1x10	13,99	Hyaluronsäure 0,15 %	Flüssig-geltr.	TF	k.A.				

Tab. 6.5 (Fortsetzung)

Anbieter	Marke	Menge (ml)	AVP (€)	Inhaltsstoff	Darr.-Form.	Behältnis	Kons.M.	Puffer	Viskosität	ph-Wert	Osmolarität
Bayer	Bepanthen® Augentropfen	1x10	Nicht angegeben	Hyaluronsäure 0,15 %, Dexpanthenol 2 %	AT	Konservierungsmittelfreie Multidosisflasche/ OSD („ophthalmic squeeze dispenser")	Unkonserviert	Phosphat	*	*	*
	Bepanthen® Augentropfen	20x0,5	Nicht angegeben	Hyaluronsäure 0,15 %, Dexpanthenol 2 %	AT	EDO	Unkonserviert	Phosphat	*	*	*
Chefaro/ Omega	Opticalm beruhigende Augentropfen Plus	1 x 10	13,95	Hyaluronsäure 0,2 %, Hypromellose 0,2 %, destilliertes Aloe-Vera-Wasser, destilliertes Kamille-Wasser, destilliertes Vacciniummyrtillus-Wasser (Blaubeere), destilliertes Rosa-canina-Wasser (Hundsrose), Borsäure, Dinatriumtetraborat-Decahydrat, Natriumchlorid, Wasser für Injektionszwecke	AT	Konservierungsmittelfreie Multidosisflasche/ OSD-Flasche (ophthalmic squeezedispenser)	Unkonserviert	Borat	40 mPa·s	6,7–7,3	280–320 mOsm/kg
	Opticalm beruhigende Augentropfen Plus	10x0,5 20x0,5	8,95 13,95	Hyaluronsäure 0,2 %, Hypromellose 0,2 %, destilliertes Aloe-Vera-Wasser, destilliertes Kamille-Wasser, destilliertes Vacciniummyrtillus-Wasser (Blaubeere), destilliertes Rosa-canina-Wasser (Hundsrose), Borsäure, Dinatriumtetraborat-Decahydrat, Natriumchlorid, Wasser für Injektionszwecke	AT	Wiederverschließbare Einzeldosis-ophtiole	Unkonserviert	Borat	40 mPa·s	6,7–7,3	280–320 mOsm/kg

◘ Tab. 6.5 (Fortsetzung)

Anbieter	Marke	Menge (ml)	AVP (€)	Inhaltsstoff	Darr.-Form.	Behältnis	Kons.M.	Puffer	Viskosität	ph-Wert	Osmolarität
Novartis	GenTeal™ HA	1 x 10 3 x 10	12,85 30,75	Hyaluronsäure 0,1 %	AT	TF	GenAqua® (Natriumperborat 0,03 % und Phosphonsäure 0,008 %)	Borat	5–12 Cp		
	Systane Hydration	1 x 10 3 x 10	15,95 35,95	Natriumhyaluronat 0,15 %, HP-Guar 0,175 %, Polyethylenglykol 400, Propylenglykol, Hydroxypropyl (HP)-Guar, Sorbitol, Aminomethylpropanol, Natriumborat, Dinatriumedetat, Natriumzitrat, Elektrolyte	AT	TF	Polyquad 0,001 %	Borat	15–55 cps	7,6–8,1	250–330 mOsm/kg
	Systane Hydration UD	30 x 0,7	18,35	Hyaluronsäure 0,15 %, Polyethylenglycol 400, Propylenglycol, Hydroxypropyl (HP)-Guar 0,175 %, Sorbitol, Aminopropylethanol	AT	EDO	Unkonserviert	Borat	15–55 cps	7,6–8,1	250–330 mOsm/kg
Omnivision	Herba-Vision® Augentrost (Euphrasia)	1 x 15	9,10	Hyaluronsäure 0,05 %, Augentrosttinktur 0,05 %, HPMC 0,25 %	AT	TF	Polyhexanid (PHMB), Dinatriumedetat (EDTA)	Isotonische Pufferlösung	*	*	*
	Herba-Vision® Augentrost (Euphrasia) Sine	5 x 0,4 20 x 0,4	3,50 11,95	Hyaluronsäure 0,05 %, Augentrosttinktur 0,05 %, HPMC 0,25 %	AT	EDO	Unkonserviert	Isotonische Pufferlösung	*	*	*
	Herba-Vision® Augentrost (Euphrasia) MD Sine	1 x 10	9,45	Hyaluronsäure 0,05 %, Augentrosttinktur 0,05 %, HPMC 0,25 %	AT	TF	Unkonserviert	Isotonische Pufferlösung	*	*	*

◘ Tab. 6.5 (Fortsetzung)

Anbieter	Marke	Menge (ml)	AVP (€)	Inhaltsstoff	Darr.-Form.	Behältnis	Kons.M.	Puffer	Viskosität	ph-Wert	Osmolarität
	Herba-Vision® Blaubeere	1 x 15	9,10	Hyaluronsäure 0,05 %, Blaubeertinktur 0,05 %, HPMC 0,25 %	AT	TF	Polyhexanid (PHMB), Dinatriumedetat (EDTA)	Iso-tonische Puffer-lösung	*	*	*
	Hylo-Vision® Gel multi	1 x 10 2 x 10	8,95 16,95	Hyaluronsäure 0,3 %	Flüssig-geltr.	TF	Dinatriumedetat (EDTA)+Polyhexanid	Phosphat	55 mPa·s	*	*
	Hylo-Vision® Gel sine	20 x 0,35	9,69	Hyaluronsäure 0,3 %	Flüssig-geltr.	EDO	Unkonserviert	Phosphat	109,3 mPa·s	6,0–7,6	270–320 mOsm/kg
	Hylo-Vision® HD	1 x 15 2 x 15	7,50 13,90	Hyaluronsäure 0,1 %	AT	TF	Polyhexanid (PHMB), Dinatriumedetat (EDTA)	Phosphat	2,7 mPa·s	6,8	274 mOsm/kg
	Hylo-Vision® HD Plus	1 x 15 2 x 15	8,45 15,65	Hyaluronsäure 0,2 %, Allantoin	AT	TF	Polyhexanid (PHMB), Dinatriumedetat (EDTA)	Phosphat	5,6 mPa·s	*	*
	Hylo-Vision® SafeDrop®	1 x 10 2 x 10	11,80 19,95	Hyaluronsäure 0,1 %	AT	Konservierungs-mittelfreie Multidosisflasche/ SafeDrop-System (3K-System)	Unkonserviert	Citrat	12 mPa·s	*	*
	Hylo-Vision® SafeDrop® Gel	1 x 10 2 x 10	13,45 25,00	Hyaluronsäure 0,3 %	Flüssig-geltr.	Konservierungs-mittelfreie Multidosisflasche/ SafeDrop-System (3K-System)	Unkonserviert	Citrat	69,7 mPa·s	*	*
	Hylo-Vision® sine	20 x 0,4 60 x 0,4	6,98 18,85	Hyaluronsäure 0,1 %	AT	EDO	Unkonserviert	Phosphat	7,1 mPa·s	*	*
	Hylo-Vision® Gel multi	1 x 10 2 x 10	8,95 16,95	Hyaluronsäure 0,3 %	Flüssig-geltr.	TF	Dinatriumedetat (EDTA)+ Polyhexanid	Phosphat	55 mPa·s	*	*

▣ Tab. 6.5 (Fortsetzung)

Anbieter	Marke	Menge (ml)	AVP (€)	Inhaltsstoff	Darr.-Form.	Behältnis	Kons.M.	Puffer	Viskosität	ph-Wert	Osmolarität
	Hylo-Vision® Gel sine	20 x 0,35 60 x 0,35	9,69 27,65	Hyaluronsäure 0,3 %	Flüssig-geltr.	EDO	Unkonserviert	Phosphat	109,3 mPa·s	6,0–7,6	270–320 mOsm/kg
Optima	Tears Again®Augen-tropfen	1 x 10	13,95	Hyaluronsäure 0,1 %, Elektrolyte	AT	Konservierungs-mittelfreie Multidosisflasche/OSD („ophthalmic squeeze dis-penser")	Unkonserviert	Phosphat		7,0–8,0	Leicht hypoosmolar
	Tears Again®Augen-tropfen Gel	1 x 10	14,50	Hyaluronsäure 0,3 %, Elektrolyte	AT	Konservierungs-mittelfreie Multidosisflasche/OSD-Flasche („ophthalmic squeezedispenser")	Unkonserviert	Phosphat		Neutral-bereich	Leicht hypoosmolar
Pharma Stulln	BLUgel® OSD	1 x 10	13,45	Natriumhyaluronat 0,30 %, Natrium-chlorid, Natriummono-hydrogenphosphat, Natriumdihydrogen-phosphat,Wasser für Injektionszwecke	AT	Konservierungs-mittelfreie Multidosisflasche/OSD-Flasche	Unkonserviert	Phosphat		*	*
	BLUgel® UD	20 x 0,35	9,95	Natriumhyaluronat (0,30 %), Natrium-chlorid, Natriummono-hydrogenphosphat, Natriumdihydrogen-phosphat, Wasser für Injektionszwecke	AT	EDO	Unkonserviert	Phosphat		*	*
	BLUyal®OSD Augentropfen	1 x 10	11,85	Natriumhyaluronat 0,15 %, Natriumchlorid, Natriummonohydro-genphosphat, Natrium-dihydrogenphosphat, Wasser für Injektions-zwecke	AT	Konservierungs-mittelfreie Multidosisflasche/OSD-Flasche	Unkonserviert	Phosphat		*	*

◘ Tab. 6.5 (Fortsetzung)

Anbieter	Marke	Menge (ml)	AVP (€)	Inhaltsstoff	Darr.-Form.	Behältnis	Kons.M.	Puffer	Viskosität	ph-Wert	Osmolarität
	BLUyal® UD	20×0,35	7,59	Natriumhyaluronat 0,15 %, Natriumchlorid, Natriummonohydrogenphosphat, Natriumdihydrogenphosphat, Wasser für Injektionszwecke	AT	EDO	Unkonserviert	Phosphat		*	*
	BLUpan® UD	20×0,5	9,95	Natriumhyaluronat 0,15 %, Dexpanthenol 2 %, Natriumchlorid, Natriummonohydrogenphosphat, Natriumdihydrogenphosphat, Wasser für Injektionszwecke	AT	EDO	Unkonserviert	Phosphat		*	*
		60×0,5	26,90								
	Hylan®	10×0,65	7,50	Natriumhyaluronat 0,015 %, Carbomer 981, Glycerol, Wasser für Injektionszwecke	AT	EDO	Unkonserviert	Ohne		*	*
		30×0,65	14,05								
		60×0,65	25,20								
		120×0,65	42,60								
Ratiopharm	Hyaluron-ratiopharm® 0,1 % Augentropfen	1×10	12,95	Hyaluronsäure 0,1 %, Natriumhyaluronat 1 mg/ml, Natriumchlorid, Natriumhydrogenphosphat, Chloride (Kalium, Kalzium, Magnesium), Natriumhydrogencarbonat, Aquapurificata	AT	Konservierungsmittelfreie Multidosisflasche/ OSD („ophthalmic squeeze dispenser")	Unkonserviert	Phosphat		6,8–7,5	Hypoosmolar
		2×10	22,44								
Reckitt Benckiser	OPTREX ActiDrops 2 in 1 für trockene und gereizte Augen	1×10	6,95	Hyaluronsäure 0,1 %, Wasserstoffperoxid, Elektrolyte	Flüssiggeltr.	TF	Natriumchlorit = Purite	Borat	3–8 cps	6,0–7,7	250–330 mOsm/kg

▪ Tab. 6.5 (Fortsetzung)

Anbieter	Marke	Menge (ml)	AVP (€)	Inhaltsstoff	Darr.-Form.	Behältnis	Kons.M.	Puffer	Viskosität	ph-Wert	Osmolarität
Santen	Biolan®	20 × 0,35	9,70	Hyaluronsäure 0,15 %	AT	EDO	Unkonserviert	Phosphat	30 mPa·s	7,0–7,5	250–300 mOsm/kg
		60 × 0,35	26,10								
	Biolan® Gel	20 × 0,45	12,20	Hyaluronsäure 0,3 %	Flüssig-geltr.	EDO	Unkonserviert				
		60 × 0,45	30,70								
Théa Pharma	Hyabak®	1 × 10	12,97	Hyaluronsäure 0,15 %	AT	Konservierungs-mittelfreie Multidosisflasche/ ABAK (A = frei; BAK = Benzalko-niumchlorid) und UD [Uni-Dose])	Unkonserviert	Trometa-mol	2,5 mPa·s	7,2	205 mOsm/l bzw. 213 mOsm/kg
		3 × 10	29,80								
	Thealoz Duo	1 × 10	13,98	Hyaluronsäure 0,15 %, Trehalose 3 %	AT	Konservierungs-mittelfreie Multidosisflasche/ ABAK (A = frei; BAK = Benzalko-niumchlorid) und UD [Uni-Dose])	Unkonserviert	Trometa-mol	3,2 mPa·s	7,3	202 mOsm/l
		3 × 10	32,95								
	Thealoz Duo UD	5 × 0,4	4,50	Hyaluronsäure 0,15 %, Trehalose 3 %	AT	EDO	Unkonserviert	Trometa-mol	3,2 mPa·s	7,3	202 mOsm/l
		30 × 0,4	14,99								
	Thealoz UD	5 × 0,4	4,50	Hyaluronsäure 0,15 %, Trehalose 3 %	AT	EDO	Unkonserviert	Trometa-mol			
		30 × 0,4	14,99								
TRB Che-medica	Vismed®	20 × 0,3	9,95	Hyaluronsäure 0,18 %, Elektrolyte	AT	EDO	Unkonserviert	Phosphat und Citrat	≥10 mPa·s	6,9–7,5	140–160 mOsm/kg
		60 × 0,3	26,95								
		120 × 0,3	52,90								
	Vismed® Gel	20 × 0,45	12,59	Hyaluronsäure 0,3 %, Elektrolyte	Flüssig-geltr.	Wiederverschließ-bare Einzeldosis-ophtiole	Unkonserviert	Phosphat und Citrat	≥30 mPa·s	6,9–7,5	140–160 mOsm/kg
		60 × 0,45	32,49								

◻ Tab. 6.5 (Fortsetzung)

Anbieter	Marke	Menge (ml)	AVP (€)	Inhaltsstoff	Darr.-Form.	Behältnis	Kons.M.	Puffer	Viskosität	ph-Wert	Osmolarität
	Vismed® Gel Multi	1 x 10	14,99	Hyaluronsäure 0,3 %, Elektrolyte	Flüssig-geltr.	Konservierungs-mittelfreie Multidosisflasche/ OSD („ophthalmic squeeze dis-penser")	Unkonserviert	Phosphat und Citrat	≥30 mPa·s	6,9–7,5	140–160 mOsm/kg
	Vismed® Light	1 x 15 / 3 x 15	7,80 / 19,98	Hyaluronsäure 0,1 %, Elektrolyte	AT	TF	Polyhexadin (PHMB), Dina-triumedetat (EDTA)	Phosphat und Citrat	≥2 mPa·s	6,9–7,5	140–160 mOsm/kg
	Vismed® Multi	1 x 10 / 3 x 10	13,95 / 39,95	Hyaluronsäure 0,18 %, Elektrolyte	AT	Konservierungs-mittelfreie Multidosisflasche/ OSD („ophthalmic squeeze dis-penser")	Unkonserviert	Phosphat und Citrat	≥10 mPa·s	6,9–7,5	140–160 mOsm/kg
Ursa-pharm	Hylo-CARE®	1 x 10 / 2 x 10	15,95 / 27,95	Hyaluronsäure 0,1 %, Dexpanthenol	AT	Konservierungs-mittelfreie Multidosisflasche/ COMOD („continu-ous monodose")	Unkonserviert	Citrat	10 mPa·s	6,6	275 mOsm/kg
	Hylo-Comod®	1 x 10 / 2 x 10	14,95 / 25,95	Hyaluronsäure 0,1 %	AT	Konservierungs-mittelfreie Multidosisflasche/ COMOD („continu-ous monodose")	Unkonserviert	Citrat	10 mPa·s	7,3	275 mOsm/kg
	Hylo®-Fresh	1 x 10	9,95	0,03% Hyaluronsäure, Euphrasia-Urtinktur	AT	Konservierungs-mittelfreie Multidosisflasche/ COMOD ("continu-ous monodose")	Unkonserviert	Borat	3 mPa·s	7,3	275 mOsm/kg
	Hylo®-Gel	1 x 10 / 2 x 10	15,95 / 27,95	Hyaluronsäure 0,2 %	Flüssig-geltr.	Konservierungs-mittelfreie Multidosisflasche/ COMOD („continu-ous monodose")	Unkonserviert	Citrat	40 mPa·s	7,3	280 mOsm/kg

▣ Tab. 6.5 (Fortsetzung)

Anbieter	Marke	Menge (ml)	AVP (€)	Inhaltsstoff	Darr.-Form.	Behältnis	Kons.M.	Puffer	Viskosität	ph-Wert	Osmolarität
	Hylo-PARIN®	1 x 10	16,95	Hyaluronsäure 0,1 %, Heparin	AT	Konservierungsmittelfreie Multidosisflasche/ COMOD („continuous monodose")	Unkonserviert	Citrat	10 mPa·s	7,2	275 mOsm/kg
	Hylo®-Protect	1 x 10	17,45	Hyaluronsäure 0,05 %, Ectoin 2 %	AT	Konservierungsmittelfreie Multidosisflasche/ COMOD („continuous monodose")	Unkonserviert	Borat	10 mPa·s	7,2	275 mOsm/kg
VISU-farma	VisuXL	1 x 10	19,95	Coenzym Q_{10}, quervernetztes Natriumhyaluronat, Vitamin E TPGS (Tocofersolan)	AT	Konservierungsmittelfreie Multidosisflasche/3K-System	Unkonserviert	Isotonische Pufferlösung	-	-	-
VISU-farma	Xailin HA	1 x 10	10,90	Hyaluronsäure 0,2 %, Natriumchlorid	AT	TF	Natriumperborat – unkonserviert am Auge	Phosphat	36 cps	7,0	260 mOsm/kg

Übersicht über verfügbare Substitutionstherapeutika. Aufgeführt sind die gängigsten Therapeutika, alphabetisch sortiert primär nach Hersteller, sekundär nach Produktnamen. Stand 09/2017: Alle in der Tabelle aufgeführten Produktmerkmale entstammen Angaben der Hersteller oder den jeweiligen Beipackzetteln
Abkürzungen: AT = Augentropfen/ Augentr.; EDO = Einzeldosisophtiole; TF = Tropfflasche; Kons.M. = Konservierungsmittel; Flüssiggeltr. =Flüssiggeltropfen
*Hersteller hat auf direkte Anfrage keine Daten zur Verfügung gestellt

☐ Tab. 6.6 Filmbildner mit HP-Guar

Anbieter	Marke	Menge (ml)	AVP (€)	Inhaltsstoff	Darr.-Form.	Behältnis	Kons.M.	Puffer	Viskosität	ph-Wert	Osmolarität (mOsm/kg)
Novartis	Systane*	1 x 10	12,95	Polyethylenglykol 400 0,4 %, Propylenglykol 0,3 %, Hydroxypropyl (HP)-Guar 0,18 %, Elektrolyte, PEG	AT	TF	Polyquad 0,001 %	Borat	7–15 cP	6,8–7,2	270–330
		3 x 10	33,95								
	Systane® Geltropfen	1 x 10	15,95	Polyethylenglykol 400, Propylenglykol, Hydroxypropyl (HP)-Guar 0,7 %, Sorbitol, Aminopropylethanol, PEG, Elektrolyte, Natriumedetat	AT	TF	Polyquad 0,001 %	Borat	300–1000 cP	6,8–7,2	250–340
	Systane® UD	30 x 0,7	15,55	Polyethylenglykol 400 0,4 %, Propylenglykol 0,3 %, Hydroxypropyl (HP)-Guar, Elektrolyte, Kaliumchlorid, Magnesiumchlorid, Kalziumchlorid, Natriumchlorid, Zinkchlorid, gereinigtes Wasser	AT	EDO	Unkonserviert	Borat	7–15 cP	6,8–7,2	270–330
	Systane® Ultra	1 x 10	14,95	Polyethylenglykol 400, Propylenglykol, Hydroxypropyl (HP)-Guar 0,16 %, Sorbitol, Aminopropylethanol, PEG, Kaliumchlorid, Natriumchlorid	AT	TF	Polyquad 0,001 %	Borat	6–20 cP	7,7–8,0	260–330
		3 x 10	35,95								
	Systane® Ultra UD	30 x 0,7	16,55	Polyethylenglykol 400, Propylenglykol, Hydroxypropyl (HP)-Guar 0,16 %, Sorbitol, Aminopropylethanol, Natriumchlorid, Kaliumchlorid, Aminomethylpropanol	AT	EDO	Unkonserviert	Borat	6–20 cP	7,7–8,0	255–300

Übersicht über verfügbare Substitutionstherapeutika. Aufgeführt sind die gängigsten Therapeutika, alphabetisch sortiert primär nach Hersteller, sekundär nach Produktnamen. Stand 09/2017: Alle in der Tabelle aufgeführten Produktmerkmale entstammen Angaben der Hersteller oder den jeweiligen Beipackzetteln
Abkürzungen: AT = Augentropfen/ Augentr.; EDO = Einzeldosisophtiole; TF = Tropfflasche; Kons.M. = Konservierungsmittel; Flüssiggeltr. = Flüssiggeltropfen
*Hersteller hat auf direkte Anfrage keine Daten zur Verfügung gestellt

◘ Tab. 6.7 Filmbildner mit Zellulosederivaten (*Hersteller hat auf direkte Anfrage keine Daten zur Verfügung gestellt)

Anbieter	Marke	Menge (ml)	AVP (€)	Inhaltsstoff	Darr.-Form.	Behältnis	Kons.M.	Puffer	Viskosität	ph-Wert	Osmolarität (mOsm/kg)
Allergan	Optive™	2 x 10 3 x 10	14,34 39,98	Natriumcarboxymethyl-cellulose (Carmellose) 0,5 %, Glycerol 0,9 %, Levocarnithin 0,25 %, Erythritol 0,25 %, Elektrolyte	AT	TF	Purite	—	15 mPa·s	7,0–7,5	335
	Optive® GEL DROPS	1 x 2 1 x 10	k. A. 17,75	Natriumcarboxymethyl-cellulose 1 %, Glyce-rol 0,9 %, Erythritol, Levocarnitin, Kaliumchlorid, Kalziumchlorid-Dihydrat, Magnesiumchloridhexa-hydrat, gereinigtes Wasser	Flüs-sig-geltr.	TF	Purite	Borat		*	*
	Optive Fusion™	1 x 10	17,75	Hyaluronsäure 0,1 %, Natriumcarboxymethyl-cellulose (Carmellose) 0,5 %, Glycerol 0,9 %, Erythritol 0,5 %	AT	TF	Purite	—		7,4	318
	Optive Fusion® UD	30 x 0,4	19,40	Hyaluronsäure 0,1 %, Natriumcarboxymethyl-cellulose (Carmellose) 0,5 %, Glycerol 0,9 %, Erythritol 0,5 %, Levo-carnitin 0,25 %, Natrium-laktat, Kaliumchlorid, Kalziumchlorid-Dihydrat, Magnesiumchloridhexa-hydrat, gereinigtes Wasser	AT	EDO	Unkonserviert	—		*	*
	Optive® UD	10 x 0,4 30 x 0,4 60 x 0,4	7,49 17,80 29,90	Natriumcarboxymethyl-cellulose (Carmellose) 0,5 %, Glycerol 1 %, Levocarnithin 0,25 %, Erythritol 0,25 %	AT	EDO	Unkonserviert	—	20 mPa·s	7,0–7,5	335

Tab. 6.7 (Fortsetzung)

Anbieter	Marke	Menge (ml)	AVP (€)	Inhaltsstoff	Darr.-Form.	Behältnis	Kons.M.	Puffer	Viskosität	ph-Wert	Osmolarität (mOsm/kg)
Bausch + Lomb	Artelac®	1 x 10 3 x 10	7,49 14,99	Hypromellose 0,32 %, Natriummonohydrogen-phosphat-Dodecahydrat, Natriumdihydrogen-phosphat-Dihydrat, Sorbitol, Natriumedetat, Wasser für Injektionszwecke	AT	TF	Cetrimid	Phos-phat	7–11 mPa·s	7,0	275–335
	Artelac® EDO®	10 x 0,6 30 x 0,6 60 x 0,6 120 x 0,6	7,89 15,70 30,44 47,98	Hypromellose 0,32 %, Natriummonohydrogen-phosphat-Dodecahydrat, Natriumdihydrogen-phosphat-Dihydrat, Sorbitol, Wasser für Injektionszwecke	AT	EDO	Unkonserviert	Phos-phat	7–11 mPa·s	7,0	275–335
	Berberil® Dry Eye	1 x 10 3 x 10	7,79 15,59	Hypromellose 3,2 %	AT	TF	Cetrimid	Phos-phat	10 mPa·s	7,0	275–335
	Berberil® Dry Eye EDO®	10 x 0,6	8,89	Hypromellose 3,2 %	AT	EDO	Unkonserviert	Phos-phat	10 mPa·s	7,0	275–335
	Corner-egel® Fluid	1 x 10 3 x 10	7,89 15,49	Dexpanthenol 5 %, Natriumedetat, Hypromel-lose, Natriumhydroxid, Natriummonohydrogen-phosphat-Dodecahydrat, Natriumdihydrogen-phosphat-Dihydrat, Wasser für Injektionszwecke	Flüs-sig-geltr.	TF	Cetrimid	Phos-phat	7,5 mPa·s		
	Corner-egel® Fluid EDO®	10 x 0,6 30 x 0,6 60 x 0,6	8,19 15,97 30,98	Dexpanthenol 5 %, Hypro-mellose, Natriumedetat, Natriummonohydrogen-phosphat-Dodecahydrat, Natriumdihydrogen-phosphat-Dihydrat, Wasser für Injektionszwecke	Flüs-sig-geltr.	EDO	Unkonserviert	Phos-phat	8,5 mPa·s	7,0	315

◘ Tab. 6.7 (Fortsetzung)

Anbieter	Marke	Menge (ml)	AVP (€)	Inhaltsstoff	Darr.-Form.	Behältnis	Kons.M.	Puffer	Viskosität	ph-Wert	Osmolarität (mOsm/kg)
Omni-vision	**Lacri-Vision®**	1 × 10	3,99	Hypromellose 0,32 %	AT	TF	**BAC**	**Borat**	*	*	*
		3 × 10	8,99								
	Pan-Vision®	1 × 10	4,19	Hypromellose 3 %, Dexpant-henol	AT	TF	**Cetrimid, Dina-triumedetat (EDTA)**	**Phos-phat**	*	*	*
Novartis	*Lacrisic® SE*	30 × 0,6	19,78	Hypromellose 2 %, Glyce-rol-85 10 %, Povidon 20 %, Natriumchlorid, Kalium-chlorid, Natriummonohydro-genphosphat-Dihydrat, Kaliumhydrogenphosphat, gereinigtes Wasser	AT	EDO	Unkonserviert	**Phos-phat**	4–6,5 cP	6,8–7,7	275–305
		60 × 0,6	31,45								
		120 × 0,6	56,12								
Pharma Stulln	**Sic-ca-Stulln® UD**	30 × 0,5	k. A	Hypromellose 3,0 mg/1 ml, Borsäure, Natriumtetraborat, Natriumchlorid, Kalium-chlorid, gereinigtes Wasser	AT	EDO	**Unkonserviert**	**Borat**	3500–5600 mPa·s	*	*
		60 × 0,5	k. A.								
		120 × 0,5	k. A.								
VISU-farma	**Xailin Fresh**	30 × 0,4	9,90	(Natrium-)Carmellose 0,5 %, Natriumchlorid, Kalium-chlorid, Kalziumchlorid, Magnesiumchlorid, Natrium-laktat	AT	EDO	**Unkonserviert**	**Natrium-hydroxid**	3 cps	7,0	300
	Xailin Hydrate	1 × 10	5,90	Hypromellose 0,3 %, Natriumchlorid, Kalium-chlorid	AT	TF	**Natrium-perborat, unkonserviert am Auge**	**Borat**	6 cps	7,0	260

Übersicht über verfügbare Substitutionstherapeutika. Aufgeführt sind die gängigsten Therapeutika, alphabetisch sortiert primär nach Hersteller, sekundär nach Produkt-namen. Stand 09/2017: Alle in der Tabelle aufgeführten Produktmerkmale entstammen Angaben der Hersteller oder den jeweiligen Beipackzetteln
Abkürzungen: AT = Augentropfen/ Augentr.; EDO = Einzeldosisophtiole; TF = Tropfflasche; BAC = Benzalkoniumchlorid; Kons.M. = Konservierungsmittel; Flüssig-geltr. = Flüssiggeltropfen
*Hersteller hat auf direkte Anfrage keine Daten zur Verfügung gestellt

Tab. 6.8 Auflistung Filmbildner mit anderen Wirkstoffen

Anbieter	Marke	Menge (ml)	AVP (€)	Inhaltsstoff	Darr.-Form.	Behältnis	Kons.M.	Puffer	Viskosität	ph-Wert	Osmolarität (mOsm/kg)
Abbot	Blink® refreshing hydratisierendes Augenspray	1 x 10	13,49	Natriumhyaluronat, Dinatriumedetat, gereinigtes Wasser	Spray	Spray	Polyhexamethylenbiguanid	Unbenannter Puffer	600 cps	7,2	300
Johnson & Johnson	Visine® Müde Augen sensitiv	10 x 0,5	k. A.	TSP (Tamarindensamen-Polysaccharid) 0,5 %	AT	EDO	Unkonserviert	Phosphat		6,0–7,5	255–315
	Visine® Yxin	1 x 10	5,19	Tetryzolinhydrochlorid	AT	TF	BAC	Borat		6,2–6,5	274–306
	Visine® Yxin ED	10 x 0,5	6,75	Tetryzolinhydrochlorid	AT	EDO	Unkonserviert	Borat		6,2–6,6	255–315
OmniVision	Herba-Vision® Kamille Plus	1 x 15	9,10	Kamillenextrakt 1 %, Malvenextrakt 1 %	AT	TF	Dinatriumedetat (EDTA) + Trometamol	Isotonische Pufferlösung	*	7,2	*
Optima	Lento Nit® K	1 x 10 / 3 x 10	6,70 / 14,30	Sorbitol, Kaliumiodid	AT	TF	Chlorhexidindiglukonat	Ohne		6,0–7,0	Leicht hypoosmolar
Reckitt Benckiser	OPTREX Acti-Drops 2 in 1 für müde + überanstrengte Augen	1 x 10	6,95	Hamamelisblätterextrakt, Glycerol, Ethanol	Flüssiggeltr.	TF	BAC	Borat		6,0–7,7	
Ursapharm	EvoTears™	1 x 3	19,95	Perfluorohexyloctan (EyeSol)	AT	TF	Unkonserviert	Ohne			

Übersicht über verfügbare Substitutionstherapeutika. Aufgeführt sind die gängigsten Therapeutika, alphabetisch sortiert primär nach Hersteller, sekundär nach Produktnamen. Stand 09/2017: Alle in der Tabelle aufgeführten Produktmerkmale entstammen Angaben der Hersteller oder den jeweiligen Beipackzetteln
Abkürzungen: AT = Augentropfen/ Augentr.; EDO = Einzeldosisophtiole; BAC = Benzalkoniumchlorid; TF = Tropfflasche; Kons.M. = Konservierungsmittel; Flüssiggeltr. = Flüssiggeltropfen
*Hersteller hat auf direkte Anfrage keine Daten zur Verfügung gestellt

Tab. 6.9 Filmbildner mit Carbomer

Anbieter	Marke	Menge	AVP (€)	Inhaltsstoff	Darr.-Form.	Behältnis	Kons.M.	Puffer	Viskosität	ph-Wert	Osmolarität
Ausch + Lomb	**Corner-egel® EDO®**	30 x 0,6 ml 60 x 0,6 ml 120 x 0,6 ml	15,97 30,98 € 49,99 €	Dexpanthenol 5 %, Carbomer (Viskosität 40.000–60.000 m Pa·s), Natriumhydroxid, Wasser für Injektionszwecke	Flüssig-geltr.	EDO	Unkon-serviert	**Ohne**	5000 mPa·s	7	300 mOsm/kg
	Vidisic EDO®	10 x 0,6 ml 30 x 0,6 ml 60 x 0,6 ml 120 x 0,6 ml	8,39 17,58 29,99 44,99	Carbomer 2 %	AT	EDO	Unkon-serviert	**Phos-phat**	1000 mPa·s	7,0–8,0	225–275 mOsm/kg
	Vidisic	1 x 10 ml 3 x 10 ml	7,28 14,58	Carbomer 2 %	AT	TF	Cetrimid			7,0–8,0	225–275 mOsm/kg
Novartis	**Thilo Tears® SE Gel**	50 x 0,7 g	41,95	Carbomer 974P 0,3 %	AT	EDO	BAC	**Borat**	68–1080 cp	7,1–7,7	290–360 mOsm/kg
	Thilo Tears® Gel	1 x 10 g 3 x 10 g	7,96 18,90	Carbomer 974P 0,3 %	AT	TF	BAC	**Borat**	68–1080 cp	7,1–7,7	290–330 mOsm/kg
Théa Pharma	**Liquigel®**	1 x 10 g 3 x 10 g	6,97 15,27 €	Carbomer-974 P 0,25 %, Polyvenylalkohol, Sorbitol, Natriumacetat, Lysin	Flüssig-geltr.	TF	BAC	—	650 mPa·s	7,3	290 mOsm/l
	Liquigel UD	30 x 0,5 g	12,48	Carbomer-974 P 0,25 %, Polyvenylalkohol, Sorbitol, Natriumacetat, Lysin	Flüssig-geltr.	EDO	Unkon-serviert	—	650 mPa·s	7,3	290 mOsm/l
	Thealoz Duo Gel	30 x 0,4 g	15,85	Hyaluronsäure 0,15 %, Trehalose 3 %, Carbomer 0,25 %, Sorbitol, Natriumhydroxid, Wasser für Injektionszwecke	Flüssig-geltr.	EDO	Unkon-serviert	—	780 mPa·s	7,3	207 mOsm/l
Ursa-pharm	**Sicca-pos®Gel**	1 x 10 g	4,49	Carbomer-980 0,2 %, Sorbitol 4 %, Cetrimid 0,01 %, Wasser, Natriumhydroxid, Natriumedetat	Flüssig-geltr.	TF	Cetrimid	**Ohne**	8000 mPa·s	7,5	250 mOsm/kg

Übersicht über verfügbare Substitutionstherapeutika. Aufgeführt sind die gängigsten Therapeutika, alphabetisch sortiert primär nach Hersteller, sekundär nach Produktnamen. Stand 09/2017: Alle in der Tabelle aufgeführten Produktmerkmale entstammen Angaben der Hersteller oder den jeweiligen Beipackzetteln

Abkürzungen: AT = Augentropfen/ Augentr.; EDO = Einzeldosisophtiole; BAC = Benzalkoniumchlorid; TF = Tropfflasche; Kons.M. = Konservierungsmittel; Flüssiggeltr. = Flüssiggeltropfen
*Hersteller hat auf direkte Anfrage keine Daten zur Verfügung gestellt

◻ Tab. 6.10   Filmbildner der Komplementärmedizin

Anbieter	Marke	Menge (ml)	AVP (€)	Inhaltsstoff	Darr.-Form.	Behältnis	Kons.M.	Puffer	Viskosität	ph-Wert	Osmolarität (mOsm/kg)
WALA®	**Cheli-donium comp. Augen-tropfen**	5 x 0,5 30 x 0,5	5,90 19,90	Chelidonium majus e radice ferm 34b Dil. D3 (HAB, Vs. 34b) 0,017 g Chelidonium majus ex herba ferm 34b Dil. D3 (HAB, Vs. 34b) 0,033 g Rosa e floribus ferm cum Ferro Dil. D3 (HAB, Vs. 37a) 0,05 g Ruta graveolens ex herba ferm 33c Dil. D3 (HAB, Vs. 33c) 0,05 g Terebinthina laricina Dil. D5 (HAB, Vs. 6) 0,05 g Natriumchlorid, Natriumhydrogencarbonat, Wasser für Injektionszwecke	AT	EDO	Unkonserviert	**Ohne**			
	Euphrasia Augen-tropfen	5 x 0,5 10 x 0,5 30 x 0,5	5,90 9,90 19,90	Euphrasia ferm 33c Dil. D2 Rosae aetheroleum Dil. D7 Natriumchlorid, Natriumhydrogencarbonat, Wasser für Injektionszwecke	AT	EDO	Unkonserviert	**Ohne**		7,0–9,0	295–345
	Mercurialis Augen-tropfen	5 x 0,5 30 x 0,5	5,90 19,90	Mercurialis perennis ferm 34c Dil. D3 0,05 g Rosae aetheroleum Dil. D7 (HAB, Vs. 5a; Lsg. D1 mit Ethanol 94 % (m/m)) 0,05 g Natriumchlorid, Natriumhydrogencarbonat, Wasser für Injektionszwecke	AT	EDO	Unkonserviert	**Ohne**		7,0–9,0	280–330

▣ Tab. 6.10 (Fortsetzung)

Anbieter	Marke	Menge (ml)	AVP (€)	Inhaltsstoff	Darr.-Form.	Behältnis	Kons.M.	Puffer	Viskosität	ph-Wert	Osmolarität (mOsm/kg)
Weleda	Chelido-nium Rh D4	1 x 10	12,26	Chelidonium Rh D4, Kaliumnitrat	AT	TF	Oligo-dynamische Silber-konservierung	Borat	-	7,6–8,1	280–325
	Euphrasia D3	1 x 10	11,97	Euphrasia officinalis 3c, Kaliumnitrat, Wasser	AT	Konservierungs-mittelfreie Mul-tidosisflasche/ OSD-Flasche	Unkonserviert	Borat	-	7,6–8,1	280–325
	Euphrasia D3 Einzel-dosen	5 x 0,4 10 x 0,4 20 x 0,4	5,51 9,50 12,52	Euphrasia officinalis 3c, Natriumchlorid, Wasser	AT	EDO	Unkonserviert	Citrat	-	7,1–7,6	260–300
	Visiodoron Malva®	20 x 0,4	14,12	0,15 % Natriumhyaluromat, 0,5 % Extrakt aus Malvenblüten (Malva sylvestris L.), Natriumchlorid, Wasser	AT	EDO	Unkonserviert	Citrat	8–20 mm^2/s	6,0–8,0	250–330

Übersicht über verfügbare Substitutionstherapeutika. Aufgeführt sind die gängigsten Therapeutika, alphabetisch sortiert primär nach Hersteller, sekundär nach Produkt-namen. Stand 09/2017: Alle in der Tabelle aufgeführten Produktmerkmale entstammen Angaben der Hersteller oder den jeweiligen Beipackzetteln
Abkürzungen: AT = Augentropfen/ Augentr.; EDO = Einzeldosisophtiole; TF = Tropfflasche; Kons.M. = Konservierungsmittel
*Hersteller hat auf direkte Anfrage keine Daten zur Verfügung gestellt

▣ Tab. 6.11   Auflistung der Lipidersatzmittel

Anbieter	Marke	Menge (ml)	AVP (€)	Inhaltsstoff	Darr.-Form.	Behältnis	Kons.M.	Puffer	Viskosität	ph-Wert	Osmolarität (mOsm/kg)
Allergan	**Optive Plus™**	1 x 10	16,79	Natriumcarboxy-methylcellulose (Carmellose) 0,5 %, Glycerol 1,0 %, Rizinusöl 0,25 %, Polysorbat 80 0,5 %, Levocarnitin 0,25 %, Erythritol 0,25 %	AT	TF	**Purite**	—		*	*
	Optive Plus® UD	30 x 0,4	19,40	Natriumcarboxy-methylcellulose (Carmellose) 0,5 %, Glycerol 1,0 %, Rizinusöl 0,25 %, Polysorbat 80 0,5 %, Levocarnitin 0,25 %, Erythritol 0,25 %	AT	EDO	**Unkonserviert**	—		*	*
Bausch + Lomb	**Artelac® Complete EDO®**	10 x 0,5	8,99	Hyaluronsäure 0,24 %, Triglyceride, Carbomer, Glycerin	AT	EDO	**Unkonserviert**	**Ohne**			
		30 x 0,5	16,99								
	Artelac® Complete MDO®	1 x 10	15,75	Hyaluronsäure 0,24 %, Triglyceride, Carbomer, Glycerin	AT	TF	**Unkonserviert**	**Ohne**			
		2 x 10	27,95								
	Artelac® Lipids	1 x 10	9,59	Carbomer 2 mg, Triglyceride	AT	EDO	**Cetrimid**	**Phos-phat**	1000 mPa·s	7,0	220–260
		3 x 10	19,99								
	Artelac® Lipids EDO®	10 x 0,6	10,49	Carbomer 2 mg, Triglyceride	AT	EDO	**Unkonserviert**	**Phos-phat**	900 mPa·s	7,0	220–280
		30 x 0,6	18,99								
		60 x 0,6	31,99								
		120 x 0,6	49,99								

◻ Tab. 6.11 (Fortsetzung)

Anbieter	Marke	Menge (ml)	AVP (€)	Inhaltsstoff	Darr.-Form.	Behältnis	Kons.M.	Puffer	Viskosität	ph-Wert	Osmolarität (mOsm/kg)
Novartis	**Systane® Balance**	1 x 10 3 x 10	17,45 35,95	Propylenglykol 400, HP-Guar 0,05 %, LipiTechTM (Paraffinöl und anionisches Phospholipid), Phosphatidyl-Glycerol, Dimyristoylphosphatidylglycerol, Polyoxyethylen-40-Stearat, Sorbitantristearat Sorbitol, Natriumedetat	AT	TF	**Polyquad 0,001 %**	**Borat**	1–10 cP	6,0–8,0	250–330
Pharma Stulln	**LIPITEAR™**	20 x 0,3	k. A.	Phospholipide, mittelkettige Triglyceride, Sojabohnenöl, Glycerin, Natriumedetat, α-Tocopherol, gereinigtes Wasser	AT	EDO	**Unkonserviert**	**Ohne**		*	*
Santen	**Catio-norm® MD sine**	1 x 10	13,99	Paraffinöl, Glycerol, Tyloxapol, Poloxamer 188, Tris-Hydrochlorid, Cetalkoniumchlorid	AT	Konservierungsmittelfreie Multidosisflasche/ OSD („ophthalmic squeeze dispenser")	Cetalkoniumchlorid fungiert als kationische Substanz, ist im öligen Tröpfchen eingebettet, da sehr lipophil; wirkt daher nicht als Konservierungsmittel	**Trome-tamol**			Hypoton
	Catio-norm® SD sine	30 x 0,4	14,99	Paraffinöl, Glycerol, Tyloxapol, Poloxamer 188, Tris-Hydrochlorid, Cetalkoniumchlorid	AT	EDO	Cetalkoniumchlorid fungiert als kationische Substanz, ist im öligen Tröpfchen eingebettet, da sehr lipophil; daher nicht als Konservierungsmittel	**Trome-tamol**			Hypoton

◘ Tab. 6.11   (Fortsetzung)

Anbieter	Marke	Menge (ml)	AVP (€)	Inhaltsstoff	Darr.-Form.	Behältnis	Kons.M.	Puffer	Viskosität	ph-Wert	Osmolarität (mOsm/kg)
TRB Che-medica	**Remogen® Omega**	20 x 0,45	19,50	Eicosapentaensäure (EPA)Ethylester 0,2 mg, Doku-sahexaen (DHA) Ethylester 0,02 mg, Vitamin E, Glycerol, Polyacrylsäure, Acrylate/Alkylacrylat – Cross-Polymer, Natriumhydroxid, Wasser, Elektrolyte	Flüssig-geltr.	EDO	Unkonserviert	Phos-phat und Citrat	≥75 mPa·s	6,2–7,4	130–170

Übersicht über verfügbare Substitutionstherapeutika. Aufgeführt sind die gängigsten Therapeutika, alphabetisch sortiert primär nach Hersteller, sekundär nach Produkt-namen. Stand 09/2017: Alle in der Tabelle aufgeführten Produktmerkmale entstammen Angaben der Hersteller oder den jeweiligen Beipackzetteln
Abkürzungen: AT = Augentropfen/ Augentr.; EDO = Einzeldosisophtiole; TF = Tropfflasche; Kons.M. = Konservierungsmittel; Flüssiggeltr. = Flüssiggeltropfen
*Hersteller hat auf direkte Anfrage keine Daten zur Verfügung gestellt

Tab. 6.12 Lipidhaltige Sprays

Anbieter	Marke	Menge (ml)	AVP (€)	Inhaltsstoff	Behältnis	Kons.M.	Puffer	Viskosität	ph-Wert	Osmolarität
Omnivision	OmniTears® Lid-spray	1 x 10	11,95	Soja-Lecithin 0,1 %, Dexpanthenol, Ethanol 0,08 %, Vitamin-A-Palmitat, Vitamin E, Hyaluronsäure	Pump-Flasche	Unkonserviert	Ohne	*	*	*
Optima	Tears again® Liposomales Augenspray	1 x 10 1 x 20	13,50 22,96	Soja-Lecithin 1 %, Ethanol 8 mg, Vitamin-A-Palmitat 0,25 mg, Vitamin E 0,02 mg	Pump-Flasche	Phenoxyethanol	Ohne		5,5–7,0	k. A.
	Tears Again® Sensitive Augenspray	1 x 10	13,95	Soja-Lecithin 1 %, Ethanol, Dexpantenol, Vitamin-A-Palmitat, Vitamin E	Pump-Flasche	Unkonserviert	Ohne		5,5–7,0	k. A.
Polytech- Domilens	Polyeye comfort®	1 x 20 3 x 20 6 x 20	22,96 59,94 114,96	Soja-Lecithin 1 %, Natriumchlorid 0,8 %, Ethanol 0,8 %, Phenoxyethanol 0,5 %, Vitamin-A-Palmitat 0,025 %, Vitamin E 0,02 %, gereinigtes Wasser	Spray	Ethanol	Ohne		5,5–7,1	k. A.
Reckitt Benckiser	OPTREX Acti-Spray 2 in 1 für müde+überanstrengte Augen	1 x 10	13,95	Dexpanthenol, Lecithin, Retinol palmitat (Vitamin A), Natriumchlorid, DL-alpha-Tocopherol (Vitamin E), Ethanol	Spray	2-Phenoxyethanol	—	Bei Spray nicht relevant	6,0–7,7	Bei Spray nicht relevant
	OPTREX Acti-Spray 2 in 1 für trockene+gereizte Augen	1 x 10	13,95	Lecithin, Retinol palmitat (Vitamin A), Natriumchlorid, DL-alpha-Tocopherol (Vitamin E), Ethanol	Spray	2-Phenoxyethanol	—	Bei Spray nicht relevant	6,0–7,7	Bei Spray nicht relevant

Übersicht über verfügbare Substitutionstherapeutika. Aufgeführt sind die gängigsten Therapeutika, alphabetisch sortiert primär nach Hersteller, sekundär nach Produktnamen. Stand 09/2017: Alle in der Tabelle aufgeführten Produktmerkmale entstammen Angaben der Hersteller oder den jeweiligen Beipackzetteln
Abkürzungen: Kons.M. = Konservierungsmittel; k. A. = keine Angabe
*Hersteller hat auf direkte Anfrage keine Daten zur Verfügung gestellt

■ Tab. 6.13 Gele und Salben*

Anbieter	Marke	Menge (g)	AVP (€)	Inhaltsstoff	Darr.-Form.	Behältnis	Kons.M.	Puffer	Viskosität	ph-Wert	Osmolarität
Bausch + Lomb	Artelac® Night-time Gel	10 x 0,5	9,59	Sorbitol, Triglyceride, Natriumhydroxid, Wasser für Injektionszwecke	Gel	EDO	Cetrimid	Ohne	4800 mPa·s	7,0–8,0	280–320 mOsm/kg
		30 x 0,5	19,99								
	Corneregel®	1 x 10	7,89	Dexpanthenol 5 %, Carbomer (Viskosität 40.000–60.000 m Pa·s), Natriumedetat, Natriumhydroxid, Wasser für Injektionszwecke	Gel	Tube	Cetrimid	Ohne	4000 mPa·s		
		3 x 10	15,49								
Bayer	Bepanthen® Augensalbe	1 x 5	3,86	Dexpanthenol 5 %, rac-(3R)-3-Hydroxy-4,4-dimethyloxolan-2-on, Wollwachs, dickflüssiges Parafin, weißes Vaselin, Wasser für Injektionszwecke	Salbe	Tube	Unkonserviert	Ohne	*	*	*
		2 x 5	6,44								
Jenapharm	Panthenol Augensalbe	1 x 5	5,47	Dexpanthenol 5 %, dickflüssiges Parafin, weißes Vaselin	Salbe	Tube	Unkonserviert	Ohne			
Omnivision	Visco-Vision® Gel	1 x 10	4,45	Carbomer-980 2 %, Sorbit, Natriumhydroxid	Gel	Tube	Cetrimid, Dinatriumedetat (EDTA)	Ohne	*	*	*
		1 x 30	8,85								
Ursapharm	Parin POS®	1 x 5	7,76	Heparin-Natrium 1300 IE/g, Parafin, Wollwachs und weißes Vaselin	Salbe	Tube	Unkonserviert	Ohne			
	Vitamin A POS®	1 x 5	4,95	Vitamin A, 250 IE/g, Parafin, Wollwachs, weiße Vaseline	Salbe	Tube	Unkonserviert	Ohne			
VISUfarma	Xailin Gel	1 x 10	6,90	Carbomer 2 mg/g (0,2 %), Sorbit	Gel	Tube	(Natriumperborat), unkonserviert am Auge	Natriumhydroxid	400 cps	7,0	280 mOsm/kg
	Xailin Night	1 x 5	6,90	Paraffin, Vaseline, Wollwachs (Lanolin)	Salbe	Tube	Unkonserviert	Ohne	600 cps	7,0–8,0	Nicht messbar

Übersicht über verfügbare Substitutionstherapeutika. Aufgeführt sind die gängigsten Therapeutika, alphabetisch sortiert primär nach Hersteller, sekundär nach Produktnamen. Stand 09/2017: Alle in der Tabelle aufgeführten Produktmerkmale entstammen Angaben der Hersteller oder den jeweiligen Beipackzetteln
Abkürzungen: Kons.M. = Konservierungsmittel; EDO = Einzeldosisophtiole
**Hersteller hat auf direkte Anfrage keine Daten zur Verfügung gestellt*

Tab. 6.14 Auflistung der Präparate zur Lidrandhygiene

Anbieter	Marke	Menge	AVP (€)	Inhaltsstoff	Darr.- Form.	Behältnis	Kons.M.	ph-Wert
Abbot	Blink® Lid Clean	20 Tücher		Glycerin, PVP, Polysorbat-20, Laurylglucosit, Kamille	Vorbefeuchtete Reinigungstücher	Tücher	Ohne	
Novartis	Systane® Lid Care®	30 Tücher	12,91	Aqua, PEG-200 Hydrogenated Glyceryl Palmate, Disodium Laureth sulfosuccinate, Cocamidopropyalmine oxide, PEG-80 Glyceryl Cocoate, Benzylalkohol, Disodium EDTA	Vorbefeuchtete Reinigungstücher	Tücher	Ohne	
Optima	Blepha Cura®	70 ml	11,95	Soja-Lecithin, Vitamin A (Palmitat), Vitamin E, Ethanol, Natriumchlorid, Phenoxyethanol, Aqua purificata	Reinigungssuspension	Tropfflasche	Phenoxyethanol	
Théa Pharma	Blepha Clean	20 Stück	9,97	Gereinigtes Wasser, PEG-8, Poloxamer-184, Polysorbat-20, Capryloyl, Glycin, Propylenglycol PEG-6, Caprylic-Capric, Glyceride, Centella, Asiatika-Extrakt, Alkohol, Dikaliumphosphat, Natriumhydroxid, Iris Phlorentina-Wurzel-Extrakt (seoumregulierend), Kaliumphosphat, Zinksulfat, PPG-5 Ceteth-20, Retinolpalmitat (Vitamin A), Hyaluronsäure	Gebrauchsfertige Einmalkompressen	Sachets	Ohne	Neutral
	BlephaSol Duo	100 ml und 100 Pads	11,85	Gereinigtes Wasser, PEG-8, Poloxamer-184, Polysorbat-20, Capryloyl-Glycin, PEG-6 Caprylic-Capric, Dikaliumphosphat, Natriumhydroxid, Kaliumphosphat	Kombipackung Lotion und Kompressen	Flasche/Kompressen	Ohne	Neutral
	Blepha Gel Duo	30 g und 100 Pads	11,85	Gereinigtes Wasser, PEG-90, Poloxamer-188, Natriumhydroxid, Carbomer	Kombipackung Tube und Kompressen	Polydose Airless™ Tube	Ohne	Neutral
TRB Chemedica	Ilast® Care	30 ml	22,69	Wasser, Capryl-/Caprin-Triglycerid, Tribehenin PEG-20-Ester, Glycerol, Trinatriumcitrat, Xanthan, Gummi, Natriumhyaluronat 0,5 %, Taurin, Allantoin, Helianthus annuus (Sonnenblumenkernöl) Retinylpalmitat, Zitronensäure, R-Alpha-Liponsäure Natrium	Creme	Airless-Pump-Flasche	Ohne	
	Ilast® Hydraclean	70 ml	17,23	Wasser, Polysorbat 20, Glycerol, Hydroxyethylacrylat, Natriumacryloyldimethyltaurat Copolymer, 0,2 % Natriumhyaluronat, Allantoin, Natriumhydroxid	Gel	Airless-Pump-Flasche	Ohne	
	Ilast® Lingettes	20 Tücher	12,50	Wasser, Glyzerin, Polysorbat 20, Trinatriumcitrat, Allantoin, Hyaluronsäure, Zitronensäure	Vorbefeuchtete Reinigungstücher	Tücher	Ohne	

▫ Tab. 6.14   (Fortsetzung)

Anbieter	Marke	Menge	AVP (€)	Inhaltsstoff	Darr.- Form.	Behältnis	Kons.M.	ph-Wert
VISUfarma	naviblef® Daily Care	50 ml	14,99	Allantoin, Taurin, Teebaumöl, Kamillenöl, gereinigtes Wasser, Dexpanthenol	Augenlidschaum	Pumpflasche	Ohne	
	naviblef® INTENSIVE CARE	50 ml	17,99	Teebaumöl, Kamillearoma, Aloe vera, Taurin, gereinigtes Wasser, Dexpanthenol, Römische Kamillenblüten-Extrakt	Augenlidschaum	Pumpflasche	Ohne	

Übersicht über verfügbare Substitutionstherapeutika. Aufgeführt sind die gängigsten Therapeutika, alphabetisch sortiert primär nach Hersteller, sekundär nach Produktnamen. Stand 09/2017: Alle in der Tabelle aufgeführten Produktmerkmale entstammen Angaben der Hersteller oder den jeweiligen Beipackzetteln
Abkürzungen: Kons.M. = Konservierungsmittel
*Hersteller hat auf direkte Anfrage keine Daten zur Verfügung gestellt

◻ Tab. 6.15 Stadienbezogene Therapieempfehlung beim trockenen Auge. (Modifiziert nach Höh 2005, Brewill et al 1997, Lemp et al 1995, Scheuerle et al 2004, DEWS 2017)

Allgemeine Hinweise für alle Stadien

Positive Wirkungen	– Vitamin-A-Präparate verhindern Austrocknung während der Nacht – Ein höheres Molekulargewicht der Hyaluronsäure erhöht die Viskosität – Heilungsunterstützende Substanzen, z. B. Dexpanthenol fördern die postoperative Regeneration bei akuten Verletzungen und chronischen Horn- und Bindehautreizungen	
Nebenwirkungen	– Phosphatpuffer können bei vorgeschädigter Hornhaut zu Kalziumeinlagerungen führen – Konservierungsstoffe können bei häufiger Tropfenapplikation zu Schädigungen der Augenoberfläche führen – Bei Kontaktlinsenträgern prüfen, ob das Tränenersatzmittel verwendet werden kann	
Patientenaufklärung	– Aufklärung über schädliche Umweltfaktoren, Umfeld- und Diätmodifikation – Eliminierung schädlicher systemischer Medikamente	
Behandlungskosten	– Bei erhöhter Tropffrequenz eher auf länger wirksame Präparate hinweisen – Bei niedriger Tropffrequenz auf eher längere Anbruchshaltbarkeit hinweisen	
Stadium I (mild)		**Tropffrequenz**
Augentropfen	– Niedrigviskös, z. B. Povidon, Polyvinylalkohol, Hyaluronsäure, Hydroxy-propyl-Guar, Tamarindensamenextrakt, Trehalose – Konserviert möglich	–Weniger als 4 pro Tag
Ergänzende Optionen	– ggf. Omega-3 Fettsäuren als Nahrungsergänzung – falls vorhanden Demodex-Behandlung	
Mechanisch/chirurgisch	– Lidrandhygiene (z. B. bei Blepharitis) – Lidfehlstellungen behandeln	– Täglich
Stadium IIa (leicht)		**Tropffrequenz**
Augentropfen	– Niedrigviskös, z. B. Povidon, Polyvinylalkohol, <=0,1 % Hyaluronsäure, Hydroxypropyl-Guar, Tamarindensamenextrakt, Trehalose, Zellulosederivate – Unkonserviert bei erhöhter Tropffrequenz – ggf. Topische Sekretagoga	– Mehr als 4 pro Tag
Mechanisch/chirurgisch	– Punctum Plugs – Brille mit anatomischem Seitenrand – Verbandskontaktlinsen	
Antientzündliche Therapie	– ggf. LFA-1-Antagonisten	
Stadium IIb (mittelschwer)		**Tropffrequenz**
Augentropfen oder Augengel	– Höherviskös, z. B. >= 0,1 % Hyaluronsäure, Hydroxypropyl-Guar, Tamarindensamenextrakt, ggf. zusätzlich Carbomere, Zellulosederivate – Unkonserviert bei erhöhter Tropffrequenz – ggf. Serumaugentropfen – ggf. semifluorierte Alkane – Topische Sekretagoga	– Mehr als 4 pro Tag, Augengele auch weniger
Augensalbe	– ggf. zusätzlich zur Nacht, Carbomere	– Mehrmals pro Woche
Antientzündliche Therapie	– ggf. kurzfristig topische unkonservierte Steroide zur Immunmodulation – Dann Cyclosporin A – LFA-1-Antagonisten	– 3 x täglich für 2–3 Wochen – 2 x täglich für 6 Monate

6

◘ Tab. 6.15   (Fortsetzung)

Tabletten	– Doxycyclin (bei ausgeprägter Blepharitis/Meibomitis, Meibomdrüsendys-funktion)	– Täglich 100 mg 6–12 Wochen
Mechanisch/chir-urgisch	– Permanenter Punctum-Verschluss – Brille mit anatomischem Seitenrand – Verbandskontaktlinsen	
Stadium III (schwer)		Tropffrequenz
Augentropfen oder Augengel	– Hochviskös, z. B. >= 0,2 % Hyaluronsäure, Carbomere – Unkonserviert bei erhöhter Tropffrequenz – Serumaugentropfen – Bei stark reduziertem Schirmer-Test zusätzlich Hyaluronsäure zusätzlich zu Hydrogelen anwenden – ggf. semifluorierte Alkane	– Mehr als 4 pro Tag – 4 x pro Tag
Augensalbe	– Zusätzlich zur Nacht, Carbomere	– Einmal pro Nacht
Antientzündliche Therapie	– Kurzfristig topische unkonservierte Steroide zur Immunmodulation – dann Cyclosporin A – LFA-1-Antagonisten	– 3 x täglich für 2–3 Wochen – 2 x täglich für 6 Monate
Mechanisch/chir-urgisch	– Verbandskontaktlinse, ggf. Sklerallinse – Lidoperationen: Tarsorhaphie, Transplantation von Schleimhaut, Speichel-drüsen, Amnionmembrantransplantation	

◘ Tab. 6.16   Schichtbezogene Therapieempfehlungen beim trockenen Auge

Betroffene Schicht	Leitbefunde	Substanzen	Häufigkeit
Hyperevaporatives Trockenes Auge			
Lipidschicht	Posteriore Blepharitis, MDD, Schaumbildung, verminderte Tränenfilmaufreißzeit, erhöhte Ver-dunstung, Epiphora, zunehmende Beschwerden im Tagesverlauf bzw. belastungsbezogen	Kausaltherapie: Lidrandhygiene	2-mal pro Tag für 4 Wochen, dann täglich
		Zusätzlich: Phopholipidhaltiges Augen-spray, niedrigvisköser Tränenersatz ggf. lipidhaltiges Gel	2–3-mal pro Tag
		Evtl. semifluorierte Alkane	Mindestens 3-mal pro Tag
		Ggf. in Kombination mit niedrig-viskösem Filmbildner	Mindestens 3-mal pro Tag
		Oder niedrigvisköses lipidhaltiges Kombipräparat	Mindestens 3-mal pro Tag
		Doxycyclin bei Meibomitis/Meibomdrü-sendysfunktion	Täglich 100 mg für 3–6
Hypovolämisches Trockenes Auge			
Wässrige Schicht	Reduzierter Tränenmeniskus, reduzierter Schirmer-Test, Epithelschäden (Anfärbung mit Fluoreszein)	– Niedrigvisköser Tränenersatz – Wässriger Filmbildner in Abhängig-keit von Schweregrad oder bei Epithel-schäden muzinähnliche Filmbildner	Mehrmals pro Tag bis zu stündlich
Muzinschichtstörung			
Muzinschicht	Ephitelschäden, Epiphora, Film-aufbau-störung, verminderte Tränenfilmaufreißzeit (Anfärbung mit Lissamingrün)	Hydrogele	Täglich zur Nacht
		Kausaltherapie: Vitamin-A-Derivate, Dexpanthenol ggf. in Kombination mit muzinähn-lichen Filmbildnern	Mehrmals pro Tag bis zu stündlich

Tab. 6.17 Therapieempfehlungen bei MDD

Stadium	Symptome und Befunde	Therapieempfehlung
1	– Keine Symptome oder okulären Beschwerden: OSDI–Intervall 0–12 – Minimalverändertes Sekret: Grad 2–3 – Expressibilität: 1 – Schirmer–Test: 7–10 – Keine Anfärbungen – Tränenfilmaufrisszeit: 7–10 s – Tränenfilmosmolarität: 300–320mOsmol/l	– Patientenaufklärung zu Einflussfaktoren (Umgebungsfeuchtigkeit, Rauch, Arbeitsplatz) – Hinweis auf Bedeutung von Omega–3–/Omega–6–Fettsäuren bei der Ernährung – ggf. Lidrandhygiene und Erwärmung
2	– Leichte Symptome und okuläre Beschwerden (Jucken, Photophobie): OSDI–Intervall 13–22 – Vereinzelte Lidkantenzeichen und gelegentliche Lidrandveränderungen – Leicht verändertes Sekret: Grad 4–7 – Expressibilität: 1 – Schirmer-Test: 5–7 – Leichte Anfärbungen: Oxford-Skala 0–3 – Tränenfilmabrisszeit: 5–7 s – Tränenfilmosmolarität: 320–340 mOsmol/l	– Anweisung zu Verbesserung der Umgebungsfeuchtigkeit, Anpassung von Bildschirm-arbeitsplätzen etc. – Ernährungsumstellung zu Omega-3-Fettsäuren – Lidrandhygiene/-massage und Erwärmung – Tränenersatzmittel (Hyaluronsäure, Carbomer mit Lipiden) oder liposomale Augensprays – Topisches Azithromycin – ggf. orales Tetrazyklin-Derivat oder Monozyklin – ggf. Lipi-Flow®-Behandlung, Meibomdrüsensondierung
3	– Moderate Symptome und okuläre Beschwerden (Jucken, Photophobie) mit Einschränkungen der Aktivitäten: OSDI-Intervall 23–32 – Lidkantenzeichen (verstopfte Drüsen, Vaskularisation) – moderat verändertes Sekret: Grad 8–12 – Expressibilität: 2 – Schirmer–Test: 3–5 – Leichte bis moderate konjunktivale und periphere Anfärbungen: Oxford Skala 4–10 – Tränenfilmaufrisszeit: 3–5 s – Tränenfilmosmolarität: 340–370 mOsmol/l	– Alle oben aufgeführten Therapien und Patientenhinweise – Orales Tetrazyklin-Derivate – Salben (Carbomer mit oder ohne Lipiden) zur Nacht – ggf. antiinflammatorische Therapie – ggf. Lipi-Flow®–Behandlung, Meibomdrüsensondierung
4	– Starke Symptome und okuläre Beschwerden (Jucken, Photophobie) mit erheblichen Einschränkungen der Aktivitäten im Alltag: OSDI-Intervall 33–100 – Lidkantenzeichen (Ausfall von Drüsen, Verlagerung der Haut-/Schleimhautgrenze, Lidrand–Teleangiektasien) – Deutlich verändertes Sekret: Grad >= 13 – Expressibilität: 3 – Schirmer-Test: < 3 (0–2) – Zunehmende konjunktivale und korneale Anfärbungen: Oxford-Skala 11–15 – Entzündungsanzeichen (konjunktivale Hyperämie, Phlyktänen) – Tränenfilmabrisszeit: <3 s – Tränenfilmosmolarität: 370–400 mOsmol/l	– Alle oben aufgeführten Therapien und Patientenhinweise – Antiinflammatorische Therapien, zur Vorbereitung Tränenersatzmittel mit Dexamethason – ggf. Tacrolimus als Hautsalbe an den Lidrändern – ggf. Lipi-Flow®-Behandlung, Meibomdrüsensondierung

Tab. 6.18 Vergleich der Speicheldrüsen als Tränendrüsenersatz

	Parotisgang-Verlagerung	Gl.-sublingualis-Transposition	Gl.-submandibularis-Transposition
Vaskularisation	Natürlich	Keine	Anastomosiert
Innervation	Natürlich	Denerviert	Denerviert
Globaler Sekrettyp	Serös	Muzinös	Seromuzinös
Spezifische Sekret-qualität	Natürlicher Parotis-speichel	Unbekannt	Speichelartig, aber mit Veränderungen in Richtung der natürlichen Träne
Stimulation	Nahrungsaufnahme (reflektorisch)	Unbekannt	Körperliche Aktivität, lokale Hyperthermie
Benetzungsmenge	Dauerhafte Epiphora (nicht kontrollierbar)	Unzureichend	In ca. 1/3: Störende Epiphora (durch Teil-resektion oder Botulinumtoxin-Injektion kontrollierbar)

Konservierungsmittel

- Alkohole: stören aufgrund Lipidlöslichkeit Zellmembranlipide
- Biguanide (Polyhexamethylenbiguanid, Polyaminopopylbiguanid, Polyhexanid): Hemmung membrangebundener Transportprozesse und Enzyme, können in Zellen eindringen
- BAC: Störung der Barrierefunktion der Zellwand, Speicherung im Gewebe
- Cetrimid: Störung der Barrierefunktion der Zellwand, Speicherung im Gewebe, in vitro Binde- und Hornhautepithel-Zellschädigung
- Chlorhexidin: kann zu allergischen Reaktionen führen; Proteinzerstörung und Enzymhemmung
- Polyquad® (Polyquaternium-1 oder Polidroniumchlorid): zeigte in Studien an Ratten keine Hornhautschädigung und keine histologischen Auffälligkeiten
- Natriumperborat (Oxyd®, Gen Aqua®): → Wasserstoffperoxid → Zerfall in Sauerstoff und Wasser bei Kontakt mit Augenoberfläche (Vorsicht bei sehr trockenen Augen)
- Purite®, OcuPure QRE (Oxychlorokomplex): Zerfall bei Kontakt mit UV-Licht in Sauerstoff, Wasser, Kochsalz (UV-Einstrahlung nötig, nachts und in der Wohnung bei geschlossenem Fenster nicht vorhanden!), allerdings auch Destabilisierung von Zellmembranen, dringt ein in Zelle, behindert Zellfunktion, schwach reizend
- Parabene (Phenole): in Salben enthaltener Konservierungsstoff, der die Verträglichkeit minimiert, Bindung an Zellmembran und Permeabilitätserhöhung, Salben enthalten kein Wasser und fördern somit nicht das Bakterienwachstum, müssten daher keine Konservierungsmittel enthalten
- EDTA (Ethylendiamintetraacetat): Komplexbildner, Verwendung in Kombination mit anderen Konservierungsmitteln, verstärkt deren Wirksamkeit, in Kombination mit BAC-Zunahme der Nebenwirkungen

Multidosisbehältnisse und Einzeldosistropfbehältnisse

Besonders wünschenswert sind Präparate ohne Konservierungsmittel. OSD, COMOD-, MDO-, Safe-Drop- und ABAK-Systeme sind verfügbar (spezielle Multidosisbehältnisse mit Ventil-und Luftfiltersystem), ebenso Einzeldosistropfbehältnisse, welche nach Einzelanwendung verworfen werden. Einzeldosispräparate sind allerdings auf Dauer eher kostenintensiver. Allerdings zeigten Studien auch nach 24-h-Öffnung keine Kontamination. Bei älteren Patienten ist allerdings häufig die Anwendung der kleinen EDO-Behältnisse erschwert, ebenso die Anwendung eines Pumpsystems (COMOD). Eine gewisse Verletzungsgefahr der Augenoberfläche besteht durch den teils spitzen Rand nach Öffnen einer Einzelophthiole.

6.1.6 Osmolarität, pH-Wert, Puffersystem

- Osmolarität:
  - Hyperosmolarität des Tränenfilms als mit-ursächlich für Sicca-Syndrom
  - Sicca-Syndrom: Osmolarität >316 mOsmol/l
  - Isotonie als Ziel erreichbar mit hypotonen Tränenersatzmitteln
- pH-Wert:
  - möglichst im physiologischen Bereich (Isohydrie bei 7,4, ggf. Euhydrie von 7,3 bis 9,7 bei Labilität der Wirkstoffe)
  - beeinflusst durch Pufferkapazität und Lagerungsdauer
  - Inhaltstoffe lösen sich bei bestimmtem pH-Wert oder bleiben bei bestimmtem pH-Wert stabil in Lösung
- Puffersystem Phosphat:
  - Hornhautkalzifizierungen bei Anwendung am Patienten mit vorgeschädigter Hornhaut (Epitheldefekte)
  - Verwendung phosphatfreier Produkte insbesondere bei Risikopatienten und nach Operationen am Auge!
- Puffersystem Citrat:
  - auch Citrat bildet, ähnlich wie Phosphat, Kalzium-Komplexe
  - bisher jedoch keine umfangreichen Studien, die Kalziumeinlagerungen bestätigen oder widerlegen
  - natürlicherweise nicht vorkommend im Auge
- Puffersystem Borat:
  - synthetischer Puffer
  - Borsäure und deren Salze werden auf der Liste der „Substances of very high concern" der Europäischen Chemikalienagentur gelistet
  - gelten als reproduktionstoxisch, verboten in Europa als Lebensmittelzusatz
  - Bundesinstitut für Arzneimittel und Medizinprodukte (BfArM) hat Anwendung von Borsäure und deren Salzen in den 1980er Jahren eingeschränkt
  - ausgenommen von diesem Verbot sind Borsäure und deren Salze als Bestandteile von Augenarzneimittel-Rezepturen
  - natürlicherweise nicht vorkommend im Auge
- Puffersystem Trometamol:
  - synthetischer Puffer, TRIS-Puffer in der Biochemie
  - natürlicherweise nicht vorkommend im Auge
  - in höherer Konzentration eingesetzt zur Schwächung des Hornhautstromas für die Anwendung von Riboflavin bei Crosslinking-Therapie bei Keratokonus

6.2 Antientzündliche Therapie

Die Grundlage antiinflammatorischer Therapie bildet die Beteiligung von Entzündungsmediatoren wie Zytokinen, Metalloproteinasen und Adhäsionsmolekülen am Circulus vitiosus des Sicca-Syndroms. Verschiedene medikamentöse Ansätze greifen in diesen Kreislauf ein.

6.2.1 Steroide

- Wirkung über Glukokortikoidrezeptoren oder direkt auf Transkriptionsfaktoren (NF-κB) → Reduktion der Bildung von proentzündlichen Zytokinen und Chemokinen (z. B. MMP-9), IL-1, IL-6, IL-8)
- insbesondere bei stark ausgeprägtem Sicca-Syndrom mit unzureichender Wirkung der Substitutionstherapie mit TEM
- Besserung der subjektiven Beschwerden und Verminderung der Fluoreszeinfärbung der Augenoberfläche

❗ **Nebenwirkung evtl. Kataraktbildung, Augeninnendruckerhöhung im Rahmen des Sekundärglaukoms; daher eher Stoßtherapie: z. B. 3–5 × tgl. für 2–4 Wochen**

- besser sind konservierungsmittelfreie Präparate
- bevorzugt Präparate mit weniger Nebenwirkungspotenzial: Loteprednoletabonat, Rimexolon
- bisher keine Zulassung zur Behandlung des Sicca-Syndroms (off-label-use)
- konsekutiv bei Besserung mit Steroiden: Dauertherapie mit Ciclosporin A erwägen

6.2.2 Ciclosporin A

- Immunmodulation, Immunsuppression
- bewirkt verminderte Bildung IL-2 (Interleukin-2) → Abnahme T-Zell-Aktivität
- Besserung von Schirmer-Test, BUT
- gute lokale Wirksamkeit bei Applikation als Augentropfen
- Anwendung: 2 x tgl. für 6 Monate, evtl. auch 3–4 x tgl. bei sehr schwerer entzündlichem Geschehen
- Ikervis ist als Präparat in Deutschland zugelassen für 1 x tgl. Anwendung bei schwerere Keratitis bei erwachsenen Patienten mit trockenem Auge, das sich trotz Behandlung mit TEM nicht gebessert hat

6.2.3 Antibiotika bei MDD

- Immunmodulation, antiinflammatorische Wirkung
- Hemmung von Metalloproteinasen und deren Wechselwirkung mit proinflammatorischen Zytokinen (IL-1α, TNF-α)
- Reduktion der Konzentration pro-inflammatorischer freier Fettsäuren und Diglyceride durch Hemmung der bakteriellen Lipasen → Meibum wird somit dünnflüssiger
- Anwendung: 50–100 mg Doxycyclin (oder Minocyclin) 1–2 x tgl. für 3–6 Monate

(off-label-use), Rosazeatherapeutikum (Oraycea®) verfügbar → 40 mg Doxycyclin 1 x tgl. für 7 Wochen
- topische Makrolidantibiotika: Azithromycin → Schmelzpunktreduktion des Meibums, Blepharitisreduktion, bessere Lipidbereitstellung, Normalisierung des Lipidprofils, Reduktion bakterieller Lidkantenbesiedlung: 2 x tgl. für 3 Tage, ggf. Wiederholung nach 2 Wochen, dann 1 x tgl. für 27 Tage

> **Lidrandhygiene: Eine verbesserte Wirksamkeit von lokalem Azithromycin zeigte die Anwendung mit tgl. Wärmebehandlung der Meibomdrüsen, Lidkantenmassage und Lidrandreinigung.**

6.2.4 Eigenblutserum

- Eigenblutserum-AT enthalten Lysozym, Vitamin A, Fibronektin, MMP-Inhibitoren, Wachstumsfaktoren in hoher Konzentration → antientzündliche Wirkung, antiapoptotische Wirkung, Wundheilungsförderung
- nur in wenigen, spezialisierten Zentren verfügbar wegen strenger Herstellungsrichtlinien
- off-label-use

6.2.5 LFA-1-Antagonisten (lymphocyte function associated antigen-1)

- Blockade der Bindung von LFA-1 an interzelluläres Adhäsionsmolekül ICAM (z. B. auf Endothel-, Epithel- und antigenpräsentierenden Zellen) → Reduktion der T-Zellaktivierung und Entzündung
- Lifitegrast bisher in den USA zugelassen

6.3 Chirurgische Therapie

Bei besonders schwerem Sicca-Syndrom und erfolgloser konservativer Therapie können zusätzlich chirurgische Maßnahmen therapeutisch notwendig werden. Verschiedene operative Maßnahmen stehen dazu zur Verfügung.

6.3.1 Reduktion des Tränenabflusses

- Tränenpumpenschwächung mittels Botulinumtoxin-Injektion:
  - Tränenpumpe durch M. orbicularis preseptalis et pretarsalis
  - subkutane Injektion von Botulinumtoxin zwischen medialem Kantus und Tränenpünktchen
- Okklusion des Tränenpünktchens mittels Punctum plugs (■ Abb. 6.1):
  - probeweise mittels Kollagenstöpseln
  - vorübergehend mittels z. B. Silikonstöpseln
  - besonders bei Schirmer-1-Test <5 mm Infektionsrisiko und Wanderung in Tränenwege!
  - eher abzuraten bei chron. Inflammation der Augenoberfläche

- häufig bei Lagophthalmus, sicca-bedingter Keratopathie oder refraktiver Hornhautchirurgie
- vor Einsetzen Größe des Tränenpünktchens mittels Sonde prüfen
- vor Einsetzen freie Spülbarkeit des Tränenwegs prüfen
- Verödung des Tränenpünktchens:
  - bei vorheriger Testung mittels zeitweisem Verschluss (z. B. Punctum plug)
  - nicht bei Epiphora
  - mittels Laser oder Elektrokauter durchgeführter Verschluss des meist unteren Tränenwegs
  - vorherige Lokalanästhesie nötig
  - Koagulation des Punctum lacrimale: 50 % Rekanalisierung innerhalb 1 Monats
  - Koagulation von Ampulle oder horizontaler Canaliculus-Anteile plus Naht: <10 % Rekanalisation

6.3.2 Lidchirurgie

- Entropium-Korrektur, (■ Abb. 6.2)
- Ektropium-Korrektur
- Korrektur von Lidretraktion bei endokriner Orbitopathie nach erfolgreicher

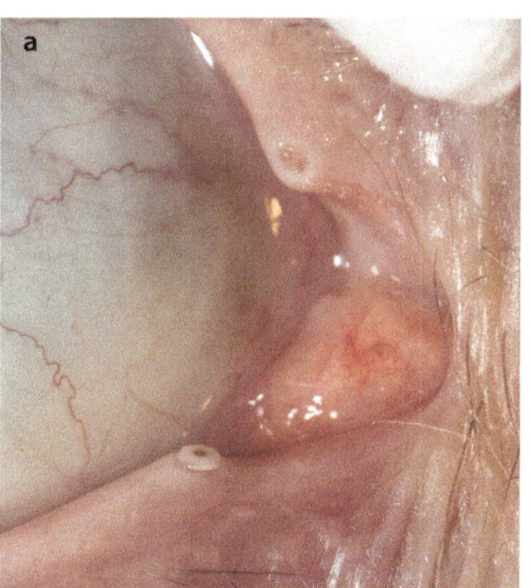

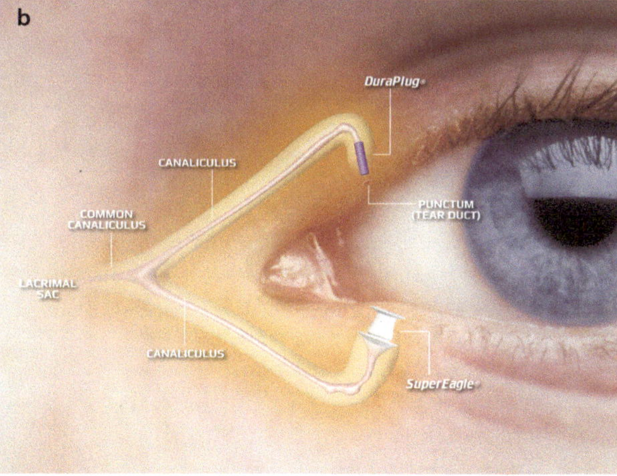

■ **Abb. 6.1** **a** Punctum plug im unteren Tränenpünktchen. (© Karsten Bronk, mit freundlicher Genehmigung) **b** Punctum plug, schematisch. (© Dr. Wolfgang Reichart, mit freundlicher Genehmigung)

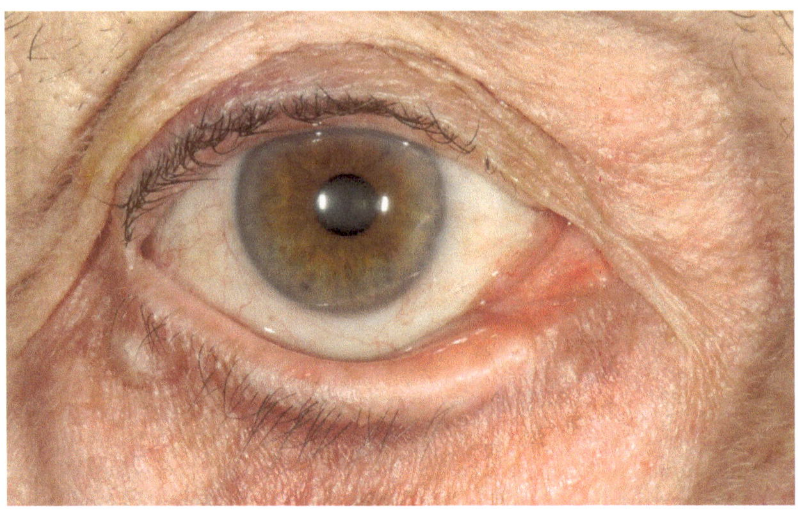

Orbitadekompression (Euthyreose nötig, Indikationstellung z. B. bei Sehnervkompression)

6.3.3 Tränendrüsenersatz

- bei absolutem Tränenmangel (z. B. chronische Graft-versus-Host-Disease, GvHD)
- bei unzureichendem Erfolg von Tarsorrhaphie
- Implantation von kleinen Speicheldrüsen aus Wangen-, Lippen-, Gaumenschleimhaut in Oberlid
- Transplantation von großen Speicheldrüsen (Tab. 6.18):
  - Ausschluss von systemischen Erkrankungen, die zu Affektion der Drüsen führen (z. B. Sjögren-Syndrom)
  - Gl. parotis (Ohrspeicheldrüse): Ausführungsgangverlagerung in unteren Fornix der Konjunktiva, Nachteil: reflektorische Reflexepiphora insbesondere bei Nahrungsaufnahme; reis seröses Sekret (wesentliche Muzinkomponente fehlt)
  - Gl. submandibularis (Unterkieferspeicheldrüse): Verlagerung mit

Anastomosen in Fenster des M. temporalis; Vorteil: muzinöses Sekret
- Kooperation von Augenärzten und Mund-Kiefer-Gesichtschirurgen nötig

> **Eine sicca-bedingte Epitheliopathie kann zu rezidivierenden Keratitiden führen mit Wundheilungsstörung, Substanzverlust, Neovaskularisation Hornhauteintrübung und bis zur Erblindung.**

Tarsorrhaphie

Temporäre Vernähung von Ober- und Unterlid zur Verkleinerung der Verdunstungsoberfläche durch Lidspaltenverkleinerung.

6.3.4 Hornhaut- und Bindehauteingriffe

- Hornhaut:
  - Keratoplastik bei tiefen, stromalen Veränderungen (z. B. durch Infektionen, rheumatische Erkrankungen, GvHD, neurotrophe Keratopathie)

- Förderung der Reepithelialisierung durch Amnionmembrandeckung bei leichteren Defekten, Ulzera (antiinflammatorische und vernarbungshemmende Eigenschaften, Wachstumsfaktoren)
  - ggf. tiefe vordere lamelläre Keratoplastik (DALK)
  - bei Stammzellinsuffizienz (z. B. bei Verätzungen der HH) → allogenes Material oder autologes Material vom Partnerauge
  - ggf. Keratoprothese (z. B. bei Trachom, schweren Verätzungen/Verbrennungen, vernarbendem Schleimhautpemphigoid) → Materialien wie z. B. Keramik, Titan, Silikon, biologische Materialien, Zahn
- Konjunktivochalasis:
  - überschüssige Bindehaut erzeugt Reibung auf der Augenoberfläche, ggf. entstehen Hornhautepitheldefekte
  - Teilresektion der überschüssigen Bindehaut
- superiore limbale Keratokonjunktivitis:
  - schlaffe Bindehaut am oberen Bulbus mit Keratitis superficialis punctata
  - bei insuffizienter konservativer Therapie erfolgt chirurgische Entfernung dieser pathologischen Bindehaut
- Pterygium:
  - durch vermutlich UV-Licht induziertes Wachstum von verhornendem Plattenepithel und Gefäßen von Bindehaut auf Hornhaut
  - verursacht irregulären Astigmatismus
  - verursacht Benetzungsstörung
  - chirurgische Entfernung einschließlich Submukosa bei störender Ausprägung und ineffizienter konservativer TEM-Therapie
  - Rezidivprophylaxe: freies Bindehauttransplantat, ggf. intraoperative Zytostatikaapplikation
- narbige Bindehautveränderungen (bei okulärem Pemphigoid, Steven-Johnson-Syndrom oder chemisch-thermischer Schädigung):
  - starke Entzündungen mit Fibroblastenwachstum und Becherzellverlust
  - antientzündliche Therapie vor chirurgischer Intervention
  - chirurgische Narbengewebsentfernung
  - ggf. Deckung mittels Transplantat oder Amnionmembran (Wundheilungsförderung)
  - Lippen-, Wangen-, Gaumenschleimhaut möglich
  - orale Schleimhäute enthalten keine Becherzellen (nicht geeignet für Muzinersatz)
  - nasale Schleimhaut enthält Becherzellen (geeignet für Rekonstruktion hinterer Lidlamelle)
  - ggf. Epitheltransplantate, ggf. autologe Stammzelltransplantation vom Partnerauge

6.4 Spezielle Therapie bei MDD

Neben der Grundtherapie der Substitutionstherapie mit lipidphasenstabilisierenden TEM sollte die MDD mit weiteren therapeutischen Strategien begleitend behandelt werden, um einen ausreichenden Therapieerfolg zu erzielen.

6.4.1 Lidrandhygiene

- durch Patienten durchführbare 3-phasige Therapie (■ Abb. 6.3):
  - Erwärmung der Lider zur Sekretverflüssigung
  - Massage der Meibomdrüsen zur Sekretexpression
  - Reinigung der Lidkanten zum Entfernen von Sekret und Hautschuppen
- Schmelzpunktanstieg der Sekretlipide bei MDD → Erwärmung auf ca. 40 °C
- bei Anwendung von warmen Kompressen (mind. 5 min): Wechsel nach 2 min, da sie Auskühlen
- bei Verwendung von Wärmemasken auf Temperaturstabilität über Zeit achten

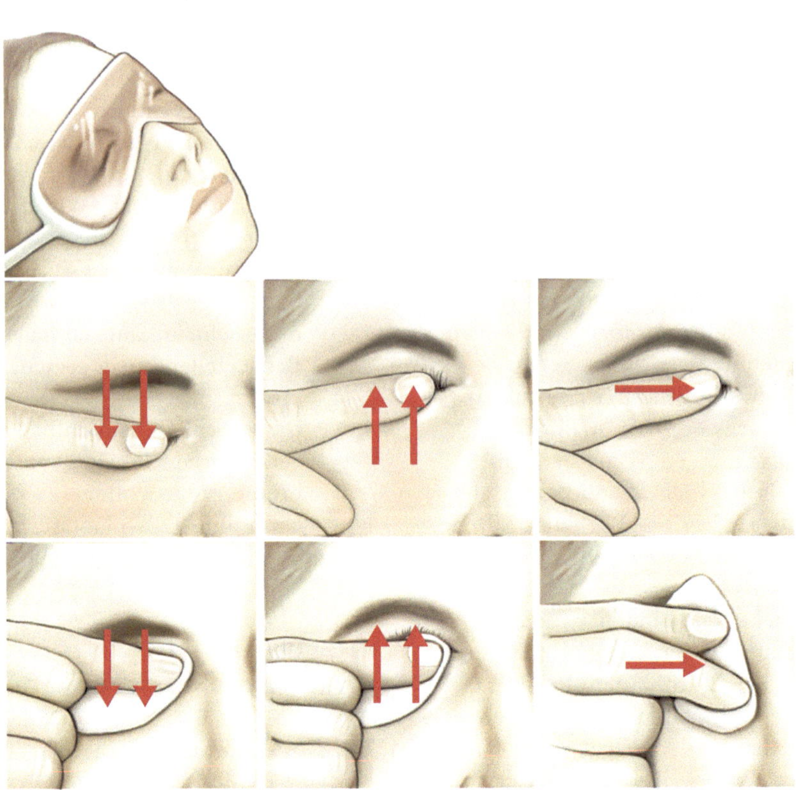

Abb. 6.3 Lidrandhygiene: Schritt 1 – Wärmebehandlung: Kontaktlinsen sollten ggf. entfernt werden. Wärmemaske ca. 10 min (etwa 40–45 °C) auflegen zur Verflüssigung des Meibom-Sekrets. Schritt 2 – Lidrandmassage: Ausstreichen der verflüssigten Sekrete mit dem Finger mehrfach am Oberlid von oben nach unten, am Unterlid von unten nach oben sowie horizontal vom äußeren zum inneren Lidwinkel. Schritt 3 – Lidrandreinigung: Mit einem in spezieller Reinigungsflüssigkeit getränkten Wattepad/Reinigungstüchern wird der Lidrand von Sekreten, Ablagerungen und Keimen befreit

- feuchtwarme Wärmebrille hält länger die Temperatur, dadurch besserer Therapieerfolg (Blephasteam®-Wärmebrille, Théa Pharma GmbH, Berlin)
- alternativ auch Infrarotstrahlung (Rotlichtlampe) möglich bei geschlossenen Augen im 30-cm-Abstand
- Lidrandmassage mittels Wattestäbchen oder Finger mit Druck zum Lidrand hin
- Reinigung der Lidränder mittels spezieller Kosmetiktücher oder in spezielle Reinigungslösung getränkter Wattepads
- Anwendung 2 x tgl. dauerhaft nötig

- reduzierte Compliance des Patienten, da aufwändig → regelmäßige augenärztliche Kontrollen verbessern Therapieadhärenz
- erste Therapieerfolge bedürfen mindestens einer konsequenten Therapie von 3–4 Wochen
- eine Nachbenetzung mittels TEM ist meist sinnvoll, da der Tränenfilm gestört ist
- IPL/IRPL (Intense regulated [pulsed] light): Stimulation der Meibomdrüse mittels polychromatischem Pulslicht mit Wellenlängen zwischen 400 bis 1200 nm; verbessert Symptome und klinische Zeichen des trockenen Auges

Lidrandreinigung

Effizienter kann die Lidrandreinigung durch den Augenarzt sein, entweder durch Debridement der schuppig veränderten Lidränder mittels eines Hockeymessers oder mittels eines handgehaltenen Gerätes (BlephEx™, Fa. bon). Besonders bei Blepharitis und Demodex-Milbenbefall ist diese Therapie sinnvoll. Wiederholung der Prozedur alle 4–6 Monate.

6.4.2 Lipi-Flow®-Behandlung

- System von Fa. Tear Science
- thermodynamische, automatisierte Behandlung der Meibomdrüsen mittels Wärmemassage (◘ Abb. 6.4)
- nach Oberflächenanästhesie erfolgt Einsetzen sog. Aktivatoren, welche Augenlider vorn und hinten umfassen
- hinterer Teil erwärmt Meibomdrüsen
- vorderer Teil massiert mittels Luftdruck Meibomdrüsen simultan
- Behandlungszeit: 12 min.
- Studien zeigten positive Effekte über bis zu 12-Monatszeitraum

6.4.3 Sondierung der Meibomdrüsen

- Sondierung der einzelnen Drüsen zur Beseitigung der Obstruktion
- neben Tropfanästhesie vorherige 10-Minuten-Behandlung mit Lidokain-Gel 2 % nötig
- Studie zeigte Symptombesserung über 4 Wochen

6.4.4 Teebaumölbehandlung bei Befall mit Demodex-Milbe

- Demodex-folliculorum-Milben-Befall insbesondere bei anteriorer Blepharitis
- effektive Behandlung mittels Teebaumöl

- zusätzlich antiinflammatorische, antibakterielle, antimykotische Wirkung des Teebaumöls
- 50 %iges Teebaumöl wöchentliche Behandlung und tgl. Shampoonieren mit Teebaumölshampoo
- Lidrandreinigungstücher mit Teebaumöl sind zum Einmalgebrauch verfügbar sowie ein Augenlid-Reinigungsschaum mit Teebaumöl
- auch ein gezieltes Debridement der Lidränder kann hilfreich sein (siehe Lidrandhygiene)

> **Demodex-Milben-Nachweis**
> Entnommene Zilien können unter dem Lichtmikroskop untersucht werden auf Demodex-Befall. Pathologisch: > 0,16 Demodex-Milben/Wimper oder > 1 Demodex-Milbe/6 Wimpern.

6.4.5 Blinzelübungen für kompletten Lidschlag

- inkomplette Lidschläge können ursächlich für das Sicca-Syndrom sein
- insbesondere bei MDD fehlt bei inkomplettem Lidschlag Druck auf Meibomdrüsen für ausreichend Expression des Meibums
- Schulung des Patienten mit Blinzelübungen für kompletten Lidschlag (◘ Abb. 6.5)

6.4.6 Weitere therapeutische Optionen

- Sekretagoga: medikamentöse Förderung der Tränenfilmsekretion (in Deutschland bisher nicht zur Behandlung des trockenen Auges zugelassen)
- Verbandlinse aus Kollagen zur Hornhautregeneration

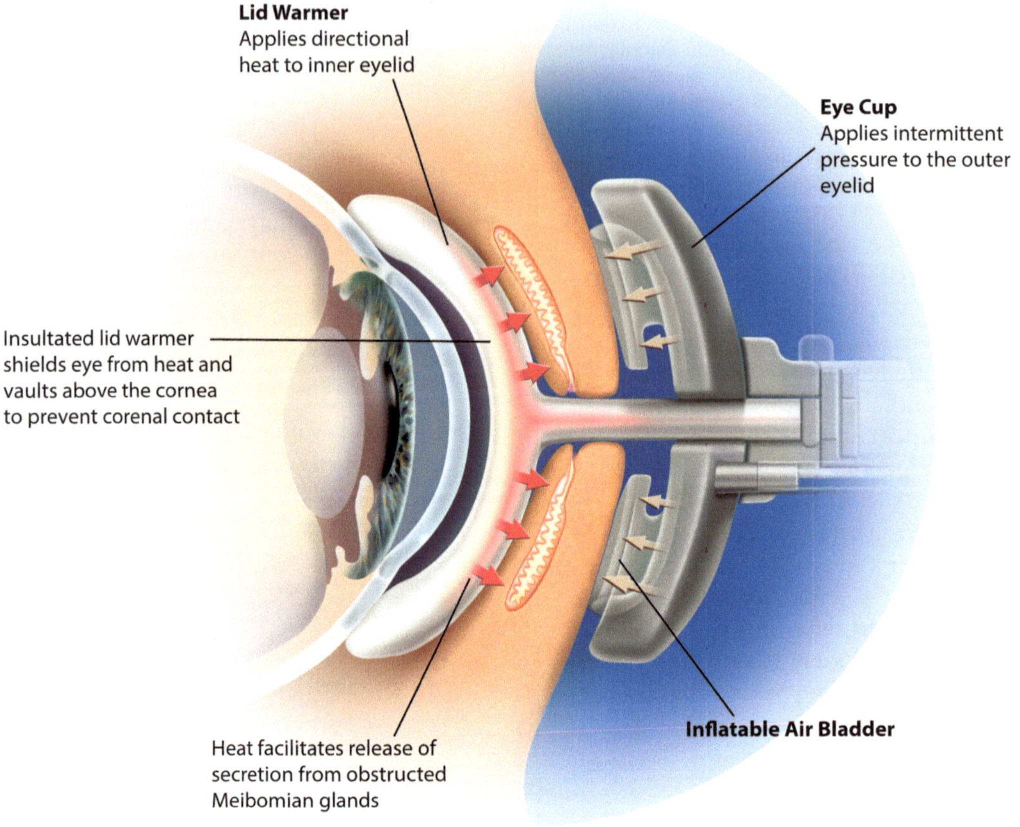

6

◘ Abb. 6.4   Schematische Darstellung der Lipi-Flow®-Behandlung. (© Fa. Tearscience, mit freundlicher Genehmigung)

◘ Abb. 6.5   Blinzelübungen für kompletten Lidschlag: Schließen der Augen mit Berührung von Ober- und Unterlid und bis 2 zählen. – Zusammenkneifen der Augen und bis 2 zählen. – Öffnen der Augen und bis 2 zählen. Wiederholung der Übung 5-mal in einem Zyklus, ca. 10 Zyklen am Tag, bspw. bei anstrengender Bildschirmarbeit

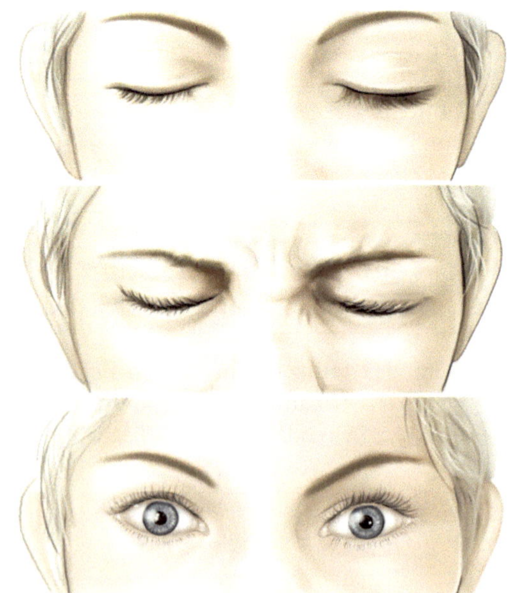

- Verbandkontaktlinse und konservierungsmittelfreie TEM
- Brillen mit anatomischem Seitenschutz (Verminderung der Tränenverdunstung), UV-Schutz
- Uhrglasverband (insbesondere bei insuffizientem Lidschluss z. B. bei Fazialisparese)
- 5 % Acetylcystein-Augentropfen (Herstellung durch Apotheken, Off-Label-Anwendung) zur Schleimlösung bei Keratitis filiformis und MDD

Weiterführende Literatur

Amparo F, Dastjerdi MH, Okanobo A, Ferrari G, Smaga L, Hamrah P et al (2013) Topical interleukin 1 receptor antagonist for treatment of dry eye disease: a randomized clinical trial. JAMA Ophthalmology 131(6):715–723

MacLeod AM, Robbins SP (1992) Submandibular gland transfer in the correction of dry eye. Aust N Z J ophthalmol 20(2):99–103

Amsden GW (2001) Advanced-generation macrolides: tissue-directed antibiotics. Int J Antimicrob Agents 18:11–15

Aronowicz JD, Shine WE, Oral D, Vargas JM, McCulley JP (2006) Short term oral minocycline treatment of meibomianitis. Br J Ophthalmol 90(7):856–860

Augenklinik, E (2013) Liste Tränenersatzmittel

Auw-Hadrich C, Reinhard T (2007) Chronische blepharitis. Der Ophthalmologe 104(9):817–828

Auw-Hädrich C, Reinhard T (2008) Calcinosis conjunctivae bei chronischer Blepharitis. Klinische Monatsblätter für Augenheilkunde 225(1):101–102

Barabino S, Rolando M (2003) Amniotic membrane transplantation elicits goblet cell repopulation after conjunctival reconstruction in a case of severe ocular cicatricial pemphigoid. Acta Ophthalmologica 81(1):68–71

Bartley GB, Fatourechi V, Kadrmas EF, Jacobsen SJ, Ilstrup DM, Garrity JA, Gorman CA (1996) Clinical features of Graves' ophthalmopathy in an incidence cohort. Am J Ophthalmol 121(3):284–290

Baudouin C, Hamard P, Liang H, Creuzot-Garcher C, Bensoussan L, Brignole F (2004) Conjunctival epithelial cell expression of interleukins and inflammatory markers in glaucoma patients treated over the long term. Ophthalmol 111(12):2186–2192

Becker BB (1991) Punctal occlusion and blepharoplasty in patients with dry eye syndrome. Arch Otolaryngol Head Neck Surg 117(7):789–791

Belin MW, Bouchard CS, Phillips TM (1990) Update on topical cyclosporine A: background, immunology, and pharmacology. Cornea 9(3):184–195

BenEzra D, Maftzir G (1990) Ocular penetration of cyclosporine A in the rat eye. Arch Ophthalmol 108(4):584–587

Bergua A, Zenkel M, Gabel J Topical plepharitis therapy using the anti-inflammatory macrolide antibiotic azithromycin 1.5 %. Department of Ophthalmology, University of Erlangen-Nuremberg

Berke A, Blümle S (1997) Kontaktlinsen. Hygiene: Bode

Bernauer W, Thiel MA, Kurrer M, Heiligenhaus A, Rentsch KM, Schmitt A et al (2006a) Corneal calcification following intensified treatment with sodium hyaluronate artificial tears. Br J Ophthalmol 90(3):285–288

Bernauer W, Thiel MA, Langenauer UM, Rentsch KM (2006b) Phosphate concentration in artificial tears. Graefes Arch Clin Exp Ophthalmol 244(8):1010–1014

Bhargava R, Kumar P, Kumar M, Mehra N, Mishra A (2013) A randomized controlled trial of omega-3 fatty acids in dry eye syndrome. Int J Ophthalmol 6(6):811

Blackie CA, Korb DR, Knop E, Bedi R, Knop N, Holland EJ (2010) Nonobvious obstructive meibomian gland dysfunction. Cornea 29(12):1333–1345

Blackie CA, Solomon JD, Greiner JV, Holmes M, Korb DR (2008) Inner eyelid surface temperature as a function of warm compress methodology. Optom Vis Sci 85(8):675–683

Blumberg A (2013) Phosphatpuffer in Ophthalmika – Risiko für Hornhautkalzifikationen. BfArM Bulletin Arzneimittelsicherheit 2013(1):7–12

Bock F, Maruyama K, Regenfuss B, Hos D, Steven P, Heindl LM, Cursiefen C (2013) Novel anti (lymph) angiogenic treatment strategies for corneal and ocular surface diseases. Prog Retinal and Eye Res 34:89–124

Brasnu E, Brignole-Baudouin F, Riancho L, Guenoun J-M, Warnet J-M, Baudouin C (2008) In vitro effects of preservative-free tafluprost and preserved latanoprost, travoprost, and bimatoprost in a conjunctival epithelial cell line. Curr Eye Res 33(4):303–312

Brewitt H (1995) Diagnostik und Therapie des „trockenen Auges". Teil 2. Zeitschrift für praktische Augenheilkunde 16:425–431

Brewitt H (1996) Diagnostik und Therapie des „trockenen Auges". Teil 4. Zeitschrift für praktische Augenheilkunde 17:107–114

Brewitt H, Honegger H (1991) Die Oberfläche des Auges im gesunden und pathologischen Zustand – ausgewählte Probleme der Kontaktologie. Concactologia 13:1–7

Brewitt H, Kaercher T, Rüfer F (2008) Trockenes Auge und Blepharitis. Klinische Monatsblätter für Augenheilkunde 225(2):R15–R36

Brewitt H, Zierhut M (2001) Trockenes Auge: Anatomie, Physiologie, Pathophysiologie, Diagnostik. Kaden, Heidelberg

Brignole F, Pisella P-J, Goldschild M, De Saint Jean M, Goguel A, Baudouin C (2000) Flow cytometric analysis of inflammatory markers in conjunctival epithelial cells of patients with dry eyes. Invest Ophthalmol Vis Sci 41(6):1356–1363

Bundesausschuss, Gemeinsamer: Anlage I zum Abschnitt F der Arzneimittel-Richtlinie: gesetzliche Verordnungsausschlüsse in der Arzneimittelversorgung und zugelassene Ausnahmen; zugelassene Ausnahmen zum gesetzlichen Verordnungsausschluss nach 34 Abs. 1 Satz 2 SGB V (OTC-Übersicht)[online]. 11.08. 2012. ▶ http://www.g-ba.de/downloads/83-691-302/AM-RL-I-OTC_2012-08-11.pdf. Zugegriffen: 15. Sept. 2017

Bundesausschuss, Gemeinsamer: Anlage V zum Abschnitt J der Arzneimittel-Richtlinie: Übersicht der verordnungsfähigen Medizinprodukte. Zugegriffen: 31. Aug. 2016

Burstein NL (1980) Preservative cytotoxic threshold for benzalkonium chloride and chlorhexidine digluconate in cat and rabbit corneas. Invest Ophthalmol Vis Sci 19(3):308–313

Connor CG, Choat C, Narayanan S, Kyser K, Rosenberg B, Mulder D (2015) Clinical effectiveness of lid debridement with BlephEx treatment. Invest Ophthalmol Vis Sci 56(7):4440

Craig JP, Chen Y-H, Turnbull PRK (2015) Prospective trial of intense pulsed light for the treatment of Meibomian gland dysfunction prospective trial of IPL for treatment of MGD. Invest Ophthalmol Vis Sci 56(3):1965–1970

Cursiefen C, Jacobi C, Dietrich T, Kruse FE (2006) Aktuelle Therapie des trockenen Auges. Der Ophthalmologe 103(1):18–24

De Paiva CS, Chen Z, Koch DD, Hamill MB, Manuel FK, Hassan SS et al (2006) The incidence and risk factors for developing dry eye after myopic LASIK. Am J Ophthalmol 141(3):438–445

Dietlein TS, Jordan JF, Lüke C, Schild A, Dinslage S, Krieglstein GK (2008) Self-application of single-use eyedrop containers in an elderly population: comparisons with standard eyedrop bottle and with younger patients. Acta Ophthalmol 86(8):856–859

Dougherty JM, McCulley JP, RE Silvany, Meyer DR (1991) The role of tetracycline in chronic blepharitis. Inhibition of lipase production in staphylococci. Invest Ophthalmol Vis Sci 32(11):2970–2975

Eckstein AK, Finkenrath A, Heiligenhaus A, Renzing-Köhler K, Esser J, Krüger C et al. (2004) Dry eye syndrome in thyroid-associated ophthalmo-pathy: lacrimal expression of TSH receptor suggests involvement of TSHR-specific autoantibodies. Acta Ophthalmol 82(3p1):291–297

Elbein AD (1974) The metabolism of α, α-trehalose. Adv Carbohydr Chem Biochem 30:227–256

Epstein SP, Ahdoot M, Marcus E, Asbell PA (2009a) Comparative toxicity of preservatives on immortalized corneal and conjunctival epithelial cells. J Ocul Pharmacol Ther 25(2):113–119

Epstein SP, Chen D, Asbell PA (2009b) Evaluation of biomarkers of inflammation in response to benzalkonium chloride on corneal and conjunctival epithelial cells. J Ocul Pharmacol Ther 25(5):415–424

Figueroa MS, Casas DR (2014) Inflammation induced by perfluorocarbon liquid: intra-and postoperative use. BioMed research international 2014:Article ID 907816

Filippello M, Stagni E, O'Bart D (2012) Transepithelial corneal collagen crosslinking: bilateral study. J Cataract Refract Surg 38:283–291

Friedland BR, Fleming CP, Blackie CA, Korb DR (2011) A novel thermodynamic treatment for meibomian gland dysfunction. Curr Eye Res 36(2):79–87

Garrett JR (1987) The proper role of nerves in salivary secretion: a review. J Dent Res 66(2):387–397

Geerling G, Brewitt H (2008) Surgery for the dry eye. Developments in Ophthalmology Bd 41

Geerling G, Tauber J, Baudouin C, Goto E, Matsumoto Y, O'Brien T et al (2011) The international workshop on meibomian gland dysfunction: report of the subcommittee on management and treatment of meibomian gland dysfunction. Invest Ophthalmol Vis Sci 52(4):2050–2064

Gilbard JP, Rossi SR (1992) An electrolyte-based solution that increases corneal glycogen and conjunctival goblet-cell density in a rabbit model for keratoconjunctivitis sicca. Ophthalmol 99(4):600–604

Göbbels M, Spitznas M (1992) Corneal epithelial permeability of dry eyes before and after treatment with artificial tears. Ophthalmol 99(6):873–878

Greiner JV (2013) Long-term (12-month) improvement in meibomian gland function and reduced dry eye symptoms with a single thermal pulsation treatment. Clin Exp Ophthalmol 41(6):524–530

Handzel DM, Sekundo W, Meyer CH (2013) Interventionelle Therapie bei Dysfunktion der Meibom-Drüsen. Spektrum der Augenheilkunde 27(4):196–199

Henderson HWA, Collin JRO (2008) Mucous membrane grafting. Surgery for the Dry Eye, Bd. 41. Karger Publishers, Basel, S 230–242

Horwath-Winter J, Rabensteiner DF, Schwantzer G, Fischl M, Wachswender C, Nitsche M, Boldin I Häufigkeit von Demodex bei Patientinnen mit Beschwerden des Trockenen Auges: Medizinische Universität Graz

Huang B, Mirza MA, Qazi MA, Pepose JS (2004) The effect of punctal occlusion on wavefront aberrations in dry eye patients after laser in situ keratomileusis. Am J Ophthalmol 137(1):52–61

Jaenen N, Baudouin C, Pouliquen P, Manni G, Figueiredo A, Zeyen T (2006) Ocular symptoms and signs with preserved and preservative-free glaucoma medications. Eur J Ophthalmol 17(3):341–349

Jiang X, Lv H, Song H, Zhang M, Liu Y, Hu X, Li X, Wang W (2016) Evaluation of the safety and effectiveness of intense pulsed light in the treatment of meibomian gland dysfunction. J Ophthalmol 2016:(Article ID: 1910694)

Jones CE, Anklesaria M, Gordon AD, Prouty RE, Rashid R, Singla RK, Schachet JL (2002) Retrospective safety study of the Herrick Lacrimal plug: a device used to occlude the lacrimal canaliculus1. Eye & Contact Lens 28(4):206–210

Jong C, Stolwijk T, Kuppens E, Keizer R, Best J (1994) Topical timolol with and without benzalkonium chloride: epithelial permeability and autofluorescence of the cornea in glaucoma. Graefe's Arch Clin Exp Ophthalmol 232(4):221–224

Jones L, Downie LE, Korb D, Benitez-del-Castillo JM, Dana R, Deng SX, Seo KY et al (2017) TFOS DEWS II management and therapy report. Ocul Surf 15(3):575–628

Kabat AG (2015) A new tool for managing ocular surface disease

Kaercher T, Hönig D, Barth W (1999) How the most common preservative affects the Meibomian lipid layer. Orbit 18(2):89–97

Kagan L (2009) Vergleichende in vitro Analyse von primären und immortalisierten Keratozyten anhand von Zytotoxizitätstests mit Konservierungsstoffen für Augentropfen, Freie Universität Berlin

Kahook MY, Noecker R (2008) Quantitative analysis of conjunctival goblet cells after chronic application of topical drops. Adv Ther 25(8):743

Kasetsuwan N, Satitpitakul V, Changul T, Jariyakosol S (2013) Incidence and pattern of dry eye after cataract surgery. PloS one 8(11):e78657

Kasper K, Kremling C, Geerling G (2008) Toxizität neuer Benetzungs-und Konservierungsmittel in vitro. Der Ophthalmologe 105(6):557–562

Kaur IP, Lal S, Rana C, Kakkar S, H Singh (2009) Ocular preservatives: associated risks and newer options. Cutan Ocul Toxicol 28(3):93–103

Khaireddin R (2013) Lidrandhygiene bei Kontaktlinsenträgern mit Blepharitis. Der Ophthalmologe 110(2):146–153

Kimmich F (2017) Quervernetzte Hyluronsäure und Coenzym Q_{10} – eine neue Behandlungsoption in der Therapie des Trockenen Auges. Zeitschrift für praktische Augenheilkunde 38:(Suppl. 6)

Kirchhof B, Wong D, van Meurs J, Hilgers RD, Macek M, Lois N, Schrage NF (2002) Use of perfluorohexyloctane as a long-term internal tamponade agent in complicated retinal detachment surgery. Am J Ophthalmol 133(1):95–101

Knapp ME, BR Frueh, CC Nelson, Musch DC (1989) A comparison of two methods of punctal occlusion. Am J Ophthalmol 108(3):315–318

Konservierungsmittel (2017) Stiftung Warentest

Koo H, Kim TH, Kim KW, Wee SW, Chun YS, Kim JC (2012) Ocular surface discomfort and demodex: effect of tea tree oil eyelid scrub in demodex blepharitis. J Korean Med Sci 27(12):1574–1579

Korb DR, Blackie CA (2013) Debridement-scaling: a new procedure that increases Meibomian gland function and reduces dry eye symptoms. Cornea 32(12):1554–1557

Krieglstein GK (1981) Konservierungsstoffe in ophthalmologischen Arzneimitteln. Z prakt Augenheilkd 2:59–70

Kumar P, Vinod A, MacLeod AM, O'Brien BM, Hickey MJ, Knight KR (1990) Microvascular submandibular gland transfer for the management of xerophthalmia; an experimental study. Br J Plast Surg 43(4):431–436

Kunert KS, Tisdale AS, Gipson IK (2002) Goblet cell numbers and epithelial proliferation in the conjunctiva of patients with dry eye syndrome treated with cyclosporine. Arch Ophthalmol 120(3):330–337

Kuppens EV, de Jong CA, Stolwijk TR, Keizer RJ de, van Best JA (1995) Effect of timolol with and without preservative on the basal tear turnover in glaucoma. Br J Ophthalmol 79(4):339–342

Labate C, Lombardo M, Lombardo G, De Santo MP (2017) Biomechanical strengthening of the human cornea induced by nanoplatform-based transepithelial riboflavin/UV-A corneal cross-linking nanotechnological corneal cross-linking. Invest Ophthalmol Vis Sci 58(1):179–184

Labbé A, Pauly A, Liang H, Brignole-Baudouin F, Martin C, Warnet J-M, Baudouin C (2006) Comparison of toxicological profiles of benzalkonium chloride and polyquaternium-1: an experimental study. J Ocul Pharmacol Ther 22(4):267–278

Lacroix Z, Léger S, Bitton E (2015) Ex vivo heat retention of different eyelid warming masks. Contact Lens and Anterior Eye 38(3):152–156

Laibovitz RA, Solch S, Andriano K, O'connell M, Silverman MH (1993) Pilot trial of cyclosporine 1 % ophthalmic ointment in the treatment of keratoconjunctivitis sicca. Cornea 12(4):315–323

Lallemand F, Daull P, Benita S, Buggage R, Garrigue J-S (2012) Successfully improving ocular drug delivery using the cationic nanoemulsion, novasorb. J Drug Deliv 2012:1–16

Lane SS, DuBiner HB, Epstein RJ, Ernest PH, Greiner JV, Hardten DR et al (2012) A new system, the LipiFlow, for the treatment of meibomian gland dysfunction. Cornea 31(4):396–404

Laufenböck C, Ondrejka S, Meunel S Behandlung der Demodex folliculorum-assoziierten Blepharitis mittels Teebaumöl: eine Fallserie: Landeskrankenhaus Feldkirch

Lemp A (1995) Report of the National Eye Institute/Industry workshop on clinical trials in dry eyes. Eye & Contact Lens 21(4):221–232

Leonardi A, van Setten G, Amrane M, Ismail D, Garrigue J-S, Figueiredo FC, Baudouin C (2016) Efficacy and safety of 0.1 % cyclosporine A cationic emulsion in the treatment of severe dry eye disease: a multicenter randomized trial. Eur J Ophthalmol 26(4):287–296

Liang H, Baudouin C, Pauly A, Brignole-Baudouin F (2008) Conjunctival and corneal reactions in rabbits following short-and repeated exposure to preservative-free tafluprost, commercially available latanoprost and 0.02 % benzalkonium chloride. Br J Ophthalmol 92(9):1275–1282

Liew SHM, Nichols KK, KJ Klamerus, Li JZ, Zhang M, Foulks GN (2012) Tofacitinib (CP-690,550), a Janus kinase inhibitor for dry eye disease: results from a phase 1/2 trial. Ophthalmol 119(7):1328–1335

Liu Z, Pflugfelder SC (1999) Corneal surface regularity and the effect of artificial tears in aqueous tear deficiency. Ophthalmol 106(5):939–943

Luyckx J, Baudouin C (2011) Trehalose: an intriguing disaccharide with potential for medical application in ophthalmology. Clin Ophthalmol (Auckland, NZ) 5:577

MacLeod A, Kumar PAV, Hertess I, Newing R (1990) Microvascular submandibular gland transfer; an alternative approach for total xerophthalmia. Br J Plast Surg 43(4):437–439

Maïssa C, Guillon M (2010) Tear film dynamics and lipid layer characteristics—effect of age and gender. Contact Lens and Anterior Eye 33(4):176–182

Martone G, Frezzotti P, Tosi GM, Traversi C, Mittica V, Malandrini A et al (2009) An in vivo confocal microscopy analysis of effects of topical antiglaucoma therapy with preservative on corneal innervation and morphology. Am J Ophthalmol 147(4):725–735. e1

Maskin SL (2010) Intraductal meibomian gland probing relieves symptoms of obstructive meibomian gland dysfunction. Cornea 29(10):1145–1152

Maskin SL, Kantor K Intraductal Meibomian gland probing to restore gland functionality for obstructive Meibomian Gland Dysfunction (MGD): dry eye and cornea treatment center, Tampa, Florida

Matsuo T (2004) Trehalose versus hyaluronan or cellulose in eyedrops for the treatment of dry eye. Jpn J Ophthalmol 48(4):321–327

McCulley JP, Shine WE (1998) Meibomian secretions in chronic blepharitis. Lacrimal gland, tear film, and dry eye syndromes 2. Springer, Boston, S. 319–326

Meinert H, Roy T (2000) Semifluorinated alkanes-a new class of compounds with outstanding properties for use in ophthalmology. Eur J Ophthalmol 10(3):189–197

Messmer EM (2012) Konservierungsmittel in der Ophthalmologie. Der Ophthalmologe 109(11):1064–1070

Miljanović B, Dana R, Sullivan DA, Schaumberg DA. (2007) Impact of dry eye syndrome on vision-related quality of life. Am J Ophthalmol 143(3):409–415. e2

Moon S-W, Hwang J-H, Chung S-H, Nam K-H (2010) The impact of artificial tears containing hydroxypropyl guar on mucous layer. Cornea 29(12):1430–1435

Müller-Lierheim GK (2014) Neues über Hyaluronsäure in Tränenersatzlösungen. Ophthalmologische Nachr 12:22–23

Murube-del-Castillo J (1985) Transplantation of salivary gland to the lacrimal basin. Scand J Rheumatol 1985(Supplement 61):264–267

Nagymihályi A, Dikstein S, Tiffany JM (2004) The influence of eyelid temperature on the delivery of meibomian oil. Exp Eye Res 78(3):367–370

Nepp J, Horwath-Winter J, Mitsch C, Boldin I, Rabensteiner DF, Wedrich A (2016) Arbeitsablauf zur Behandlung des Trockenen Auges, ein Versuch der Zuordnung von Diagnose zur Therapie. Spektrum der Augenheilkunde 30(3):122–136

Niesman (1992) The use of liposomes as drug carriers in ophthalmology. Crit Rev Ther Drug Carrier Syst 9(1):1–38

Niyadurupola N, Broadway DC (2008) The impact of preservatives on the success rate of glaucoma filtration surgery. View on Glaucoma 3(3):10–14

Noecker R (2001) Effects of common ophthalmic preservatives on ocular health. Adv Ther 18(5):205–215

Noecker RJ, Herrygers LA, Anwaruddin R (2004) Corneal and conjunctival changes caused by commonly used glaucoma medications. Cornea 23(5):490–496

Oleňik A, Jiménez-Alfaro I, Alejandre-Alba N, Mahillo-Fernández I (2013) A randomized, double-masked study to evaluate the effect of omega-3 fatty acids supplementation in meibomian gland dysfunction. Clin Interv Aging 8:1133

Pflugfelder SC, Maskin SL, Anderson B, Chodosh J, Holland EJ, De Paiva CS et al (2004) A randomized, double-masked, placebo-controlled, multicenter comparison of loteprednol etabonate ophthalmic suspension, 0.5 %, and placebo for treatment of keratoconjunctivitis sicca in patients with delayed tear clearance. Am J Ophthalmol 138(3):444–457

Pilotaz F, Pecout A, Do M (2015) Study of Xailin night physical properties versus marketed ocular lubricant products. Acta Ophthalmol 93:255

Pirschel C, Brewitt H, Daenecke G (1998) Vergleichende rasterelektronenmikroskopische Untersuchung zur Wirkung von Tränenersatzmitteln unterschiedlicher Viskosität und unterschiedlichen Konservierungsmittelgehaltes auf die Augenoberfläche von Kaninchen. Contactologia 20(2):49–64

Pisella PJ (2008) Ways to improve patients compliance to glaucoma treatment. View on Glaucoma 3(3):9–12

Pisella P-J, Debbasch C, Hamard P, Creuzot-Garcher C, Rat P, Brignole F, Baudouin C (2004) Conjunctival proinflammatory and proapoptotic effects of latanoprost and preserved and unpreserved timolol: an ex vivo and in vitro study. Invest Ophthalmol Vis Sci 45(5):1360–1368

Pisella PJ, Pouliquen P, Baudouin C (2002) Prevalence of ocular symptoms and signs with preserved and preservative free glaucoma medication. Br J Ophthalmol 86(4):418–423

Posa A, Sel S, Dietz R, Sander R, Bräuer L, Paulsen F (2014) Aktuelle Inzidenz des Trockenen Auges in Deutschland. Klinische Monatsblätter für Augenheilkunde 231(1):42–46

Pult H, Riede-Pult BH, Purslow C (2012) A comparison of an eyelid-warming device to traditional compress therapy. Optom Vis Sci 89(7):E1035–E1041

Rangarajan R, Kraybill B, Ketelson HA (2014) Effects of a dual polymer artificial tear solution on prolonged protection and recovery in an in-vitro Human corneal epithelial cell model. Invest Ophthalmol Vis Sci 55(13):3695

Rieger G (1990) Lipid-containing eye drops: a step closer to natural tears. Ophthalmol 201(4):206–212

Schechter BA, Katz RS, Friedman LS (2009) Efficacy of topical cyclosporine for the treatment of ocular rosacea. Adv Ther 26(6):651–659

Scheuerle AF, Kruse FE (2004) Treatment of "dry eyes". Medizinische Monatsschrift für Pharmazeuten 27(6):199

Schirra F, Ruprecht KW (2004) Das trockene Auge Ein Update über Epidemiologie, Diagnose, Therapie und neue Konzepte. Der Ophthalmologe 101(1):10–18

Schirra F, Suzuki T, Richards SM, Jensen RV, Liu M, Lombardi MJ et al (2005) Androgen control of gene expression in the mouse meibomian gland. Invest Ophthalmol Vis Sci 46(10):3666–3675

Schlote T, Kadner G, Freudenthaler N (2004) Marked reduction and distinct patterns of eye blinking in patients with moderately dry eyes during video display terminal use. Graefes Arch Clin Exp Ophthalmol 242(4):306–312

Semba CP, Torkildsen GL, Lonsdale JD, McLaurin EB, Geffin JA, Mundorf TK et al (2012) A phase 2 randomized, double-masked, placebo-controlled study of a novel integrin antagonist (SAR 1118) for the treatment of dry eye. American J Ophthalmol 153(6):1050–1060. e1

Sheppard JD, Scoper SV, Samudre S (2011) Topical loteprednol pretreatment reduces cyclosporine stinging in chronic dry eye disease. J Ocul Pharmacol Ther 27(1):23–27

Sieg P, Geerling G, Kosmehl H, Lauer I, Warnecke K, von Domarus H (2000) Microvascular submandibular gland transfer for severe cases of keratoconjunctivitis sicca. Plast Reconstr Surg 106(3):554–560

Sieg P, Schirner G (1995) Mikrovaskulärer Glandula-submandibularis-Transfer—eine alternative Therapie der Xerophthalmie. Dtsch Z Mund Kiefer Gesichts Chir 19:228–230

Sim HS, Petznick A, Barbier S, Tan JH, Acharya UR, Yeo S et al (2014) A randomized, controlled treatment trial of eyelid-warming therapies in meibomian gland dysfunction. Ophthalmol Ther 3(1–2):37–48

Simmons PA, Liu H, Carlisle-Wilcox C, Vehige JG (2015) Efficacy and safety of two new formulations of artificial tears in subjects with dry eye disease: a 3-month, multicenter, active-controlled, randomized trial. Clin Ophthalmol (Auckland, NZ) 9:665

Skalicky SE, Petsoglou C, Gurbaxani A, Fraser CL, McCluskey P (2013) New agents for treating dry eye syndrome. Curr Allergy Asthma Rep 13(3):322–328

Springs CL (2010a) Novel hydroxypropyl-guar gellable lubricant eye drops for treatment of dry eye. Adv Ther 27(10):681–690

Springs C (2010) Novel ocular lubricant containing an intelligent delivery system: details of its mechanism of action. Research Projects in Dry Eye Syndrome, Bd. 45. Karger Publishers, Basel, S. 139–147

Steven P (2017) Antientzündliche Therapie beim Trockenen Auge. Zeitschrift für praktische Augenheilkunde 38(4):17–22

Stevenson D, Tauber J, Reis BL (2000) Cyclosporin A Phase 2 Study Group: efficacy and safety of cyclosporin A ophthalmic emulsion in the treatment of moderate-to-severe dry eye disease: a dose-ranging, randomized trial. Ophthalmology 107(5):967–974

Sy A, O'Brien KS, Liu MP, Cuddapah PA, Acharya NR, Lietman TM, Rose-Nussbaumer J (2015) Expert opinion in the management of aqueous Deficient Dry Eye Disease (DED). BMC Ophthalmol 15(1):133

Tai M-C, Cosar CB, Cohen EJ, Rapuano CJ, Laibson PR (2002) The clinical efficacy of silicone punctal plug therapy. Cornea 21(2):135–139

Tighe S, Gao Y-Y, Tseng SCG (2013) Terpinen-4-ol is the most active ingredient of tea tree oil to kill Demodex mites. Transl Vis Sci Technol 2(7):2

Torens S, Berger E, Stave J (2000) Die Luft-, Spiegel- und Laser-Rastermikroskopie zur bildmorphologischen Darstellung und Beurteilung des präkornealen Tränenfilms. Concactologia 20(2)

Tsai JC (2006) Medication adherence in glaucoma: approaches for optimizing patient compliance. Curr Opin Ophthalmol 17(2):190–195

Tsai JC, McClure CA, Ramos SE, Schlundt DG, Pichert JW (2003) Compliance barriers in glaucoma: a systematic classification. J Glaucoma 12(5):393–398

Tsubota K, Goto E, Fujita H, Ono M, Inoue H, Saito I, Shimmura S (1999) Treatment of dry eye by autologous serum application in Sjögren's syndrome. Br J Ophthalmol 83(4):390–395

Turner K, Pflugfelder SC, Ji Z, Feuer WJ, Stern M, Reis BL (2000) Interleukin-6 levels in the conjunctival epithelium of patients with dry eye disease treated with cyclosporine ophthalmic emulsion. Cornea 19(4):492–496

Uhl M, Gans O, Grillitsch B, Fürhacker M, Kreuzinger N (2005) Grundlagen zur Risikoabschätzung für quaternäre Ammoniumverbindungen. Umweltbundesamt, Wien, S. 157

Unterlauft JD, Kohlhaas M, Hofbauer I, Kasper K, Geerling G (2009) Albumin eye drops for treatment of ocular surface diseases. Der Ophthalmologe: Zeitschrift der Deutschen Ophthalmologischen Gesellschaft 106(10):932–937

Urzua CA, Vasquez DH, Huidobro A, Hernandez H, Alfaro J (2012) Randomized double-blind clinical trial of autologous serum versus artificial tears in dry eye syndrome. Curr Eye Res 37(8):684–688

Vrabec MP, Elsing SH, Aitken PA (1993) A prospective, randomized comparison of thermal cautery and argon laser for permanent punctal occlusion. Am J Ophthalmol 116(4):469–471

Xiong C, Chen D, L J, Liu B, Li N, Zhou Y et al (2008) A rabbit dry eye model induced by topical medication of a preservative benzalkonium chloride. Invest Ophthalmol Vis Sci 49(5):1850–1856

Yang H-Y, Fujishima H, Toda I, Shimazaki J, Tsubota K (1997) Lacrimal punctal occlusion for the treatment of superior limbic keratoconjunctivitis. Am J Ophthalmol 124(1):80–87

Yokoi N, Komuro A, Nishida K, Kinoshita S (1997) Effectiveness of hyaluronan on corneal epithelial barrier function in dry eye. Br J Ophthalmol 81(7):533–536

Zhang H, Zhou Z, Chen Z, Zhao C (1995) Management of the dry eye with parotid duct transplantation: a summary on 40 cases. Yan ke xue bao= Eye science/" Yan ke xue bao" bian ji bu 11(2):67–69

Zhao Y-E, Wu L-P, Hu L, Xu J-R (2012) Association of blepharitis with Demodex: a meta-analysis. Ophthalmic Epidemiol 19(2):95–102

Zhou XQ, Wei RL (2014) Topical cyclosporine A in the treatment of dry eye: a systematic review and meta-analysis. Cornea 33(7):760–767

Zimmermann N, Erb C (2011) Altbewährte und innovative Therapie der Volkskrankheit Blepharitis. Klinische Monatsblätter für Augenheilkunde 228(2):K11

Zimmermann N, Erb C (2012) Therapiestrategien beim Trockenen Auge–eine Übersicht über mögliche Substitutionstherapien und kausaltherapeutische Ansätze. Klinische Monatsblätter für Augenheilkunde 229(12):1198–1203

Ergänzende Therapieformen

© Springer-Verlag GmbH Deutschland, ein Teil von Springer Nature 2019
C. Dahlmann, *Sicca-Syndrom*, https://doi.org/10.1007/978-3-662-56409-7_7

7.1 Psychosomatische Aspekte

Nervensystem und Immunsystem sind eng aneinandergekoppelt. Eine dritte Einflussgröße stellt die Psyche dar, welche die Tränensekretion beeinflusst. Demnach spielen psychoneuroimmunologische Aspekte bei der Keratokonjunktivitis sicca eine bedeutende Rolle.

7.1.1 Psychische Komponenten beim Sicca-Syndrom

- häufig stehen subjektive Beschwerden nur gering mit den objektiven Symptomen in Einklang
- Belastungssituationen beeinträchtigen autonome Kontrollfunktionen: limbisches System, Hippocampus, Corpora amygdala, Thalamus
- Studien ergaben eine signifikante psychosomatische Beeinträchtigung von Sicca-Patienten: Angststörungen, emotionale Instabilität, Depression
- standardisierte Fragebogentests können bei der Diagnostik hilfreich sein: Beschwerdenliste von Zerssen, Maudsley Personality Inventory, TRIPS (The Rapid Interactive Psychiatric Screen)
- eine Unterstützungstherapie mittels Akupunktur, Autogenem Training oder eine psychotherapeutische Therapie hilfreich sein

> **Es ist sowohl möglich, dass das Sicca-Syndrom eine psychosomatische Erscheinung ist und psychische Konflikte in das Organ Auge somatisiert werden, als auch, dass es zu einer Verstärkung psychischer Konflikte durch das Sicca-Syndrom kommen kann, insbesondere bei Therapieresistenz.**

7.2 Komplementärmedizinische Methoden

Neuropathologische und neuropsychoimmunologische Aspekte spielen eine Rolle im Kreislauf, der zum Sicca-Syndrom führt. Eine spontane, hypersynchrone Aktivität von Neuronengruppen wird diskutiert. Akupunktur oder Homöopathie können in diesen Kreislauf eingreifen. Sowohl die Akupunktur, als auch die Phytotherapie oder die Homöopathie betrachten den Menschen ganzheitlich und therapieren individualisiert.

7.2.1 Akupunktur

- Akupunktur zeigte einen positiven Einfluss auf die vegetativen und psychischen Spannungen beim Sicca-Syndrom sowie auf das autonome Nervensystem und Immunsystem
- Stimulation mittels Akupunktur zeigte positive Einflüsse auf Schirmer-Test, BUT, Lipidinterferenz sowie Tropfhäufigkeit
- Langzeiteffekt zeigte sich bei Akupunktur als ausgedehnter als bei alleiniger Therapie mittels TEM

7.2.2 Phytotherapie und Homöopathie

- Augentrost (Euphrasia), Schöllkraut (Chelidonium majus) oder Bingelkraut (Mercurialis perennis) finden Anwendung bei trockenen und tränenden Augen
- homöopathische und anthroposophische Zubereitungen sind verfügbar (Euphrasia AT, Euphrasia D3 AT, Chelidonium comp. AT, Chelidonium Rh D4 AT, Mercurialis AT)
- Augentrost findet eher Anwendung bei tränenden, brennenden Augen
- Schöllkraut eher bei langer Bildschirmarbeit und gereizten Augen
- Bingelkraut bei Tränenmangel
- Augenspülungen mittels Augenbadewanne (◘ Abb. 7.1) mit Augentrost (Teezubereitung) können ergänzend angewandt werden
- auch sog. Hydrolate sind verfügbar, z. B. Rosenhydrolat als ergänzendes Spray

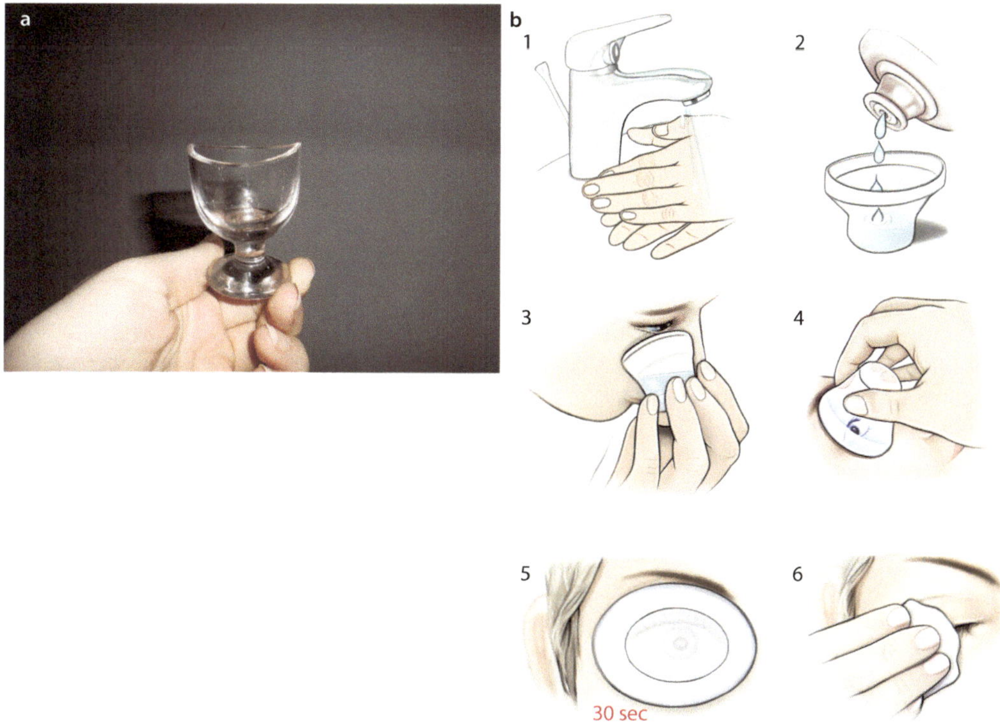

Abb. 7.1 **a** Augenbadewanne; **b** Anleitung: **1** Vor der Anwendung Händewaschen! **2** Füllen der Augenbade-wanne mit der entsprechenden Flüssigkeit. **3** Zunächst Kopf etwas nach vorn neigen und die gefüllte Augen-badewanne mit leichtem Druck aufsetzen. **4** Dann Kopf nach hinten neigen, so dass die Flüssigkeit das Auge bedeckt. **5** Öffnen und Schließen der Augen, ca. alle 5 s für ½ min. **6** Nach Abnehmen der Augenbadewanne erfolgt das Trocknen der Lider

> Im pathologischen Kreislauf des Sicca-Syndroms existieren mehrere Optionen eines Eingreifens, komplementärmedizinische Möglichkeiten bieten Ergänzung in der Therapie eines multifaktoriellen Geschehens.

7.3 Nahrungsergänzung

Omega-3 und Omega-6 sind essenzielle Fettsäuren, die eine wichtige Rolle für die Homöostase der Augenoberfläche spielen. Ihre Aufnahme durch den Körper erfolgt über die Nahrung.

7.3.1 Essenzielle Fettsäuren

- insbesondere Omega-3-Fettsäuren blockie-ren proinflammatorische Substanzen und besitzen antiinflammatorische Aktivität
- Studien zeigten eine Reduktion von Symp-tomen (OSDI-Fragebogen), Oberflächen-beschaffenheit und -entzündung bei oraler Gabe von Omega-3- und Omega-6-Fett-säurekapseln 2 x tgl. für 1–3 Monate
- Nahrungsergänzungsmittel oder die Anreicherung der Ernährung mit ungesättigten Fettsäuren scheinen sinnvoll
- auch Sanddornöl (mit antioxidativer Wir-kung) zeigte eine Reduktion des Osmola-ritätsanstiegs des Tränenfilms

> Eine erhöhte Osmolarität des Tränenfilms führt zum Entzündungszustand der Augenoberfläche. Diese beeinträchtigt sowohl Qualität als auch Quantität der Tränen. Durch die induzierte Apoptose der Augenoberflächenzellen entsteht der Circulus vitiosus für das Sicca-Syndrom.

> Je höher der Anteil an Omega-3-Fettsäuren im Vergleich zur Aufnahme von Omega-6-Fettsäuren, desto geringer ist das Risiko für die Keratokonjunktivitis sicca.

Weiterführende Literatur

Beck AT, Ward CH, Mendelson M, Mock J, ERBAUGH J (1961) An inventory for measuring depression. Arch Gen Psychiatry 4(6): 561–571

Champey J, Corruble E, Gottenberg J, Buhl C, Meyer T, Caudmont C et al (2006) Quality of life and psychological status in patients with primary Sjögren's syndrome and sicca symptoms without auto-immune features. Arthritis Care Res 55(3):451–457

Dartt DA (1991) Physiologie der Tränenerzeugung. Das trockene Auge in Klinik und Praxis. Springer, Berlin, S 65–100

Deak T, Quinn M, Cidlowski JA, Victoria NC, Murphy AZ, Sheridan JF (2015) Neuroimmune mechanisms of stress: sex differences, developmental plasticity, and implications for pharmacotherapy of stress-related disease. Stress 18(4):367–380

Erb C, Horn A, Günthner A, Saal JG, Thiel H-J (1996) Psychosomatische Aspekte bei Patienten mit primärer Keratoconjunctivitis sicca. Klin Monatsbl Augenheilkd 208(2):96–99

Gong L, Sun X, Chapin WJ (2010) Clinical curative effect of acupuncture therapy on xerophthalmia. Am J Chin Med 38(04):651–659

Kim T-H, Kang JW, Kim KH, Kang K-W, Shin M-S, Jung S-Y et al (2012) Acupuncture for the treatment of dry eye: a multicenter randomised controlled trial with active comparison intervention (artificial teardrops). PLoS One 7(5): e36638

Lan W, Petznick A, Heryati S, Rifada M, Tong L (2012) Nuclear Factor-κB: central regulator in ocular surface inflammation and diseases. Ocul Surf 10(3):137–148

Liu A, Ji J (2014) Omega-3 essential fatty acids therapy for dry eye syndrome: a meta-analysis of randomized controlled studies. Med Sci Monit: Int Med J Exp Clin Res 20: 1583

Meng ID, Kurose M (2013) The role of corneal afferent neurons in regulating tears under normal and dry eye conditions. Exp Eye Res 117:79–87

Merkurstab D (2013a) Chelidonium Rh D4 Augentropfen. Vademecum Anthroposophische Arzneimittel. Elsevier, München, S 228–229

Merkurstab D (2013b) Vademecum Anthroposophische Arzneimittel. Springer, München

Nepp J, Wedrich A, Akramian J, Ries-Mühlbauer E, Strenn K (1996) Über die Wirksamkeit der Akupunktur bei Konjunktivitis sicca Erste Ergebnisse einer randomisierten prospektiven Doppelblindstudie. Spektrum der Augenheilkunde 10(4):150–155

Nepp J, Wedrich A, Akramian J, Derbolav A, Mudrich C, Ries E, Schauersberger J. (1998). Dry eye treatment with acupuncture. Lacrimal Gland, Tear Film, and Dry Eye Syndromes 2. Springer, Boston, S 1011–1016

Paulsen AJ, Cruickshanks KJ, Fischer ME, Huang G-H, Klein BEK, Klein R, Dalton DS (2014) Dry eye in the beaver dam offspring study: prevalence, risk factors, and health-related quality of life. Am J Ophthalmol 157(4):799–806

Roemer F (2014) Therapiekonzepte der anthroposophischen Medizin: Stufenpläne mit Differenzialdiagnostik. Forsch Komplementmed 21:208–210

Strempel I (2007) Autogenes Training und andere Entspannungsmethoden in der Augenheilkunde, dargestellt am Beispiel des Glaukoms. Kaden, Heidelberg

Wedrich A, Nepp J, Akramian J, Strenn K, Velikay M (1996) Die Behandlung der Konjunktivitis sicca mittels Akupunktur. Spektrum der Augenheilkd 10(2):66–70

Yagci A, Gurdal C (2014) The role and treatment of inflammation in dry eye disease. Int Ophthalmol 34(6):1291–1301

Fallbeispiele

© Springer-Verlag GmbH Deutschland, ein Teil von Springer Nature 2019
C. Dahlmann, *Sicca-Syndrom*, https://doi.org/10.1007/978-3-662-56409-7_8

8.1 25-jährige Studentin mit brennenden Augen

Eine 25-jährige Studentin geht in die Apotheke und klagt über zeitweises Verschwommensehen trotz neuer Kontaktlinsen und Pieken am Auge.

8.1.1 Ablauf und Empfehlung in der Apotheke

- Sie fragen, wann die Symptome auftreten
  - Besonders während der Arbeit am PC, dies sei grad besonders beeinträchtigend, da sie ihre Abschlussarbeit schreiben müsse
  - Früher hatte sie bereits ähnliche Symptome, aber dies nur zeitweilig. Nun bekäme sie sogar teilweise Kopfschmerzen
- Empfehlungen
  - Hinweis auf Office-Eye-Syndrom, Aufklärung über Sicca-Beschwerden
  - Hinweis auf Möglichkeiten der Optimierung bei der PC-Arbeit
  - Sie empfehlen ein niedrigvisköses Tränenersatzmittel, ggf. mit Hyaluronsäure, welches bei Kontaktlinsentragen anwendbar ist
  - Sie empfehlen weiterhin, die Tropfen vor Einsetzen der Kontaktlinsen und bereits vor Beginn der PC-Arbeit anzuwenden, in der Mittagszeit erneut
  - weiterhin empfehlen Sie die Vorstellung beim Augenarzt bei Beschwerdezunahme

8.1.2 Befunde und Therapieempfehlung beim Augenarzt

- Da die Beschwerden stärker werden, sucht die Patientin 2 Wochen später einen Augenarzt auf. Sie erklärt, dass sie nun auch nachts an ihrer Abschlussarbeit

schreiben müsse, um alles zu schaffen, und die Augen nun stark schmerzen und immer röter werden, obwohl sie 4–5 x tgl. die Augentropfen verwendet.
- Befunde:
  - reduzierter Tränenmeniskus
  - gehäufte Epithelaufbrüche, etwas Keratitis punctata superficialis
  - mittelstarke Bindehautrötung
  - gehäuft inkomplette Lidschläge
  - Aufreißzeit des Tränenfilms 10 s
  - LIPCOF: Einzelfalte
  - Schirmer-Test: 10 mm/5 min
- Therapievorschlag:
  - Kontaktlinsenkarenz
  - TEM mit z. B. HP-Guar oder höhervisköse AT morgens, mittags, abends
  - Empfehlung zur Übung kompletter Lidschläge

> **Bei erhöhter Tropffrequenz empfiehlt es sich, höhervisköse TEM zu verwenden. Auf eventuell sehr kurzzeitiges Schleiersehen nach Eintropfen etwas höhervisköser Augentropfen ist der Patient hinzuweisen.**

8.2 50-jähriger Tischlermeister mit Sandkorngefühl in den Augen

Ein 50-jähriger Tischlermeister geht in seine Stammapotheke, um seine Blutdrucksenker abzuholen. Nebenbei erwähnt er ein Fremdkörpergefühl in den Augen, das störend sei. Er kenne dies bereits, aber seit gestern stört es vermehrt, ob es dagegen nicht etwas gebe.

8.2.1 Ablauf und Empfehlung in der Apotheke

- Sie fragen, wann die Symptome auftreten
  - mal ab und an, aber seit gestern vermehrt, eigentlich auch mehr auf dem rechten Auge

- seine Augen seien auch immer etwas gerötet, was ihn nicht weiter stören würde, aber seiner Frau sei es aufgefallen
- Empfehlungen
  - Sie händigen ihm seine Betablocker zur Blutdrucksenkung aus und weisen darauf hin, dass diese auch trockene Augen hervorrufen können
  - Sie empfehlen ihm ein niedrigviskóses Tränenersatzmittel in einem Multidosisbehältnis wegen der längeren Haltbarkeit und bei niedriger Tropffrequenz
  - bei Zunahme der Beschwerden möge er sich dann doch beim Augenarzt vorstellen

8.2.2 Befunde und Therapieempfehlung beim Augenarzt

- da sein rechtes Auge am nächsten Tag deutlich geröteter ist, schickt seine Frau ihn zum Augenarzt
- Befunde:
  - subtarsaler Fremdkörper am rechten Auge, vermutlich ein kleiner Holzsplitter
  - kleine Hornhauterosio
  - verstärkte Bindehautrötung
- Therapie:
  - Fremdkörperentfernung
  - antibiotische Lokaltherapie
  - TEM ohne Phosphat (wegen der Vorschädigung), konservierungsmittelfrei, ggf. mit Dexpanthenol zur Regenerationsförderung bis zur Abheilung

8.3 65-Jährige mit Brennen, Rötung und Fremdkörpergefühl an den Augen

Eine 65-Jährige sucht Hilfe in der Apotheke bei verstärktem Brennen, Rötung und Fremdkörpergefühl an den Augen.

8.3.1 Ablauf und Empfehlung in der Apotheke

- Sie fragen, wann die Symptome auftreten und wie stark diese sind
  - eher vermehrt morgens mit etwas verkrusteten Lidern
  - die Beschwerden seien schon recht stark
  - wegen der Rötung würde sie schon manchmal angesprochen werden, dies sei dann doch noch zusätzlich belastend
- Empfehlungen
  - Sie empfehlen ein höherviskóses TEM
  - ebenso ein lipidhaltiges Spray zum Aufsprühen auf die geschlossenen Lider zwischendurch (da vermutlich die Meibomdrüsen beteiligt sind)
  - zusätzlich empfehlen Sie die Reinigung der Lider mittels spezieller Einmalreinigungstücher morgens und abends

8.3.2 Befunde und Therapieempfehlung beim Augenarzt

- da die Beschwerden zwar etwas abgenommen haben, aber weiterhin noch belastend sind, sucht die Patientin einen Augenarzt auf. Die Lidrandreinigung mit den Tüchern habe sie nach 4 Tagen aufgehört. Die Augen würden auch vermehrt tränen
- Anamnestisch Neurodermitis als Kind
- Befunde:
  - deutliche Rötung der Lidränder
  - mehrfaltige LIPCOFs
  - Debris- und Schaumbildung
  - BUT 4 s
  - Tränenmeniskus reduziert
  - Schirmer-Test: 6 mm/5 min
  - Meibomdrüsensekret: pastenartig
  - vereinzelt Drop-out von Meibomdrüsen sichtbar in Meibografie
  - verdünnte Lipidschicht in Interferometrie

- Therapie:
  - Aufklärung über MDD und paradoxe Epiphora und Chronizität der Erkrankung
  - Erklärung über Durchführung tgl. Lidrandhygiene
  - Azithromycin 2 x tgl. für 3 Tage
  - höherviskose TEM morgens – mittags – abends und Lipidersatz, ggf. semifluorierte Alkane
  - ggf. Empfehlung von Nahrungsergänzung durch Omega-3-/Omega-6-Fettsäuren
  - Wiedereinbestellung zur Befundkontrolle
  - bei ausbleibender Besserung ggf. kurzfristig lokale Steroide
  - ggf. 50–100 mg Doxycyclin (oder Minocyclin) 1–2 x tgl. für 3–6 Monate

8.4 26-jährige Büroangestellte mit roten Augen

Eine 26-Jährige Büroangestellte sucht Hilfe in der Apotheke bei geröteten Augen. Sie arbeitet in einem Großraumbüro und merkt, dass ihr die Klimaanlage Probleme bereitet. In dieser Apotheke holt sie sonst immer ihr L-Thyroxin ab und hofft nun, dass es etwas gegen ihre geröteten Augen und das Brennen an den Augen gibt.

8.4.1 Ablauf und Empfehlung in der Apotheke

- Sie fragen, wann die Symptome auftreten
  - immer im Büro
  - zunehmende Beschwerden, die sie bei der Arbeit beeinträchtigen
- Empfehlungen
  - Sie erklären ihr das Verdunstungsproblem bei ihren trockenen Augen
  - Sie empfehlen ihr, alle 30 min eine kurze Pause für die Augen
  - Sie empfehlen ihr ein 0,1 %iges Hyaluronsäure-Tränenersatzmittel

- sie möge es schon vor Beginn ihrer Arbeit im Großraumbüro ein Mal tropfen, ein weiteres Mal nach dem Mittag
- wenn sie das nächste Mal ihre Tabletten gegen die Schilddrüsenunterfunktion abholt, soll sie berichten, wie ihr die Augentropfen geholfen haben

8.5 56-jährige Patientin mit Fremdkörpergefühl am Auge

Eine 56-Jährige Patientin mit rheumatoider Arthritis sucht den Augenarzt auf, da sie aktuell vorübergehend mit Kortikosteroiden therapiert wird, den intraokulären Druck überprüfen lassen möchte und verstärkt unter einem Fremdkörpergefühl an den Augen leidet.

8.5.1 Befunde und Therapieempfehlung beim Augenarzt

- die Patientin leidet unter Trockenheitsgefühl, "müden" Augen, Blendempfindlichkeit
- Verstärkung der Symptome zum Tagesende
- die Symptome empfindet sie als sehr belastend
- Befunde:
  - deutliche Rötung der Bindehaut
  - LIPCOFs mehrfaltig
  - BUT 5 s
  - Tränenmeniskus reduziert
  - Schirmer-Test: 3 mm/5 min
  - Keratitis punctata superficialis
  - deutlich erhöhte Tränenfilmosmolarität
  - hypovolämisch-hyposekretorische Form des Sicca-Syndroms
  - Augeninnendruck im Normbereich
- Therapie:
  - Aufklärung über Sicca-Syndrom und Assoziation mit rheumatoider Arthritis
  - muzinähnliche Filmbildner als TEM morgens – mittags – abends, höherviskose TEM, Carbomer-Gel zur Nacht

> Patienten mit rheumatoider Arthritis können Probleme haben mit schwer zu applizierenden Tropfsystemen, auf eine leicht gängige Form der Tropfenapplikation ist daher zu achten.

8.6 50-jähriger Fernfahrer mit Blendempfindlichkeit und brennenden Augen

Ein 50-jähriger Fernfahrer sucht den Augenarzt auf, weil er verstärkt blendempfindlich ist, teils verschwommen sieht und ihm die Augen brennen. Dies sei bei seinen langen Strecken, die er als Fernfahrer auf der Straße verbringt, sehr hinderlich. Er habe häufiger das Gefühl eine Pause einlegen zu müssen.

8.6.1 Befunde und Therapieempfehlung beim Augenarzt

- Allgemeinerkrankungen: Diabetes mellitus, Bluthochdruck
- kürzlich hat der Hausarzt ihm auch ein Medikament zur Senkung der Blutfettwerte verordnet, an den Namen des Mittels erinnere er sich aber nicht
- Zunahme der Beschwerden im Tagesverlauf
- Befunde:
  - mäßige Bindehautrötung
  - reduzierter Tränenmeniskus
  - BUT 12 s
  - LIPCOF Einzelfalte
  - Schirmer-Test: 10 mm/5 min
- Therapie:
  - Aufklärung über Nebenwirkung der Allgemeinmedikation des Patienten
  - Aufklärung über Klimaanlage beim Autofahren, nicht auf das Gesicht einstellen, erhöht die Verdunstung der Tränenflüssigkeit
  - niedrigviskose TEM, ggf. mit Hyaluronsäure, Trehalose, Tamarindensamenextrakt, HP-Guar alle 8 h
  - ggf. Punctum plugs

8.7 25-Jährige mit gereizten Augen

Eine 25-Jährige sucht die Apotheke auf, weil ihre Augen seit dem Wochenendausflug mit dem Cabriolet sich gereizt anfühlten, sie vermutet durch den Windzug. Sie möchte allerdings auch keine chemischen Augentropfen haben, ob es da nicht etwas anderes gebe.

8.7.1 Ablauf und Empfehlung in der Apotheke

- Empfehlungen
  - Sie empfehlen Augentrost, ein pflanzliches Präparat (Euphrasia AT)
  - die Kundin fragt nach evtl. enthaltenen Zusatzstoffen, daraufhin erklären Sie ihr, dass das Präparat ohne Konservierungsmittel ist
  - Sie erklären ihr die praktische Anwendung von Einzeldosen

8.7.2 Befunde und Therapieempfehlung beim Augenarzt

- eine Woche später stellt sich die Patientin beim Augenarzt vor, da sie nun verklebte Augen habe, anfangs haben ihr die Euphrasia AT gut geholfen, doch nun sind die Augen deutlich gerötet; sie sei nun auch erkältet und habe mit Schnupfen zu kämpfen
- Befunde:
  - deutliche Rötung der Bindehaut
  - eitrig verklebte Wimpern
  - eitriges Sekret im Bindehautsack
- Therapie:
  - Aufklärung über eitrige Bindehautentzündung
  - antibiotische Lokaltherapie für ca. 5 Tage
  - zwischendurch niedrigviskose AT zur Befeuchtung

8.8 72-Jährige mit Sjögren-Syndrom

Eine 72-Jährige mit trockenem Mund und trockenen Augen kommt zum Augenarzt, weil ihre bisherige Therapie mit hyaluronsäurehaltigen-AT nicht ausreicht und sie nahezu stündlich die AT träufeln muss. Das Fremdkörpergefühl beeinträchtigt sie sehr stark, als ehemalige Bibliothekarin kann sie sich kaum noch ihren Büchern widmen. Besonders zum Abend hin kann sie kaum noch die Buchstaben erkennen.

8.8.1 Befunde und Therapieempfehlung beim Augenarzt

- Befunde:
  - deutliche Bindehautrötung
  - den deutlich reduzierten Tränenmeniskus überragende LIPCOFs (mehrfaltig)
  - BUT 6 s
  - Schirmer-Test: 3 mm/5 min
  - deutliche Keratitis punctata superficialis
  - deutliche Anfärbbarkeit der Bindehaut
- Therapie:
  - gelförmige AT mit Hyaluronsäure morgens – mittags – abends, bevorzugt ohne Konservierungsmittel
  - ggf. kurzzeitig Verbandskontaktlinse plus konservierungsmittelfreie TEM
  - Carbomer-Gel zur Nacht
  - ggf. Ciclosporin A-AT, wenn möglich Serum-AT

8.9 40-Jährige mit bekannter Rosazea und trockenen, brennenden Augen

Eine 40-Jährige Stammkundin mit Rosazea und Migräne geht in die Apotheke, weil ihre hyaluronsäurehaltigen Augentropfen, die bisher ganz gute Linderung verschafften, nicht mehr ausreichend helfen.

8.9.1 Ablauf und Empfehlung in der Apotheke

- Sie fragen, wann die Symptome auftreten:
  - eigentlich schon gleich morgens brennende Augen
  - wenn sie mit ihrem Hund rausgeht, würden die Augen sogar tränen
- Empfehlungen
  - es fallen auch etwas gerötete Lidränder auf, Sie empfehlen Lidreinigungstücher zur täglichen Lidrandreinigung
  - weiterhin empfehlen Sie ein Tränenersatzmittel mit Lipidkomponente alle 5 h ein Mal zu tropfen, zusätzlich ein Carbomer-Gel zur Nacht

8.10 65-jähriger Neurentner mit verstärkt trockenen Augen

Ein 65-Jähriger mit Prostatahyperplasie, Betablockertherapie bei Bluthochdruck und Diabetes-Typ I kommt erneut zu Ihnen in die Apotheke, weil seine Augentropfen nicht mehr ausreichend Linderung verschaffen. Zuletzt hatten Sie ihm einen höherviskösen, unkonservierten Augentropfen mit Hyaluronsäure empfohlen.

8.10.1 Ablauf und Empfehlung in der Apotheke

- Sie fragen, wann die Symptome verstärkt sind
  - eher vermehrt zum Nachmittag oder Abend hin
  - manchmal würden die Augen auch tränen
  - seine Augentropfen nehme er mittlerweile teilweise bis 6 x täglich
- Empfehlungen
  - Sie empfehlen ihm zusätzlich ein unkonserviertes Carbomer-Gel zum Abend/zur Nacht anzuwenden
  - bei anhaltenden Beschwerden möge er sich beim Augenarzt vorstellen

8.10.2 Befunde und Therapieempfehlung beim Augenarzt

- da ihn seine Beschwerden doch zunehmend mehr beeinträchtigen, sucht der Patient einen Augenarzt auf
- Befunde:
    - etwas Rötung der Lidränder
    - mehrfaltige LIPCOFs
    - etwas Schaumbildung
    - BUT 4 s
    - Tränenmeniskus reduziert
    - Schirmer-Test: 4 mm/5 min
    - etwas Epithelstippung im unteren Hornhautbereich
    - Meibomdrüsensekret bei Expression mit Fingerkuppe: eher trüb, verdickt, auf mittel-starken Druck exprimierbar
    - verdünnte Lipidschicht in Interferometrie
- Therapie:
    - Aufklärung über MDD und Zusammenhang mit Therapie der benignen Prostatahyperplasie
    - Erklärung über Durchführung tgl. Lidrandhygiene
    - Azithromycin 2 x tgl. für 3 Tage
    - höhervisköse TEM 3 x tgl., zusätzlich lipidhaltige AT, Carbomer-Gel z. N.
    - ggf. semifluorierte Alkane (Perfluorhexyloctan)

> **Ein festes Therapieregime wie morgens vor dem Zähneputzen, mittags vor dem Essen, abends vor dem Zähneputzen (oder alle 5 h) und zur Nacht vor dem Schlafen ritualisiert die Tropfenapplikation, verbessert die Compliance des Patienten und führt somit eher zu einem Therapieerfolg.**

8.11 60-Jährige mit brennenden Augen und tränenden Augen

Eine 60-Jährige Patientin mit aktueller Chemotherapie bei Mammakarzinom sucht den Augenarzt auf, da ihre Augentropfen, die sie nach Bedarf tropft bei brennenden Augen, nicht mehr ausreichend Linderung verschaffen.

8.11.1 Befunde und Therapieempfehlung beim Augenarzt

- Anamnese:
    - bisherige AT waren niedrigvisköse hyaluronsäurehaltige AT ohne Konservierungsmittel
    - manchmal tränende Augen
    - trizyklische Antidepressiva
    - aktuelle Chemotherapie bei Mammakarzinom
    - belastende Beschwerden, im Tagesverlauf zunehmend
- Befunde:
    - etwas nach außen evertiertes Unterlid links
    - mehrfaltige LIPCOFs
    - Bindehautrötung
    - BUT 8 s
    - Schirmer-Test: 5 mm/5 min
    - etwas Bindehautanfärbbarkeit
    - etwas Keratitis punctata superficialis im zentralen Hornhautbereich
    - erhöhte Tränenfilmosmolarität
- Therapie:
    - Aufklärung über Medikamentenassoziation

- Aufklärung über mögliche operative Korrektur der leichten Lidfehlstellung, die auch zum Überlaufen der Tränen führt
- höherviskose TEM morgens, mittags, abends, Carbomer-Gel zur Nacht

8.12 30-Jährige mit geröteten, tränenden Augen

Eine 30-Jährige sucht Hilfe in der Apotheke bei geröteten, tränenden, juckenden Augen und laufender Nase. Außerdem will sie ihre übliche Salbe gegen ihre Neurodermitis abholen.

8.12.1 Ablauf und Empfehlung in der Apotheke

- Sie fragen, seit wann die Symptome bestehen, wann verstärkt
  - verstärkt draußen
  - seit circa 2 Wochen zunehmende Beschwerden, sie hat Augentrost probiert, das würde aber nicht wirklich helfen
- Empfehlungen
  - Sie empfehlen Antihistaminika-AT ohne Konservierungsmittel
  - weiterhin ein antiallergisches Nasenspray
  - sowie zur zusätzlichen Befeuchtung der Augen ein niedrigviskoses TEM ohne Konservierungsmittel

- bei Verschlechterung Empfehlung zur Vorstellung beim Augenarzt

8.12.2 Befunde und Therapieempfehlung beim Augenarzt

- Anamnese:
  - trotz antiallergischer AT Verschlechterung der Beschwerden
  - vermehrte Lidrandrötung hinzugekommen
  - bekannte Neurodermitis mit Lokaltherapie
- Befunde:
  - Bindehautrötung
  - Lidrandrötung
  - Schleimbildung
  - Meibomdrüsen verstopft, auf vermehrten Druck etwas visköses Sekret entleerbar
  - Chemosis
  - leichte papilläre Reaktion
- Therapie:
  - Aufklärung über Assoziation mit Neurodermitis
  - Empfehlung Allergietest beim Dermatologen
  - Lidrandhygiene
  - kurzfristig steroidhaltige Augentropfen
  - TEM mit Lipidkomponente alle 5–6 h

Serviceteil

Stichwortverzeichnis